U0102014

江蘇東淘吳氏醫案醫方選粹

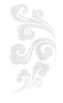

主编　施铮

副主编　吴建陵　董宇　沈存思

吳建陵題

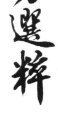

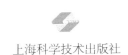

上海科学技术出版社

图书在版编目（CIP）数据

江苏东淘吴氏医案医方选粹 / 施铮主编. -- 上海 ：
上海科学技术出版社，2022.11
ISBN 978-7-5478-5908-7

Ⅰ．①江… Ⅱ．①施… Ⅲ．①医案－汇编－中国－民
国②方书－汇编－中国－民国 Ⅳ．①R249.6②R289.36

中国版本图书馆CIP数据核字(2022)第184956号

江苏东淘吴氏医案医方选粹
主编　施　铮

上海世纪出版（集团）有限公司
上海 科 学 技 术 出 版 社　出版、发行
（上海市闵行区号景路159弄A座9F-10F）
邮政编码201101　　www．sstp．cn
上海新华印刷有限公司印刷
开本 787×1092　1/16　印张 12.5
字数 180千字
2022年11月第1版　2022年11月第1次印刷
ISBN 978-7-5478-5908-7/R·2626
定价：68.00元

内容提要

　　本书精选收录了民国时期江苏东台安丰（古称东淘）名医吴越人、吴佛缘昆仲及门人所著录的多部医籍中的医案医方，资料主要来源于《小匏庵医案》《膏丸方存底》《门人录存小匏庵医案》。中医文献学家吴贻谷先生生前有意整理其伯父吴越人和父亲吴佛缘的散存医学论述，但只完成整体框架及部分内容而未竟稿。本次整理以遂其志，将其中的医案医方选粹汇总，编排分类；识读文字，简体律齐；略加按语，注释学术；保存原貌，阙疑待考，既为保存，也便传播。东淘吴氏医案医方真实丰富，是清末民初江苏地区中医特色的一个缩影，包含病证、医理、用药特点、医德医风、地域文化等大量鲜活资料，既有临床实用价值又有历史文化价值，对中医临床工作者、中医学派研究者、院校学生及中医学爱好者都有参考作用。

于　　序

道融变化，存乎一心
——《江苏东淘吴氏医案医方选粹》读后感

"道融变化，存乎一心"出自《江苏东淘吴氏医案医方选粹》"马氏子、陈氏女舌疳二例治验"："医家所贵者固在能识证，尤在能明理。证既识，理既明，则道融变化，存乎一心，无不随手获效。"此论不仅是东淘吴氏的经验之谈，更是贯穿全书始终的核心理念。

中医传承是当前的热点，从医案医话医方入手是主要门径。由于医案医话选择，体现的多是个案诊疗的奇思妙想，有时难窥其理精术妙中的方圆规矩。《论衡·别通》："医能治一病谓之巧，能治百病谓之良，是故良医服百病之方，治百人之疾。"盖有感而发。

传承需要对医家药方法理经验的整理，更需要从堆积如山的诊疗资料中提炼出紧密联系的思想。这是从"言传"向"心悟"转化的必由之路，以期"道融变化，存乎一心"。此即《荀子·正名》所谓的："心合于道，说合于心，辞合于说。"欲臻此境界，非"读十年书，临千百证"不可。

本书书名所言"选粹"，实乃皆以识证、明理、辨药、立方、取效，且在书中一以贯之，通篇若合一契为准绳，故名"选粹"。

识证是医者综合能力的体现，也是辨证论治的基础。识证、辨证的思维方法在书中多所体现。如"虬湖王书元患痰饮误做虚劳治案"，开篇以"大实似嬴状，医者判别不清，则出入之大，存亡系焉"示人"识证"的重要性；"谢王河谢君紫珊时感夹湿咽喉白腐误治验案"，则通过探微索隐，循据考实，辨病情真伪顺逆之诊疗，申明"此证（白喉）主体本不在喉，喉特其兼症耳"，展示了"医家所贵者在能识证"的高超技艺。

医家所言"明理"，包括明医理、明事理、明天理三者。明医理如"石子和妻肝阴不足泄泻百日不愈验案"，体现了识证与明理的融合。本案以"盖此种不痛胀，不后重里急之泄泻，大都系营阴受伤所致，即寻常行气之药亦非所宜。今以酸甘化阴之药投之，乃探本求源之治耳"辨治；"（十）石子和次子脘痛治案"以"盖痛为血络间病，不必待其有形拒按而然也"为据，以"宣秽化浊，调营通络法治痛"等，皆昭彰"医家所贵者尤在能明理"而后施治，如此"则道不惑而要术极"。

事理学强调先"事"后"物"，先追根溯源、刨根问底，再酌情如法处置。本书"（二）钱某久咳治案"，记载了"席间邂逅钱某，举其腕乞诊"之事，医者以"两次皆系邂逅相告，实非专心求治者，故祇漫应之"应对。此案蕴含为医当明事理，如此方能"不失人情"，亦合《素问·五藏别论》所言"病不许治者，病必不治，治之无功矣"之旨。

"人以天地之气生，四时之法成"。中医重视探究天人相应关系并指导诊疗，这在书中亦有体现。如"朱云柏虚寒劳损冒明晦塞救逆治验案"，依《内经》"阳气者闭塞，地气者冒明，云雾不精"之旨，以天道"冒明晦塞"之候，喻下焦阴气上凌阳位，痰涎水饮闭塞气道，借喻析证，以温阳化饮法施治，真可谓"能善取譬，可谓仁之方也已"。

为医当"知药善用"，斟酌药量于毫厘之间，如此方谓"知药"，方能深谙药性而融会贯通，活用经方而出屡出新知，为医者"明乎此，庶可以谈活人术"。中医有"不传之秘在药量"之说，这在书中有所体现。如"李孀伤寒失治延邪从热化治验"，通过救治危急重病，旗帜鲜明倡导"大病投大药，如此方能功效之宏，取不可思议之效，不能因循贻误，心存侥幸"；而"葛姓子风暑误治救逆案"，分析前医用香薷无效时指出："然能用之，必尚知有表矣。"但仅用"区区二分之量"，是无法"敌一派苦寒沉降之力的，虽用等于未用"。可见，临床处方遣药当"锱铢必较"。

经方应用主张方证对应，本书对经方的应用与拓展颇多创新。如"丁恂之二媳产后寒邪乘虚入络肢体疼痛验案"，用再造丸而获显效。再造丸活血通络、祛风化痰，用于治疗风痰阻络所引起的中风，对于口眼歪斜、半身不遂、手脚麻木、语言障碍等，并不以治痛见长，用再造丸治疗肢体疼痛是医者的独到经验，并给以"此药力伟大如再造丸者"的评价，足见此言不虚，故而发出"明乎此庶可以谈活人术"的感慨，实乃契合"深入病机，天下无难治之病"之旨。

东淘吴氏对药物配伍组方之理多所精研，处方遣药融药性医理于一炉，寒热并用，通补兼施，升降相因，开阖有度之法俯拾皆是。如"柯某、褚某两呕血案治验"，处方用药"系合寒、热、通、补、堵塞五法而成，大病大药，其应如响，夫岂偶然哉！""单方之制暗合道妙三则"，用"鳖甲肝经药也，姜酒辛通而醋酸收，合之以成入络搜邪之剂，寓攻于补，力专而纯"，阐述生鳖甲初煅以姜酒淬，次煅以醋淬的疗疟之理；用"一通一补，颇合病机"阐释"桃仁一钱五分，破故纸三钱"治痢之功；用"一走气，一走血，一温一凉，开阖自如，所以神效，非偶然也"，阐释用"肉桂数分，紫草三钱"治疗目赤疼痛之效。虽寥寥数语，但言简意赅，直中肯綮，医理药性之纯熟跃然纸上。

本书重视食养食治，明言其为"虚弱门中开一新途径也"。如"朱云柏虚寒劳损冒明晦塞救逆治验案"，妙用母鸡汤"以补为散"，成功救治虚寒劳损证，明确母鸡汤为血肉有情之物，妙在热服盖被，是以补为散的"真神品"；"瘰病效方"以"猪精肉、夏枯草二味煎汤服，能疏肝气，散郁结，消病核，为妇科良方，而于室女尤妙"。其食药组成、功效主治、适应证与适宜人群定位清晰，具备现代食养产品的基本特征，具有应用开发价值。

书中诸多医论亦要言不烦，可为"格言""金句"。如"止呕必先安中，安中必兼化饮，根本解决，莫要于此"（泰县雷剑秋妻中虚蓄饮治验）；"肠风便纯血者，非兼用风药不可"（朱兴旺小子肠风便血经年捷效）；"舌与苔有别，外感重在看苔，内伤重在察舌""人身之有脏腑经络，营卫气血，无不息息相通，及至有病，断无舍全体而偏重局部之理"（杨心一妻牙痛虚证夹实治验案）等，对临床诊疗有参考借鉴意义。

《江苏东淘吴氏医案医方选粹》由南京中医药大学施铮博士主编。施博士出身于中医世家，既有深厚的家学渊源，又系统受过高等院校的正规教育。学习工作期间一直得到诸多专家学者的亲炙，自己又勤奋治学，精勤不倦。东淘吴氏之吴越人、吴佛缘二贤为其曾祖，吴贻谷研究员为其祖父。施博士有感于祖父吴贻谷生前整理先人散存的医学论述而未竟稿，只完成整体框架及部分内容，深感遗憾。为完成祖父遗愿，"乃敢奋编摩之志"，岁历十稔，书考百家，数易其稿，终于付梓。

本人阅读此书，感慨良多。本人1987年跟随吴贻谷先生攻读硕士研究生，至先生2013年底以92岁高龄仙逝，其间一直得到先生的谆谆教诲而获益良多。

本书内容专业而不深奥，用词洗练而不艰涩，借医案叙事，以诊疗明理，详于考据，精于训诂，文义贯通，医理无碍，是重道尊术，由理悟道，冀"道融变化，存乎一心"之体，求"随手获效"之用的典范。从医案的选择，到内容的解析，饱含作者的心血与真知灼见；书中的考据与注释，彰显作者深厚的学养功底，与其说是一部医案选粹，不如说是中医医案撰写的范本。"质胜文则野，文胜质则史，文质彬彬，然后君子"，此之谓也。在本书杀青付梓之际，作为吴老的学生，将此"读后感"呈上，一则感谢先生教育之恩，二则为江苏东淘吴氏之学薪火相传，才俊辈出而祝贺。

于智敏

2022年6月于中国中医科学院中医基础理论研究所

（于智敏：中国中医科学院中医基础理论研究所研究员，医学博士，传承博士后，博士研究生导师，第七批全国老中医药专家学术经验继承工作指导老师）

校注说明

1. 本书在原书整理校注时，将底本转换成简化汉字，并加新式标点。原书小字夹注改为小字单行，加独立标点。

2. 凡底本文字引用他书，而与原书有文字差异及增减，则视情形分别处理。若虽有异文，而含义无变化，而底本文句完整，则不作校记；若含义虽有差异而底本无错误，则保留底本原字，出校记。

3. 书中出现的难字、生僻字词，均于首见时进行诠注，以后出现者不再加注。文字注音采用汉语拼音法。

4. 古今字一律改作通行字，异体字一律改作正体字，不出注。如"洩"改为"泄"，"麤"改为"粗"，"攷"改为"考"，"嚥"改为"咽"，"尅"改为"克"，"驚"改为"惊"，"個"改为"个"，"沈"改为"沉"，"吽"改为"叫"，"甎"改为"砖"，"市"改为"匝"，"徧"改为"遍"，"箇"改为"个"，"硃"改为"朱"，"甦"改为"苏"，"麴"改为"曲"，"氷"改为"冰"，"週"改为"周"，"羣"改为"群"，"蕋"改为"蕊"，"畧"改为"略"，"麪"改为"面"，"仝"改为"同"，"痺"改为"痹"，"條"改为"条"，"懼"改为"惧"，"痠"改为"酸"，"濇"改为"涩"，"澁"改为"涩"，"絃"改为"弦"，"觔"改为"斤"，"籐"改为"藤"，"恥"改为"耻"，"膡"改为"誊"，"剉"改为"锉"，"絫"改为"参"，"耑"改为"专"，"喫"改为"吃"，"覩"改为"睹"，"杓"改为"勺"，"潯"改为"淹"，"蔴"改为"麻"，"堦"改为"阶"，"竝"改为"并"，"箭"改为"箸"，"全"改为"痊"，"疏"改为"疏"，"脈"改为"脉"，"臟"改为"脏"，

"𪧷"改为"脉","戞"改为"戛","骽"改为"腿","寔"改为"实","蚘"改为"蛔","譱"改为"善","穟"改为"穗","飡"改为"餐","衭"改为"袄","敷"改为"敷","倏"改为"倏","顊"改为"腮","寖"改为"浸","竢"改为"俟","淬"改为"淬","奠"改为"冀","詧"改为"察"。

5.中药的俗名均改为现代通用名,如"山查"改为"山楂","白芨"改为"白及","牛夕"改为"牛膝","黄耆"改为"黄芪","血结"改为"血竭","山棱"改为"三棱","只壳"改为"枳壳","芦甘石"改为"炉甘石","苡米仁"改为"薏苡仁","蔓京子"改为"蔓荆子","蝉退"改为"蝉蜕","茨菰"改为"慈姑","石羔"改为"石膏","木别子"改为"木鳖子","银硃"改为"银朱","兔丝饼"改为"菟丝饼","玉金"改为"郁金","棉茵陈"改为"绵茵陈","菉豆"改为"绿豆","赤苏子"改为"紫苏子","芸茯苓"改为"云茯苓","采芸麹"改为"采云曲","棉黄芪"改为"绵黄芪","栝楼"改为"瓜蒌","江蠶"改为"僵蚕","兔丝子"改为"菟丝子","败叫子"改为"败叫子","全福花""元伏花""旋复花"改为"旋覆花","千槌花""千搥花"改为"千捶花","甘杞子"改为"枸杞子","雅蛋子"改为"鸦胆子","棥仁"改为"蕤仁","迦南香"改为"伽楠香"。部分中医文献专用的异体字,则视情形予以保留,不出注。

6.通假字均于首见时出注,以后复见者不再注。部分中医文献习用而含义明确的通假字,不出注。

7.因原著为竖排而本书改为横排,故将行文中的"右"径改为"上",不出注。

8.原著破碎残损,不可辨识或无法补出的残缺文字,用□标示。字数无法确定的,用■标示。

中国中医科学院中医基础理论研究所于智敏研究员、南京中医药大学中医药文献研究所虞舜研究员,在本书的编撰过程中给予指导和帮助,作者从中受益良多,特此致谢!

整理校注工作中难免会存在一些疏漏或错误,敬请读者予以指正并谅解。

施铮

2022年5月

目录

《膏丸方选稿》/ 068

上·篇

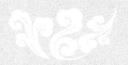

概述

东淘吴氏医家及著作简介

一、吴氏医家

东淘，今江苏省东台市安丰镇之古名，原是盐场海滩，因盐业兴起，水陆交通便捷，商业发达，所负盐课曾居淮南、淮中十场之首。清末民初时，安丰镇上药铺林立，有种善堂、养和堂、庆仁堂、立德堂等。医家众多，有侯荫丰、庄蓬仙、沈绣章等。东淘吴氏兄弟，指吴越人、吴佛缘昆仲，为民国安丰名医，享誉东台一带，在《江苏历代医人志》《盐城中医人物志》《东台市志》中均有记载。东淘吴氏医家指吴越人、吴佛缘及吴佛缘之子吴贻谷。

1. 吴越人（1880—1944）

东台安丰镇人，为民国时期东台地区医家[1]。系清初著名诗人吴嘉纪（京野人）十世孙，家虽贫而好学，笃志于医。早年从王珍卿[2]游，以勤学故，深得其师器重，未几即能单独临证。遂悬壶于乡，开业后诊治每获良效，患者纷至。20世纪20年代曾应聘汉口中西医院，担任中医科主任。吴越人平素对医学用心探究，且积有数十年之丰富经验，争奈诊务繁重，未遑著述，惟有《小匏庵医案》等存世[3]。

2. 吴佛缘（1891—1979）

吴越人之弟。原名大慈，字佛缘，亦作莆园、复元，后以字为名。自号驻景山人。东台市安丰镇人。早年就读于家塾，23岁始从三兄吴越人学中医，

[1] 戴章.东台市志［M］.南京：江苏科学技术出版社，1994：1005.

[2] 王珍卿（1851—1914），名先聘，字珍卿，清末东台名医，东台县梁垛场人。1875年，于富安镇泰山庙业医，曾得董惟演亲传。

著有《法尤堂医案》《法尤堂医话》《王珍卿先生医案》等。

[3] 陈道瑾，薛渭涛.江苏历代医人志［M］.南京：江苏科学技术出版社，1985：229.

再赴汉口师从杨恭甫[1]。1949年前在家乡及杭、宁、浔行医、教书，任私人秘书、医药顾问、家庭教师。曾任南京民立中学校医、南京医药联合研究会会员、苏州警察厅卫生科员、南京文治学院院医。1925年返乡设塾行医，1941年为抵制日伪奴化教育，设景贤学塾。1949年后任安丰新灶小学教师、丰南民办医务所新灶门诊室中医师。1957年受聘《江苏中医》杂志特约撰述员[2]。1961年11月，第一个被选调筹办东台县中医院，任"专修班"（学徒班）主要教师，为培育地方上新一代中医人才殚精竭虑。其能文擅诗，书精诸家；真草隶篆，无不秀媚。1963年被聘为《东台县志》编委会编委。历任东台县第四、第五届人大代表。遗有《弗园医案》《弗园诗草》，未刊行[3]。

3. 吴贻谷（1922—2013）

吴佛缘之子，东台市安丰镇人，中医药文献学家，南京中医药大学研究员，国务院政府特殊津贴获得者。吴贻谷先生祖父一生从事启蒙教育工作，同时兼习岐黄医术。伯父吴越人、父亲吴佛缘同为本县一代名医。吴贻谷先生少时在其先人的熏陶下成长，6岁时进私塾读书，14岁时奉父命拜伯父为师，并为其兼祧子，继承家学，得到伯父的悉心传授与栽培。在从师的8年中，他自觉勤奋学习，前4年在伯父指点下，钻研必读医籍，同时临症见习，奠定了初步的医学基础；后4年吴越人体弱多病，精力日衰，由吴贻谷襄诊，分担部分门诊和全部出诊工作。1944年其伯父逝世后乃独立开业，至1950年与同道组成联合诊所，1951年6月参加东台县卫生院工作。1955年至1956年江苏省中医进修学校医科班在职进修，毕业后留校。1956年至1958年任江苏省中医学校——南京中医学院《内经》教研组副组长。1958年至1959年在南京中医学院研究科工作，负责教材审修，任本院科学研究委员会常委兼秘书，《中医学

[1] 杨恭甫（1858—1933），名葆寅，字恭甫，晚年自号避庵。东台台城人，十世业医。其父杨小谷是著名儿科医生。恭甫年幼丧母，弱冠丧父，家道迭遭不幸，为继承家传与父志，拜读于名医费绳甫门下。1887年，经业师推荐，赴武汉行医。清政府龚照瑗出使欧洲，以医官身份隧之，在英、法、意、比等国四年，考察国外的医学、医院。龚任满，杨随同回国。辛亥革命时，其在故乡东台，去扬州迎接革命军，光复东台，被推任民国东台第一任民政长，兴利除弊、推行新政。1916年创办汉口中西医院，任院长。1928年任汉口中医鉴定委员会主任委员。著有《东台县民政事略》《匡庐避暑日记》等书。

[2] 徐耀新.安丰镇［M］.南京：江苏人民出版社，2019：75.

[3] 盐城市中医研究所.盐城中医人物志［M］.南京：江苏人民出版社，1990：71.

概论》编写组组长。1961年起任《中药大辞典》编写组组长。1981年至1985年任南京中医学院中医药文献研究室副主任、副研究员、硕士研究生导师。1986年起任南京中医学院中医药文献研究所研究员。曾任国家科委中医专业组组员、卫生部医学科学委员会委员、中华人民共和国药典委员会委员、《中国大百科全书·传统医学卷》编委会委员、《中国医学百科全书》编委会委员、《中医大辞典》编委会委员、《中华本草》编委会副主任委员、《中国中医药年鉴》编委会顾问、《江苏中医杂志》编委会委员、中华全国中医学会（1991年改称中国中医药学会）中药学会委员会委员等职务。在数十年中医药文献研究工作中，主编了一系列具有权威性的中医药著作，影响深远，是首批国务院政府特殊津贴获得者。主编了新中国中医学第一部高等医药院校教材《中医学概论》，主编了新中国中药学第一部高等医药院校教材《中药学概论》，主编了新中国中医学第一部中等医药学校教材《中医学纲要》，主编了新中国第一部体例完备的大型中药学工具书《中药大辞典》，主编了《中国医学百科全书·中药学》《中医大辞典·中药分册》《中国大百科全书·传统医学卷》中药方剂学学科，以及《中华本草（精选本）》，他1994年72岁时退休，又继续担任迄今为止最大本草文献工程《中华本草》的总审定10年，为中医药学的继承和发展作出巨大贡献[1~3]。

二、吴氏著述

吴氏医籍原有多部，1944年吴越人去世后，其毕生所藏书数百种，因故于解放前全部亡失，惟《小匏庵医案》遗稿等幸存。残存部分由吴佛缘、吴贻谷整理修订，在一些篇章后进行了注释，并置于纸箱之中。现存"东淘吴氏医籍"由《小匏庵医案》《膏丸方存底》《门人录存小匏庵医案》等组成。从20世纪60年代开始，吴贻谷先生在工作之余着手整理《小匏庵医案》，将其中内容遴选并加以整理编目誊录为手稿，一些文字进行了删减加工，附有按语，并

[1] 中国科学技术协会编.中国科学技术专家传略　医学编　中医学卷［M］.北京：人民卫生出版社，1999：371.

[2] 项平.南京中医药大学中医学家专集［M］.北京：人民卫生出版社，1999：396.

[3] 刘玉成，王旭东.百年金陵中医［M］.南京：南京出版社，2013：187.

发表了5篇相关学术论文[1]。1969年，吴贻谷先生为《小匏庵医案》整理稿撰写序言。现有吴贻谷先生2010年4月所撰《越佛二公遗著合编工作笔记》留存。在四十余年的修订整理中，几易其稿，均有保存。吴贻谷研究员多年以饱满的热情，严肃的态度，认真负责的精神，进行中医药文献研究工作。在"条条追根，字字落实"的要求下，主编了一系列具有权威性的中医药著作，影响深远。受当时时代风气的影响，这些著作都是集体劳动的成果。即使退休之后，吴贻谷依然担任《中华本草》的总审定。因此很少有闲暇时间进行自己家传经验的整理总结。直至2013年底去世，《小匏庵医案》也未及竟稿付梓。书稿为吴氏两代医家心血所系，是名医学术思想和临证经验的重要载体，也是清末民初江苏中医学理法方药的一个缩影，吉光片羽，足可珍贵，既有临床实用价值又有历史文化价值。书稿藏于家中，年长日久，纸黄质脆，内容散乱，濒临失传。今将书稿整理付梓以完其事，遂其所愿。对其的整理研究包括著作整理与思想整理。

1.《小匏庵医案》

《小匏庵医案》为吴越人遗著，吴佛缘修订补注，未刊行。吴贻谷先生从中遴选了43篇医案医话，整理誊录为手稿，一些文字进行了删减加工，并附有按语，编成《临床征验录》。吴贻谷先生为便于整理归档将原书拆散成页，整理过程几易其稿，现存《临床征验录》《小匏庵医案》第九册与未及整理的散落手稿。本次整理遴选了吴贻谷先生2010年整理排目的《临床征验录》43篇以及散落未及整理归目的医案医话17篇，共收载医案医话60篇。其中年份可考者，时间跨度从辛亥年（1911）至癸亥年（1923）。内容涉及内、外、妇、儿各科，前43篇多为前医误治不效之病例。每案多简述年份、患者性别、年龄、患病时间、病因、病机、病位、治疗过程、治则、治法与方药。后17篇多为医话、药论、方论等。内容繁博，篇幅短小，兼具可读性与实用性。

[1] 吴贻谷.小匏盦医话［J］.江苏中医，1961（7）：47.

　　吴贻谷.小匏盦医话［J］.江苏中医，1961（9）：39-40.

　　吴贻谷.小匏盦医话（续）［J］.江苏中医，1961（11）：36.

　　吴贻谷.小匏盦医话（续）［J］.江苏中医，1961（12）：41.

　　吴贻谷.吴越人先生医案［J］.中医杂志，1963（1）：14.

2.《膏丸方存底》

《膏丸方存底》为吴越人遗著，未刊行。所录方药均为膏方、丸方。《膏丸方存底》原书分四册（吴贻谷将其编号为AA、A、B、C）。吴贻谷从中遴选并加以整理誊录为手稿《膏丸方选稿》。选稿资料时间跨度从民国四年（1915）起至民国三十三（1944）年止，吴贻谷从原书AA册、A册选取了13则医案整理修订誊录成手稿，B册、C册未及整理。本次整理点校了吴贻谷遴选整理后的《膏丸方选稿》。其中AA册部分收录9则医案，A册部分收录4则医案。治疗的病证均为慢性病、虚损性病。每案除简述一般情况、诊疗过程、辨证情况、治法、方药外，还简述了膏丸剂的制剂方法与服用方法。

3.《门人录存小匏庵医案》

《门人录存小匏庵医案》为吴越人的门生"两崔生"在侍诊吴越人时旧录。文中记载："此册为数年前两崔生所录存，今又转录于此。"共两册（吴贻谷将其编号为旧抄A、旧抄B。并初步遴选了44例医案编目，但未及整理）。其中旧抄A由门生"吴、江二生"，旧抄B由"江生"转录于丙子年（1936）九月。本次整理点校了旧抄A、旧抄B的全部内容。旧抄A所收载的医案从己巳年（1929）秋季开始，经庚午年（1930）、辛未年（1931）至壬申年（1932）秋季为止，共收载医案153则。旧抄B所收载的医案从壬申年（1932）秋季开始，经癸酉年（1933）至甲戌年（1934）春季为止，共收载医案32则。医案病人以东台本地为主，所涉内、外、妇、儿各科。每案多简述日期、患者性别、年龄、患病时间、病因、病机、病位、治疗过程、治则、治法与方药。详实地记录每一次的诊疗过程。有的病患还能每日一诊一方，细心诊治。药物的加减，都有诊治前后论断的依据。寥寥数语，却也言简意赅，一目了然。

吴氏学术思想管窥

一、理宗《内经》，发挥古方

1. 理宗《内经》

吴氏昆仲寝馈岐黄数十年，对《黄帝内经》钻研颇深。吴氏医籍的多则医案可以体现《内经》理论对其临床实践的指导启发。如"朱云柏虚寒劳损案"中，朱君形体瘦损，中下焦虚衰，虽盛夏必着棉絮，腹胀不能食，肢逆寒战，呕吐清水。前医对虚寒劳损之证恣投清降，以致下焦阴气上凌阳位，痰涎水饮闭塞气道。吴氏以《素问·四气调神大论》"阳气者闭塞，地气者冒明，云雾不精，则上应白露不下"之"冒明晦塞"之候借喻析证，以温阳化饮法施治。又如"壬申孟夏念四日梅右案"，病家脾瘅不饥，头眩胸痞，吴氏以《素问·奇病论》"此人必数食甘美而多肥也，肥者令人内热，甘者令人中满，故其气上溢，转为消渴。治之以兰，除陈气也"之"除陈气法"治之，以芳香化湿、淡渗利湿之品祛除脾瘅病郁积陈腐之湿热浊气，维护脏腑气血畅足。吴绍武秋暑外乘木火，内应肺痛。久咳感而益剧，咳呛吐沫，玉茎时痛，能食而脉数。吴氏以《素问·阴阳应象大论》"壮火之气衰，少火之气壮；壮火食气，气食少火。壮火散气，少火生气"之"壮火食气"借喻外乘肝火，灼伤营阴，治以滋阴润肺清肝方药。在医话"湿温忌表之说不可拘泥"篇中，吴氏秉承《素问·阴阳应象大论》："贼风之至，疾如风雨，故善治者治皮毛……"的原则，在湿温的治疗中，吴氏强调早期治疗，冀其伏里之邪悉从表解，以免病邪内侵，转温化燥。吴氏认为每有风寒外束，湿温内蕴，初起大寒大热，头痛身疼，有微汗者，有无汗者，此时非于宣化湿邪中兼用解表药不足以解外束之邪。

2. 发挥古方

吴氏临证处方，勤求古训，博采众方，时出新意。吴氏秉承"外饮治脾、内饮治肾"之说，以苓桂术甘汤治疗饮邪在上、中焦阳分。如"朱尧臣四女痰饮证误治案"，病家冬月偶患脘痛呕吐，前医治以苦寒清火，辛香破气，屡治不效。吴氏见其烟癖太深，致形色枯槁，目如卧蚕，肢面皆肿，两足如冰，脘阻时痛，得汤饮则呕吐无余，坐不得卧，卧则气粗汗泄，头仰目闭，终日以两人扶掖，粒米不食已一星期，舌苔厚腻，脉至滑动，重按如无。辨其病机为累瘁既久，病实人虚，中阳败矣，水湿不化，痰饮内停，水饮停蓄中焦，以苓桂术甘汤温中化饮。

吴氏擅用黄芪建中汤治疗虚劳，在"辛未沈右虚劳案""辛未林右劳热腹痛案""丙子张相公虚劳案"三案中，皆治以黄芪建中汤加减，以图建中和营、补气缓急。气滞者，加新会皮；心嘈者，加白归身、夜交藤、南竺子；咳呛者，加法半夏、乌饭子；日晡恶寒者，加沙参、麦冬。

吴氏或取六经辨证立法之意而不拘泥于其方，或取经方化裁而不限于伤寒之病证，扩大了临床的应用范围，且不拘泥于经方与时方，合证则用之，不合则改之。吴氏认为："盖病情既属复杂，即药味不宜单纯。""用古方，治今病，譬如拆旧料，改新房，不再经匠氏之手，其可用乎？"在"富安卢氏女风伤卫证案"中，卢氏女外感表热退后，汗出不已，前医敛阴潜阳、清燥润肺不应。吴氏辨证为风伤卫之候，阳气不足，以小剂桂枝汤加轻剂和胃调理即愈。吴氏曰："予生平用桂枝汤多矣，未有直抄成方者。"陈星斋操劳抑郁，肝气犯胃，中阳受挫，营气凋残，而成噎膈。吴氏以旋覆代赭汤化裁治噎膈，以西洋参代人参，加橘皮、吴萸珠、白芍、茯苓、生熟谷芽。

吴氏临证应用古方既有灵活性，更注重原则性。在医话"加减古方贵有法度"篇中强调加减古方"必有法度，有精义存乎其间，乃为可耳"，提倡应遵循古方立方主旨与治法。吴氏识证准确，药证相符时，吴氏亦会果断予以古方原方治疗，效如桴鼓。在"剃匠马某历节风案"中，马某饥寒交迫，形容枯瘁，营卫两伤，虚邪乘之，四肢通体，痛在骨节。吴氏以独活寄生汤治验，吴氏曰："予生平用独活寄生汤屡矣，用全方而不增减一味惟此一证。"

二、善于析证，长于诊断，见解独到

1. 析证精准

吴氏析证准确细腻，有极高的理论修养和丰富的临证经验。一般观点泄泻证大多起于脾阳不足，在"石子和妻肝阴不足泄泻案"中，石子和妻腹不痛而泄泻，百日不能愈。吴氏认为泄泻一病，脾阳不足者固多，肝阴不足者亦复不少，病因不同，治法大异。此种不痛胀、不里急后重之泄泻，大都系营阴受伤所致，不宜使用行气治法。遂以酸甘化阴之药投之，数日收效。

咽喉白腐多以火毒论治。在"时感夹湿咽喉白腐治案"中，谢紫珊之妹喉间腐白，半月不已。前医先后以火毒炽盛、继而邪客于肺、久病伤阴论治，皆不效。吴氏辨其病机为时感夹湿，继而湿热郁遏，三焦交阻。主体不在喉，喉乃其兼症。遂治以芳香开上，淡渗泄下，使邪从外解，同时兼用锡类散喉部吹药，内外并治，诸症皆消。

吉氏子患疥疮，经年不愈。前医辨病因为胎毒生疮，用清利湿热、清热凉血法治疗，疮痍浸淫如故。吴氏析其证为风湿合化而发于皮肤，继而误投寒凉以致中土凋残，气液两耗，土虚木乘，风走肠中，遂以祛风养血，肝脾两调法治疗痊愈。

王书元患感月余，诸证已退，不饥不欲食，头眩不支，逾久益甚。前医以虚劳治，病反加剧。吴氏诊脉弦小，舌无苔而水滑，腹满不能食，呼吸喉间有音，辨其证为痰饮内阻，实乃大实似羸状。治以四七汤合二陈汤，腹满全消，息音大减。

陈氏女营虚多郁，汛事不常，吐酸而内热，夏月患牙痛。前医治以滋阴降火，愈服愈痛，痛引头巅，骨热呕逆。吴氏辨证属肝火化风，夏月多服阴柔，又造成湿热酿痰，舌苔黄腻，胃亦病矣。治以左金合温胆、菊花、佩兰、磁石、石决明，与平肝养胃轻剂立效。

2. 重视望诊与问诊

吴氏临证四诊合参，其中尤为重视望诊与问诊。吴氏认为"四诊中当以望字为第一重要，问字为第二重要，两者得神则骊珠在握矣"。在医话"关于妇女不足于气，有余于血问题"篇中，吴氏以妇科诊断为例，阐述望诊与问诊的重要性。吴氏认为妇科病多关血分，且多数不足于血。望诊应观察目胞里皮与唇口两处红色之浓淡，年龄之老少，体魄之肥瘠，容颜之荣枯，性情之缓急，且以舌本颜色为重点。吴氏曰："良以血不足者，其舌本乏色，非光淡不荣，则黯然无华。阴不足者，舌光淡无苔之中多兼斑剥；阳不足者，黯淡无苔之中必兼水滑，询之多有自觉其舌冰凉者。"吴氏强调区分舌本与舌上之苔，在医话"舌与苔有别，外感重在看苔，内伤重在察舌"中，吴氏提出"时气杂感，舌与苔皆有表现，而望之者应偏重在舌之苔；内伤诸病，舌与苔亦俱有表现，望之者应偏重在舌之本"。吴氏亦重视脏腑经络在舌面的全息分布，并用之于临床实践。在"严幼安母眩晕案"中，吴氏曰："痰为有形之邪，痰热留于胃中，故舌苔黄腻，舌中主脾胃也；舌边光红，肝热胆亦热，舌边主肝胆也。酸为木味，曲直作酸，故口泛酸味也。"此外，吴氏认为问诊应询问致病原因、起病时间、病情经过、自觉症状、饮食、睡眠及既往病史，再结合闻声切脉，以供参考，更能周到。

3. 明辨病位与病势

吴氏注重辨证情的先后缓急，先治急，后治缓，善于根据病位浅深、病变趋势施治并推断疾病预后规律。吴氏曰："世多不明气分血分与夫先后缓急，随手乱用药物，误人不浅。"巴寿山大媳分娩后淋露不净，营气两虚，肝胆移热于脑，鼻血不止。吴氏认为此证初起最忌凉血，病必沉滞难愈。于是先清气分，以辛凉清上之风药祛其浮游之邪，续以清养营阴之法以善其后。吴氏认为"病在气而用血药，病在表而用里药，一经深入，倒拔为难矣"。在葛姓子风暑误治救逆案中，患儿忽感风暑，至夜发痉。前医治以苦寒沉降，病象如前。吴氏认为患儿病情迁延未久，风暑之邪仍在上焦，痰热阻络，肺失治节，所以致痉，与火灼津枯之痉不同。治以辛凉达表，芳香通络之剂立效。

4. 屡有独到见解

在医话"不必恶寒发热始为表邪"中，吴氏认为"恶寒发热表邪也。头痛，肢酸，目红，咽肿，苔白等亦多有展表邪者。六气中相其何气所伤，随证治之，自易见效，迎其机而引之发之故也"。若以无寒热为非表邪，不与顾及，不设法透邪外出，使邪有出路，虽极轻之证，贻害必不小。

在湿温的治疗中，吴氏提倡灵活认识"湿温忌表"之说。湿温初起，应在宣化湿邪的原则下，适当兼用解表药，使其伏里之邪悉从表解，以免转温化燥，迁延时日。同时，吴氏认为湿温初起，误服沉寒之药危害较大，失于宣达，邪热郁遏，少则兼旬，多则匝月，营分已大伤，而气分之邪未已。此时往往病伏极深，难以猝拔，迁延时日，气液两伤，应治以辅正祛邪，清泄少阳，扶持阳明，顾气阴而涤痰热。

吴氏对痰饮伏肺证、痰瘀互结证的论治深受窠囊学说影响。窠囊又作窝囊、癖囊，窠指窝穴，囊为盛物的口袋。窠囊可理解为像巢穴一样可供栖居，像口袋一样可纳器物的存在。窠囊属阴邪、伏邪，由痰瘀或痰饮等实邪所结，以隐匿、渐进、难治为主要特点。窠囊的病机可概括为气血津液运行失常，痰饮结聚而成窠囊肺。其治法如《证治汇补》："痰挟瘀血，结成窠囊者，宜逐瘀行气。"如案一百〇三，石相生母远年伏饮结为窠囊。咳喘宿疴，触感即发，中阳薄而肺气痹。吴氏秉承丹溪"痰挟瘀血，遂成窠囊"的理论，认为痰饮结聚日久而生窠囊肺，遂有咳喘日久难愈。而治痰治瘀要以治气为先，以制半夏等化痰；以熟杏仁、紫苏枝、紫菀茸、化橘红络、净麻黄等宣降肺气，止咳平喘；以小桂枝温通经脉，杭白芍养血敛阴，五味子敛肺滋肾，云茯苓渗湿健脾，养正去邪；以丝瓜络活血祛风通络。诸药合用，化伏饮，开上痹。

三、内病外治与外病内治并重，巧用单方验方

1. 内病外治与外病内治并重

吴氏医家秉承中医整体观念，内病外治与外病内治并重。医案中以外病内治验案为多。如杜龙伯三女瘰病治验案、谢宝玉锐毒治验案、仲叔勉斋公偏口疽案、王猷懋女患暑疬误服寒凉泻药案、李茂丹毒头面肿大治验案、陈石二生发颐一方两治验案、阳和汤加减治疗锐毒、肝脾两调法治疗疥疮。吴氏认为外证重在初起时认证真确，治疗有方，如识证不真，寒热攻补动辄颠倒必误人。

吴氏常以内病外治法，配合内服药治疗内科疾病，其中以脐疗、敷贴最为常用。崔小保患痢疾伴惊厥，吴氏以逆流挽舟法治疗，兼佐芳香化浊药物，以通气滞，同时外用飞龙夺命丹，贴脐上以治惊厥。王楚卿患腹痛病，初起仅寒热腹痛，继则无寒热而腹部右边有形拒按，营络瘀阻。吴氏拟方疏肝宣络，以通痹阻，外用化痰活血方药，研细粉以葱汁调敷患处，瘀散痛止，有形全消。单宾鸿子患褓褥伤寒吐泻，吴氏用姜、葱捶泥，隔水加热，置脐上，以布束之，以止其腹痛，继以吴茱萸汤、参苏饮、小半夏加茯苓汤三方合一调治。又如"疳积外治验案"中，五弟患疳积，腹泻两月，肢凉腹胀，吴氏外用高粱酒入猪尿胞，置于肚腹之上，一小时许取下，三日之内，重复五六次，继以两调肝脾药内服，旬日而愈。

2. 巧用单方验方

吴氏所用方剂来源广泛，涉及多部医籍，可考者有《金匮要略》《济生方》

《丹溪心法》《医学启源》《医门法律》《绛雪园古方选注》等。吴氏亦有心收录来自民间野老的奇效验方、秘方，在一些验方后，吴氏以中医药理论探幽索隐，阐释验方玄奥。

"单方之制暗合道妙三则"收录了三则来源于民间的单方验方，用药简便，疗效卓著：以生鳖甲一味，初煅以姜酒淬，次煅以醋淬，研末，早晨空腹时以姜汤调服，治疗小儿久疟不愈；以桃仁一钱五分，破故纸三钱，治疗痢疾；以肉桂数分，紫草三钱，治疗目赤。吴氏结合患者病机解析肉桂、紫草一方，"二味一走气，一走血，一温一凉，开阖自如，所以神效，非偶然也。意必误服寒凉在前，以致血凝不散，故有此效，非泛治一切目疾或新病者也。"

"青蒿虫治孩儿臌"一案中，某氏子患孩儿臌，历治不效。最后就村寺某老僧治之，老僧于前方脾胃药中，加青蒿虫若干条，焙研为丸，早晚服之。吴氏留心收录民间验方，并加以中医理论阐释，"按青蒿入肝，虫为蠕动之物，善通肝络，久胀不愈，徒治脾土，殊难见效。彼于脾胃药中，加青紫虫以搜剔肝邪，宜乎其应如响"。

四、寻迹疏补，善理脾胃，因时治宜

1. 寻迹疏补

吴氏医家明辨虚实，寻迹疏补。在医话"辅正祛邪"篇，吴氏认为："内伤诸病，世医虽补之不得其道，但尚有知用补药者。至于伤寒时气，一切外因之病，每至存亡呼吸之时，尚执祛邪务尽之说，只知一味攻邪，不死不休，虽有良补法而不知用。"对于邪正两伤之证，吴氏推崇和法，提倡疏补兼施、补泻并用。如王孺春季患感经旬，又因愤郁，汛事不当期而骤至，如崩如注，急求止血，希望投补。吴氏视其舌忽满布腻滑之苔，认为月前感证失治，病邪潜伏于中，与水谷之湿互为纠结，补摄之药，血未必止，将生流弊。遂治以标本兼顾，兼清伏邪。

吴氏慎用补药，在医话"补药难用"篇，吴氏认为"人第知攻克之药难用，而不知补养之药，其难尤甚于用攻克之药也"。提出对于先天不足的患者，提倡首先应调整饮食起居，"饮食起居合度，胜于药饵万方"，其次才是相度病势，斟酌用方。吴氏以归脾丸误治一则为例，强调误用补法如揠苗助长，危害甚大。

吴氏在慢性疾病需用补药时擅用膏丸剂，以祛痼疾，补虚羸，调体质。吴氏医籍中留有大量膏丸方资料，丸剂多以水法丸，膏方多用白蜜收膏，用药量小，如非必要，极少使用贵重滋补药材。吴氏临证屡屡先投以汤剂速求激荡之功，然后辅以丸剂缓图，固本培元，逢冬令之际，继以膏方治疗。

2. 善理脾胃

吴氏善理脾胃，以庖人之调和五味以适口以适胃，喻用药宜知五味各有所走，五脏亦各有所禁，因而医家临床用药之际，必须斟酌取舍。吴氏曰："医家用药如庖人治馔，饮食之酸甜咸淡，莫不各有所宜。苟能适口，下咽之后，自可悦脏腑而相安无事。若不知五味调和，而酱醋反投，葱蒜倒置，虽山珍海错，皆必不能适口，既不适口，欲其悦胃而相安难矣。"吴氏重视固护脾胃，无论在外感病或是内伤诸病的治疗中，吴氏处处照顾脾胃，反对一味攻伐。

吴氏受叶天士柔降阳土法治疗经验影响，在脾胃病治疗中，擅用甘寒凉润之品柔养津液，滋补胃阴。叶氏认为胃为阳明之土，非阴柔不肯协和，与脾土有别。胃性燥喜柔，津液充足，胃体柔和，才能行纳谷之职。一旦胃阴亏虚，津液受耗，燥土不司其任，此证刚补不安，阳土不耐辛热，不能妄用东垣升阳益胃之剂，而应柔养津液，滋补胃阴，用甘寒凉润之品治之。如案二十八，张邻甫胃液不充，无以行下为顺之令，不饥不欲食，脘痞，脉濡。吴氏治以沙参、玉竹甘润养阴；新会皮、家藿梗、佩兰梗化湿行气和中；生熟谷芽顾护胃气；生冬瓜子、叭哒杏仁、川象贝母化痰下气。诸药合用可使胃气下行，顺其通降之性，寓通于柔润之中。

3. 因时治宜

吴氏善于根据季节、气候特点辨证施治。在"吴继之便血案"中，吴继之夏季便血，前医治以阴柔固摄药无效。吴氏认为便血之因甚多，湿热尤所难免，况当六月暑湿交盛之际，徒补无益。辨其证为大肠湿热，因气虚而下注。蛮补兜涩，湿无出路，故久延不已，阴阳两伤，遂治以补气健脾、清利湿热，攻补兼施，肿胀俱退，泻止纳增。吴氏辨证精准，必要也会舍时从证。雷剑秋妻中虚蓄饮，呕吐腹痛，又误投镇降，以致腿足剧痛，恣服阴柔，助痰助饮，胃虚呕吐不能食。时值盛暑，剑秋以为大便色黑，执言腹中有火，温药不敢再服。吴氏认为腑气结痹，日久不解，故大便色黑，尤之小溲郁久，色黄或红，虽是热象，实非真热，不可据此以避温就凉也。遂舍时从证，治以温药安中化饮。患者呕吐止，大便通，诸证不作，眠食均佳。

五、用药轻灵，重视药物炮制与剂型

1. 用药轻灵见长，亦用重剂救急症

吴氏用药，提倡轻剂，简要精方，加减灵活，轻清透邪，四两拨千斤。吴氏医案中大部分处方药物剂量均在数钱，药味在十余味，膏丸方剂量也不过几两。然而吴氏对"大病投大药"深有感悟，在危急重症时也会果断使用重剂，且药多精专，单刀直入，在"周鹤龄妻患温病怀孕九月误治而堕胎险证治验案"中，患者怀孕四月患温症而胎堕，多汗，眩晕，呕逆，舌光，脉极数。吴氏析证为胃虚火乘，胃液垂涸，内风蠢蠢，谓其证"真存亡绝续之交也"，拟方人参白虎汤治愈，方中重用生石膏二两，取其力专而猛。朱云柏虚寒劳损之证前医恣投清降，以致下焦阴气上凌阳位，痰涎水饮闭塞气道，肢逆寒战，周身如冰，呕吐清水。吴氏判断"病者此时存亡仅在呼吸间耳"，又仓卒不及购参附回阳救逆，吴氏以"重剂轻投法"急拯阳气，以固其脱。"急取生姜一大块约三四两，置火炉中烧而捶之，又取灶心黄土约数两，即将姜、土两味急火煎汤，先取一杯徐徐灌之"。

2. 重视药物炮制

吴氏重视炮制对临床作用的影响，其医案中许多药物后均有注文标注炮制方法，如"地鳖虫三枚，酒渍，瓦上炙脆"。吴氏炮制方法多样，内容丰富，一味药材往往有多种炮制方法。以黄连为例，吴氏医案中有数种炮制方法：烘、姜汁炒透、姜片炒、醋炒、盐水渍、盐水炒、同吴茱萸另煎汁、干姜同杵、肉桂心同煎、吴萸水炒等。吴氏重视不同炮制方法对药性的影响，如医话"单方之制暗合道妙三则"中收录了治久疟单方一则，方用"生鳖甲一味，初煅以姜酒淬，次煅以醋淬，研末，早晨空腹时以姜汤调服，服数次而疟止"。吴氏诠释炮制对鳖甲药性的影响："鳖甲肝经药也，姜酒辛通而醋酸收，合之以成入络搜邪之剂，寓攻于补，力专而纯。"

3. 重视剂型的选择

吴氏用药以汤剂为主，剂型多样。吴氏提倡剂型的选择需符合方义，在医话"防风通圣丸不可作煎剂"中，吴氏提出："防风通圣丸，只可作为丸剂服

用，不可以原方作煎剂。方中麻黄大开肺气而发汗，用之为丸，发表之力有限，若作煎剂，则升发之力走而不守，出汗必矣。"

在口腔、咽喉等部位疾病的治疗中，吴氏擅用碧雪散等吹药。其法将方药制成较细的粉末，以小竹筒喷吹入口腔、咽喉黏膜上，使方药直抵患处而起治疗作用。吹药法在口腔、咽喉病初起，红肿、疼痛、溃烂等各种急性炎症，以及出血等症的治疗中均能获得满意的效果，以辅助汤剂治疗。

吴绍武肝火犯肺，灼伤营阴，久咳不愈，吴氏将滋阴润肺止咳方药通过蒸馏法而制成药露以治肺病，将含有挥发性成分的鲜药，在水中加热蒸馏，收集蒸馏液为药露，取药露清冽之气，以宣畅肺气。

六、就地取材，反对滥用药材、矜奇炫异

吴氏体恤病家疾苦，"盖尝见藜藿或贫苦之人，患病时无力医治，每每经年累月不得一药"，故吴氏所用方药极少使用贵重稀有药材。东台地区为沿海产盐区，海产丰富，吴氏医家就地取材，擅用海洋药物，如以绿海粉养阴清热、软坚散结；以淡菜补益肝肾、益阴除热；以海蜇平肝清热、化痰消积。此外，吴氏因地制宜，活用东台地区的一些特产入方药之中，以助药力，如以陈皮酒烊化龟阿胶以便收膏；以乔饼行气健脾；以荸荠养阴生津，化痰消积。吴氏擅用雪羹汤，以大荸荠四个，海蜇皮一两，水煎服。泻热止痛，消痰散节，治疗瘰疬疼痛，咽喉溃痛等症。

吴氏医家反对滥用贵重药材，批判贵重药材应用中的居奇心理。如贵重药材羚羊角的使用，受传统药性理论与法象药理学的影响，一些医家部分夸大了羚角尖的药用价值，如《本草纲目》："羚之性灵，而筋骨之精在角。"《汉药良劣鉴别法》："羚羊角之大，恰如竹之根节，其尖端一二寸之所在为最上等，其次则为节处外屑之部分。"吴氏医家师古而不泥古，从临床实践出发，但求实用，指出羊角尖与羚羊角药性并无区别，居奇为贵反而会导致药价高昂。"方中所用羚角不拘原尖，盖角与尖虽异分，其效无异。若必欲够用原尖，则局奇心害大矣。"

当时保赤散滥用之风盛行，"吾乡几于家喻户晓，小儿每患病，不问何因，辄任意服之，少数医生，凡遇儿病，亦辄指令至某家乞取，问其是何药味，不知也"。吴氏考察药味，认为其源自钱乙《小儿药证直诀》之小红丸加减，适

用于患儿"积痰积滞或寒湿闭固者",而不适用于"湿热无形之邪"。并附纠治误治的验案二则,细析病机治法,以免后人重蹈覆辙。

吴氏反对矜奇炫异的江湖之术,提倡高尚的医德医风,在"青蒿虫治孩儿臁"一案中,对村寺某老僧公开验方,无私传授于人,不保守自封的高尚医德大加赞赏。吴氏曰:"该僧之治此证,不著一字,能收全功,其经验固深,而能不矜奇炫异,坦然开其方便之门,其人格尤有足多者。"

下 · 篇

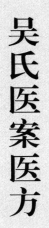

吴氏医案医方

《小匏庵医案》

吴贻谷序

先伯父越人先生东台人，贫而好学，笃志于医。蚤年从王珍卿夫子游，以力学故，未几即能单独临症，动中机窍，深得王夫子器重。毕业归，不待悬壶而就诊者麇[1]至，治验如响。平素对祖国医学用心探讨，从事中医临床工作近四十年，积有丰富之经验，在学术上有着精深的造诣，故治效如响斯应。奈以诊务纷纭，未遑著作。

贻谷十五岁时，遵庭训继承家学，日侍先伯父左右，且八年。在朝夕启迪之下，渐知学问，今先伯父去世已十七年[2]，藏书数百种，于解放前全部亡失，惟遗稿幸存，有医话及临床征验录各数十则，其心得此有足以继承发扬者，遂加以整理，藉供同道之观摩参考。

---

[1] 麇（qún）：成群。《左传·昭公五年》："求诸侯而麇至。"杜预注："麇，群也。"《儿科要略·临产之处置》："三曰临产宜静，产妇房中，只须有老成接生者二人看护已足，切忌亲戚探望，家人麇集，使房中空气浑浊，声音杂乱，产妇神志为之不宁。"

[2] 时当1961年。

吴越人序

谚云："熟读王叔和，不如临证多。"诚至论也。古医书之文辞简奥，不易领会者无论矣，即词旨浅显者，往往有同一证状，其治法大则有天渊之别，小亦有轻重之分，抑或今日所诊之证与古书所载之证，亦既若合符节，而处方投药竟有效有不效，是岂古书之误欤[1]？盖读书难，读医书为尤难；读医书难，用医书为尤难也。临证则不然，望闻问切，固欲必得其病情；风土人情，更须参合其心理。举凡外感内伤，男妇老幼，一切病状之表现于外者，有心人于此考其异同，十九皆可以得当，临证之效如此。临证既多，熟则愈能生巧，征诸事实，无或爽者。世有识字不多之医，而其门如市，虽系庸耳俗目所标榜，然使无一二为其治愈者，何至若是？无他，临证时牢记其证状，投之以呆方，体气壮实，证情无大变化者，未尝不可取效，此指胸无点墨者言之耳。苟或稍有根柢[2]，而能进与病谋，退与书谋，更得师友之切磋指药，则临证之顷，必且有飞速之进步，可断言者。要知医者当以读书为体，临证为用，不读书而行医，其为技，固不堪问，徒读书而未尝临证者，则开口动手，吾亦未见其可已。

予于医，可谓不学无术，然而临证既多，自觉年有进步，当民三年间，亦尝日诊百人，效验多有如响者矣。今则乞诊者早已■予之医学知识反较前退步耶？或亦天假余闲，将二十年来之区区之经验得以笔之于此耳，予何憾焉？

---

[1] 欤（yú）：助词，表疑问、感叹、反诘。《医粹精言·医药箴言》："当用之药不可失时，若曾看得分明而复犹豫不决，以致病日益进，药且无及，是谁之咎欤？"

[2] 根柢：比喻根基、基础。《医学源流论·腹内痈论》："古之医者，无分内外，又学有根柢，故能无病不识。"《吴医汇讲·命门说》："人之每脏每腑，各具阴阳，肾为一身之根柢，元阳为人身所尤重，故特揭之也。"

临床征验录（大纸稿本）

（一）虬湖王书元患痰饮误做虚劳治案（医者不知大实似羸状案，1917丁巳）

大实似羸状，医者判别不清，则出入之大，存亡系焉。丁巳冬，虬湖之王家舍有王书元者，年近四旬，患感月余，诸证已退，祇[1]不饥不欲食，头眩不支，逾久益甚，就乡医某某治，病反加剧，乃来乞诊于余。诊脉弦小，舌无苔而水滑，腹满不能食，谛听之，呼吸喉间有音。告之曰：此饮证也。阅前所服方则潞参、白术、归、芍、枣仁、三甲[2]等，医案中有"虚劳重证"字样。王问可治否？余答服药后吐痰则佳。为疏四七[3]合二陈，加旋覆、桂枝、姜汁、白莱菔汁与之。越二日复来，自言药后呕痰至数升之多，语次尚续吐不已，腹满全消，息音大减。乃用苓、桂、术、甘、橘、半、旋、芥、麦芽、干姜为方。三诊时则精神稍振，饮食骤增，至两倍之多，惟脉转细弱，痰仍上涌，知其阴阳两虚，下元不足。改用苁蓉、怀膝、旋、芥、姜、桂、白芍、细辛、苓、术、砂仁、炒熟地、甘草、鹿角霜、茅术、橘、半、牡蛎等先后出入为方，两治脾肾，服药约十帖而愈。

---

[1] 祇（zhī）：适、仅、只。《汉药良劣鉴别法·硼砂》："此种硼砂，实系劣品，祇可用为接合金属，于药无效也。"

[2] 三甲：龟甲、鳖甲、穿山甲。出自《瘟疫论》方"三甲散"。三甲散组成：鳖甲、龟甲（并用酥炙黄，如无酥，各以醋炙代之，为末）各一钱，穿山甲（土炒黄，为末）五分，蝉蜕（洗净，炙干）五分，僵蚕（白硬者，切断，生用）五分，牡蛎（煅，为末）五分（咽燥者酌用），䗪虫三个（干者擘碎，鲜者捣烂，和酒少许取汁，入汤药同服，其渣入诸药同煎），白芍药（酒炒）七分，当归五分，甘草三分。用法：水二钟，煎八分，去滓温服。主治：瘟疫伏邪已溃，正气衰微，不能托出表邪，客邪胶固于血脉，主客交浑，肢体时疼，脉数身热，胁下锥痛，过期不愈，致成痼疾者。《瘟疫论评注》："方中以鳖甲、龟甲、穿山甲，三甲为主，扶正不恋邪，达邪不伤正。"

[3] 四七：即四七汤。《太平惠民和剂局方》卷四引《易简方》方。又名厚朴半夏汤、大七气汤、七气汤。半夏五两，茯苓四两，紫苏叶二两，厚朴三两。为粗末，每服四钱，加生姜七片，大枣一枚，水煎服。功效行气散结，化痰降逆。治痰气互结，咽中如有物梗塞，咯之不出，咽之不下，状如炙脔，或中脘痞满不舒，痰盛气急，呕逆恶心及妇人恶阻等。

（二）钱某久咳治案[1]

戊子春[2]，同里陈君四十初度，予亦贺客之一，晚餐既毕，主人备舟相送，众客登舟，相为笑乐，侪辈[3]中有钱某者，举其腕乞诊于予，盖久咳也。予知其肝肾素不足，且有芙蓉癖，遂援内饮治肾之例，嘱其服金匮肾气丸，每晨四钱，盐汤下。移时各各登岸而别。逾年与钱复晤于某所，据言别后如法照服，咳止且半年，嗣因痔疮小发，停止丸药，数月以来，咳竟复作，仍拟购服前丸云云，予以钱某两次皆系邂逅相告，实非专心求治者，故祇漫应之而已。其实夏秋痔疮见血，可以随时医治，外治固有良法，即晨服金匮肾气丸之外，晚间不妨兼服藏连丸[4]少许，或佐他种清理湿热之药，至痔愈为止，并行可以不悖，何区区桂附之足疑？然而予为重道计，可无言。

（三）周鹤龄妻患温病怀孕九月误治而堕胎险证治验案（1911辛亥）

农人周鹤龄之妻，夏日怀孕四个月，患温症。服某医药七八帖，病未愈而胎已堕，辞以不治，七月初旬改延予诊。至则见其仰卧闭目，汗雨如淋，渴饮呕逆，稍一启目，则头晕荡漾，不能转侧，舌光无苔，脉至极数，两昼夜无小便。予谓此系胃虚火乘，胃液垂涸，内风蠢蠢，有不可终日之势。若仅与清寒，生气何赖？真存亡绝续之交也。亟疏人参白虎汤（生石膏二两，西洋参一钱五分，知母五钱，生甘草一钱，粳米四两，以芦根一握煎汤代水煎药）予之。寥寥数者，冀其力专而猛也。嘱其家人频频与服。病者去后，两日无音讯。初予书方之后，心甚悬悬，至此，私念是证，殆将无幸。乃至第四日始复载其妇来，据言服初煎药后即得寐，醒后不复呕吐，便能略进糜粥。今则诸

---

[1] 此处标题原为"医话"，据文义改。

[2] 戊子春：戊子当1948年，结合吴越人生平（1880—1944），此处疑为笔误。

[3] 侪（chái）辈：等辈，同类的人们。《续名医类案·目》："一日与同侪释闷，坐于茗肆中，忽钩窗脱钩而下，正中温额上，发际裂三四寸，紫血流数升，血止目快，能通路而归。来日能辨屋脊，次见瓦沟，不数日复故。

此不药不针，误出血而愈。"

[4] 藏连丸：《张氏医通·卷十四》方。治大便下血正赤，日久不止，若血色晦淡者禁用。宣黄连一两，酒炒为末。上用嫩猪脏二尺，泡去油腻，入黄连末，线扎两头，同韭菜蒸烂捣作饼，焙干为末，米糊为丸如桐子大。每服四五十丸，食前米汤或乌梅汤下。一方，加槐花二两（不用黄连，但用槐花，名猪藏丸，治证同上）。

证大减，小溲[1]畅，而恶露通矣。诊视之，病势确已退其大半。但见其头颅疖毒[2]累累，诉言痛难着枕，身中暑痱[3]亦如云而起，察其舌苔薄微黄，此液回气复，邪火奔逐外发，实乃绝好之机，再拟一方予之。银花、连翘、黄连、碧玉散[4]、紫地丁、丹皮、木通、牛蒡、郁金、象贝、茺蔚子、鲜菊叶、鲜青蒿梗、知母与之。后闻以惜费之故，尚欠调理，迁延半月，亦寻愈。

（四）朱尧臣四女痰饮证误治案（1913癸丑）

朱尧臣第四女，适新灶陈氏，生子女各一，因烟癖太深，致形色枯槁。冬月偶患脘痛呕吐屡治不效，而病日剧，回里时，道经安丰，乃父止之，以多人舁[5]至其家，晕厥者再。予诊时，则病已月余，见其目如卧蚕，肢面皆肿，两足如冰，脘阻时痛，得汤饮则呕吐无余，坐不得卧，卧则气粗汗泄，头仰目闭，终日以两人扶掖，粒米不食已一星期。所赖以支持者，时时吞吐云雾，然而呼吸之间，气息亦仅属已。舌苔厚腻，脉至滑动，重按如无。予曰：此饮证也。饮为阴邪，累瘁既久，病实人虚，中阳败矣，必欲挽回，舍温中化饮无他法为之。方用茯苓三钱，肉桂四分，炒於术二钱，炙草七分，旋覆一钱五分，熟半夏二钱，橘红一钱，炒麦芽三钱，根朴一钱，煨姜一钱。药后呕吐止能卧，舌苔半退，察其肝阴亦甚不足，于原方加怀牛膝三钱、牡蛎一两、白芍三钱，去厚朴，服二剂，遂进粥食，肿渐消，足转温，调治旬日[6]，始终以

---

[1] 小溲：指小便。《史记·仓公列传》："君要胁痛不可俯仰，又不得小溲。"《本草正义·木通》："盖自六朝以降，皆谓小溲由小肠而来，凡能通利小便者，无不认作清泄小肠之火，百口一辞，久成习惯，此必不可不辨者。"

[2] 疖毒：疖毒是一种生于肌肤浅表部位，以局部红、肿、热、痛，突起根浅，肿势限局，脓出即愈为主要表现的急性化脓性疾病。出《刘涓子鬼遗方》卷四。又名热疖、石疖，俗称疖子。《备急千金要方·痈疽》："凡肿根广一寸已下名疖，一寸已上名小痈。"即疮痈之最小者也。俗称以夏日所生之小肿为热疖，由内蕴热毒或外受暑热之邪而发。此证较痈轻，肿势局限，色红、热痛，根浅，出脓即愈。治宜用清热解毒活血之品，内外兼治。

[3] 暑痱：又称汗疹、痱疹，是夏季常见的皮肤病，多见于婴幼儿及肥胖多汗的人。本病多为暑湿侵袭，暑湿交阻，熏蒸肌肤，闭阻毛窍所致。以清热、利湿、解毒止痒、局部干燥为治法。

[4] 碧玉散：《宣明论方》卷十方。即六一散（滑石六两，甘草一两）加青黛。功效：祛暑清热。治暑热病兼目赤咽痛，或口舌生疮者。

[5] 舁（yú）：抬。《医学衷中参西录·治大气下陷方》："翌晨舁至院中，诊其脉沉迟微弱，其呼吸仍觉短气。"

[6] 旬日：十天。《内经博议·为运为气五六说》："日者，甲乙至癸为旬日，天数五，故二五为小周。"

苓桂术甘为主，合入六君子，仍加牡蛎、白芍、怀牛膝、熟谷芽、煨姜、乔饼[1]等，数剂而安。检阅前医方药，佥[2]称肝气犯胃，左金、旋、赭、金铃、元胡、香砂、归、芍之类，不谋而合，某某之方，则黄连、竹茹、石决、沉香、丹参、郁金苦寒清火、辛香破气等药，殊可骇也。方案有速质明眼等语，盖以其病日增，意在谢绝不治，名医举措，固如是乎？

（五）延珍寒热项强疼痛用九味羌活汤治案（无年份）[3]

九味羌活汤，一派辛温升散，殊非纯正之方，虽有生地一味，以安营阴而缓诸药之燥，究嫌不类，求之各证中欲与此方药证相合者，百不得一，是以平生未尝轻用。族人延珍者，仲冬月，患大寒大热，颈项强硬，不能转侧，而痛极且无休止，如此者已三日，初予恐其将从热化，不敢恣[4]行发散，后察其舌白脉坚，知风寒尚在三阳之表，遂毅然以原方授之，且去生地不用，方为羌活一钱五分，防风一钱五分，细辛一钱、苍术、白芷、川芎各一钱五分，麻黄五分，甘草一钱五分，生姜、葱白为引。去后竟[5]不复来，后访知服药得汗，二剂而病退七八，且寻愈矣。用之得当，其神如此，所赖以缓和诸药者，惟重用甘草是要着耳。但其病虽愈，予终以此方为不经，若以归芍易生地，或参用清凉药庶乎可。

（六）马姓理发师患历节风用《千金》独活寄生汤治验案（无年份）

剃匠马某，年五十以外，饥寒交迫，藜藿苟充。秋间患历节风[6]，卧病

---

[1] 乔饼（qiáo bǐng）：由柑橘用白糖经多道工序乔装打扮而成的重糖制品，故名乔饼。其制作流程是：选料→磨皮→烫→划口→压子→踩水→挂灰→挤坯→打灰→沥坯→漂水→糖煮→上面糖→成品。功效：止泻，行气，止咳，益脾胃。《传药宝》："一切气逆恼怒郁结，胸膈不开。用好乔饼，或冲汤或切片，细嚼最有神效。"《海安文史资料·第2辑》："'二饼'即'乔饼''金桔饼'二味之简称。据闻海安一带医家常沿用此名。"

[2] 佥（qiān）：皆、全部。《三国志·张裔传》："此贤愚之所以佥忘其身也。"《吴鞠通医案·肿胀》："众人见汗不出，佥谓汗不出者死，此症不可为矣。"

[3] 此处标题原为"医话"，据文义改。

[4] 恣（zì）：放纵、无拘束。《医学指要·幼科扼要总论》："盖幼稚阳气既足，阴血未全，若过暖必损真阴，恣食必伤脾胃，此丹溪先生之大戒也。"《赤水玄珠·见标三日证治活法》："如恣饮则必伤脾泄泻，及发泡难靥之患。"

[5] 此处原作"竞"，据文义改。

[6] 历节风：病名。《诸病源候论·风病诸候》："历节风之状，短气自汗出，历节疼痛不可忍，屈伸不得是也。"《圣济总录·卷十》："历节风者，由血气衰弱，为风寒所侵，血气凝涩，不得流通关节，诸筋无以滋养，真邪相薄，所历之节，悉皆疼痛，故为历节风也。痛甚则使人短气汗出，肢节不可屈伸。"

经旬，痛苦欲死，一日蹒跚行而来，举凡四肢通体，其痛皆在骨节，形容枯瘁，固由营卫两伤，虚邪乘之所致，非标本兼治，恐无生理。然无成法可遵，思维至再，得一《千金》独活寄生汤方，用独活一钱半，桑寄生三钱，秦艽一钱半，防风一钱半，细辛八分，当归、白芍各三钱，川芎一钱，熟地四钱，杜仲三钱，怀牛膝三钱，潞党参三钱，茯苓三钱，甘草八分，桂枝一钱。原方药味，略无加减，惟桂心改桂枝耳，盖取此方气血双补，风寒并祛，且藉补药以助疏风散寒之力。三数日后缓步而来，迥异前状，据言服二剂，痛减大半，乃将分两稍与变更，再两剂愈矣。此证若拘拘于历节风门中求古方，恐无往而不相左，予生平用独活寄生汤屡矣，用全方而不增减一味惟此一证。

（七）谢王河谢君紫珊时感夹湿咽喉白腐[1]误治验案（1916丙辰）

泰属[2]谢王河谢君紫珊之妹，幼患喉蛾[3]，触感即发。四月下旬病，寒热喉痛，半月不已，喉间腐白，寻至汤饮不得入。附近医家，有谓温邪者，有谓白喉者，治之皆不应，改延某喉科专家治之（内服类皆石膏、黄连、生地、麦

---

[1] 咽喉白腐：咽喉白腐，是咽喉部出现白色腐膜，严重者可蔓延至鼻部和气管。"乳蛾""白喉"证，均可出现咽喉白腐，严重时引起窒息，危及生命。《重楼玉钥续编·论白腐证》："喉间白腐一证，俗名白菌，即白缠喉是也……盖因其幼小体质薄弱，脾肾不足故也。是以小儿之白腐证，多于大人，必且传染，若治之不善，易于次第夭伤，甚至一家数口皆遭是阨……但初起有发热与不发热之别，有热者重不热者轻，即起初发热，亦切不可发表，若认作外感发热，用羌、独活、秦艽、荆芥之类，一经表散，而燥当更盛，其白腐愈蔓，其热亦愈炽，鼻孔必转塞不通，甚至音哑，打呛气喘等症俱作，而不可救矣。"

[2] 泰属：泰州所属。《大生纱厂故事》："1917年，垦荒活动从通属（通州所属）各场推广至泰属（泰州所属）各场。两淮盐垦公司大都成立于那段时间。"《曾国藩日记》："通属只有五场，缺角斜、余东、金沙、吕四等四场；泰属只有九场，缺东台、庙场两场；但有

东台之县名、庙场之营名而已。"

[3] 喉蛾：病名。《种福堂公选良方·卷三》："喉咙忽胀似喉鹅，不能饮食。"主要是由于肺胃蕴热，复感风邪，风热相搏，循经上乘于咽喉所致。发于咽喉两侧之喉核，或左或右，或两侧均见，有红肿疼痛。发于一侧者名单蛾，发于两侧者名双蛾，以其形如蛾腹而得名。其症喉核一侧或两侧红肿疼痛，其表面可见黄白色之脓性分泌物，口臭便秘，舌苔厚腻，汤水难咽，身发寒热，发病急骤者曰急乳蛾，相当于急性扁桃体炎。若蛾如乳头，不甚疼痛，感寒易发，病难速愈者，曰石蛾，相当于慢性扁桃体炎。属肺胃热壅者，宜疏风清热，消肿解毒，用清咽利膈汤加减；属痰浊肝火者，宜清热涤痰，用指迷茯苓丸加减；属阴虚火旺者，宜滋阴降火，用知柏地黄汤加减。《幼科金针》："治乳蛾，儿小者，用针微刺出血，吹冰硼散，服清咽利膈汤。"此外，板蓝根、土牛膝根、七叶一枝花均可选用。

冬、犀角、羚角、瓜蒌、贝母等，兼用吹药[1]），而病益剧。后医又谓病久阴伤，痰热不化，方用青蒿、知母、僵蚕、马勃、羚角、川贝、豆根、桑叶、蔗浆、海蜇[2]、荸荠，且渐加沙参、首乌、白芍等，卒无小效。最后邀予，予认为此时感湿证也。初起时只须轻轻透解，便可消弭于无形，今误认咽喉症多为火毒，于是搜用喉科套药，日进沉寒清降，愈治喉而喉且愈腐，愈清火而火不少衰。要知此证主体本不在喉，喉特其兼症耳，幸而邪未传经，仍在气分。察其脉息模糊，肌热不重，肢末时凉，终日蜷卧，并不狂躁；咽门左右，连及上腭，一片白腐；舌根苔色黯腻，前部光滑。明明湿热郁遏，三焦交阻。惟宜芳香开上，淡渗泄下，使邪仍从外解。其治法，除咽喉部吹以锡类散[3]外，煎方用茵陈、滑石、杏仁、豆卷、通草、郁金、象贝、佩兰、芦芽、生苡仁、冬瓜子等。此药服后仅一小时许，即汗出津津，至晚则遍体淋漓，沉沉入睡，次晨咽痛大减，即进糜粥半瓯[4]，肌热退去达十之七八，身中白痦[5]莹然外

[1] 吹药：通过喷药器或消毒细竹管装药吹入人体孔窍的一种外治法。如将冰硼散吹入口腔咽喉，或将一些药物研末吹入鼻腔或耳内等部位，以治疗局部肿痛。《本草纲目拾遗 · 蛆窠》："如有小蛀眼，药末不能入，用麦草秆吹药入细孔内，每日三、五次。其蛀烂者，肉孔自能长平，神效无比。"《一得集 · 喉症吹药论》："喉症以吹药为外治之要，不可不深究也。盖外科每每不知药性，修合几种通治之药，若遇重症，非但不效，必至误事。况喉症吹药，尤当随症制配，各味预研极细粉霜。庶药与症对，奏功乃捷速耳。初起肿痛，牙关不开，痰涎上壅，宜用玉枢丹，茶汁磨以漱口；或用牙皂开关；或用桐油以鹅翎蘸之卷入喉中，涌去其痰，即关窍通而能饮食矣。如牙关紧急，挖之不开，可用牙皂为末，吹入鼻内，则口即开；或以藜芦末吹入鼻孔，亦能吐痰开关。"

[2] 海蜇：此处原作"海蛇"，应为"海蛇"之讹。《本草纲目 · 海蛇》："蛇，作、宅二音。南人讹为海折。"海蛇即为海蜇之俗称。为根口水母科动物海蜇 *Rhopilema esculenta* Kishinouye、黄斑海蜇 *Rhopilema hispidum* Vanhoeffen的全体。味咸、苦。性平。归肺、肝、肾经。功效：清热平肝，化痰消积，润肠。主治：热痰咳喘，食积痞胀，大便燥结。

[3] 锡类散：《金匮翼 · 卷五》引张瑞符方。原名烂喉痧方。牛黄、人指甲各五厘，冰片三厘，珍珠、象牙屑各三分，青黛六分，壁钱二十枚。为细末，每用少许，吹患处。功效清热解毒，祛腐生肌。治咽喉腐烂，唇舌肿痛；也用于口腔黏膜溃疡、慢性菌痢、慢性结肠炎等病。本方方名见《温热经纬 · 卷五》。

[4] 瓯（ōu）：小盆，杯。《本草纲目 · 序例》："时珍曰：陶氏所说，乃古法也。今之小小汤剂，每一两用水二瓯为准，多则加，少则减之。"

[5] 白痦（bái pēi）：病名。指皮肤上发生的白色水疱。见《温热经纬 · 卷三》。又名晶痦、白疹。由于湿热之邪郁于肌表，不能透泄而发。颈项初生水疱，渐及胸腹，亦可见于四肢，先少后密，状如水晶，显示湿热有外透之机。破之出淡黄色浆液，有腐臭味，常伴有身热，数天后身热渐低，水泡干燥脱屑而愈。重者可延缠日久，水疱呈枯白色，称为枯痦。是气阴枯竭之候。治宜清热除湿宣透。因服氤氲汤，气阴两虚时可加入人参、沙参、石斛。善后用薏苡竹叶散。相当于白色粟粒疹。

发。乃于原方中加银花、连翘、杨柳叶，余无更动，再一剂而咽痛渐平，纳食渐增，惟舌苔浮黄，根畔则厚腻不化，知为从前阴药之过，不得不用清芬开泄之药，方为苇茎汤加蔻衣、佩兰、茵陈、滑石、通草、郁金、象贝、菖蒲、银花、连翘等。两剂以后，咽腐全退，眠食均佳，随症调理数日而安。

（八）石子和妻肝阴不足泄泻百日不愈验案（1921辛酉）

泄泻证起于脾阳不足者固多，由于肝阴不足者亦复不少，病因不同，治法大异，安危之机，所关甚巨。石子和室人，年59岁，体素肥硕，辛酉夏以丧子悲哀致病，饮食大减，腹不痛而泄泻。前医谓病起气郁，亟须开怀，方用健脾顺气药，病反加重。冬月初旬，乞治于予，形色枯瘁，脉细涩，心嘈如饥，食仅少许，夜不成寐，寐仅片刻，口干，舌色光淡不华，泄泻日三五次不等，如是者百日矣。不独心脾受伤，而肝阴亦摧残殆尽，年事已衰，岂能持久？为立北沙参二钱，炒玉竹二钱，炙甘草八分，乌梅肉二钱，茯神四钱，生白芍二钱，桑叶一钱五分，炒黑芝麻二钱，谷芽二钱，白蒺藜二钱，莲子八粒等为方，两剂食增能寐，泄泻亦止。复诊：原方加土炒归身一钱五分、怀山药二钱、炒熟枣仁二钱。再两剂诸症若失，以绵延百日，不已之病，乃收效于数日间，奇矣。其实无奇也，盖此种不痛胀、不后重里急之泄泻，大都系营阴受伤所致，即寻常行气之药亦非所宜。今以酸甘化阴之药投之，乃探本求源之治耳。

（九）富安卢氏女风伤卫证用小剂桂枝汤捷效案（1913癸丑）

"风邪自汗"一语，真属大关键，无他，风主疏泄故也。不明此意而误治者，我见实多。盐业中有余氏者，系富安卢氏女，孀居茹素，垂二十年。癸丑冬患感证，服药不应，求治于予。据言初病即汗，迨表热退后，汗出仍不已，所服皆敛阴潜阳、清燥润肺之药，如沙参、玉竹、牡蛎、石决明、钗斛、枣仁、知母、浮小麦等。病者以持斋之故，本不愿服牡蛎、决明等荤药，前医强之而后可，然服之八九帖，卒无效。予诊其脉如平人，询之别无痛苦，惟昼夜大汗，经旬不止，气力甚微，莫能起坐，每食稀粥仅一小碗。细察之，其所异者，仅手指凉，面白，舌光润不渴而已。予曰：此风伤卫之候也，清润镇降，与病何涉？乃用小剂桂枝汤（桂枝七分，白芍三钱，甘草八分，煨生姜一片，红枣三枚）令服之，并嘱遵古法服药后啜稀热粥以助药力。次日复诊则汗全收手指温矣。仅于方中酌加轻剂和胃药数味以资调理而已。按此证舌光淡无华，气力微而食少，是着眼之处。着眼维何？阳气不足也。岂有阳气不足而可清润镇降乎哉？予生平用桂枝汤多矣，未有直抄成方者，今乃获此捷效。俗语用药得当可以通神，信然。

（十）石子和次子脘痛治案（1921辛酉）[1]

石子和次子辛酉冬月初旬患感证夹痰，始脘痛，继寒热，为用杏苏二陈[2]治愈，未及三日，复大痛，日轻夜重，据言曩[3]年曾经屡患，因其气分单弱，温剂难用，乃用越鞠、四七等三服，并以姜、葱、麦麸、醋炒外熨，无效，形殊狼狈。改以桃仁、归须、元胡、乳没、乌药、山栀、良姜、香附、炒橘核等为方，煎成后调服苏合香丸[4]一粒，一服之后，随手而效，两昼夜竟不复再痛。此方宣秽化浊，调营通络，兼而有之，所以获此捷效。盖痛为血络间病，不必待其有形拒按而然也。

---

[1] 此处标题原为"无题"，据文义改。

[2] 杏苏二陈：即杏苏二陈丸，组成：杏仁、紫苏叶、陈皮、前胡、桔梗、茯苓、半夏（姜炙）、甘草（炙）。以上八味，粉碎成细粉，过筛，混匀。用于水泛丸，低温干燥，即得。疏风解表，化痰止咳，理气舒郁。用于风寒感冒，鼻塞头痛及外感风寒引起的咳嗽。

[3] 曩（nǎng）：以往、从前、过去的。《神农本草经疏·豨莶》："效已著于曩代，功复见于今时。"《重楼玉钥续编·各证分辨》："且近来遇用辛乌散之症实少，百中不过二三，大与曩昔有异，岂可执诸呆方而不知权变乎！"

[4] 苏合香丸：《太平惠民和剂局方·卷三》方。白术、青木香、犀角、炒香附、朱砂（研，水飞）、煨诃子、檀香、安息香（为末，用无灰酒一升熬膏）、沉香、麝香（研）、丁香、荜茇各二两、冰片、薰陆香（研细）、苏合香油（入安息香膏内）各一两。为细末，炼蜜和丸梧桐子大，每服四丸（老人、小儿每服一丸），空腹井水或温酒化服。功效温通开窍，解郁化浊。治中风，突然昏倒，牙关紧闭，不省人事；感触秽恶之气，痰壅气闭，胸腹满痛而冷；时疫霜乱，腹痛胸痞，欲吐泻不得，甚则昏迷。近代也用于治疗冠状动脉硬化性心脏病心绞痛属气滞血瘀寒凝者。孕妇忌用。方中青木香、香附、檀香、安息香、沉香、麝香、丁香、苏合香、薰陆香、冰片等诸香药以行气解郁，开窍散寒；伍以荜茇则散寒力强，配以白术则健脾化湿浊之力增；犀角清心解毒；朱砂镇静安神；诃子温敛，以防辛香过散，有伤正气。本方以大量辛香开窍之药配伍，是救治闭证属寒邪、痰浊为患的常用方剂。本方原出《外台秘要·卷三十一》引《广济方》，名吃力伽（即白术）丸。《苏沈良方》亦有本方，但无薰陆香。

（十一）陈望凫大女月经治案（无年份）[1]

女子于归，嫁期届而天癸[2]适至，此为事所恒有而极困难者也，由此病机隐伏者往往有之。近闻男家有于一月中涓[3]两吉日，转以听女家择一用之者，趋避之法，不可谓不周，然此对于女子血分无病，性情柔婉者，可以屈指计之，不生问题，否则天癸多有不当期而至者矣。斯时斯地，年长之妇人每不思晓以原故，戒以谨慎，动辄议论风生，医者治之，争传方药有用，堵塞劫夺之剂者尤恐不速。无知嫁娘，受命惟谨，天癸虽然截止，流弊亦将随之，体强者当可以渐输转，体弱者安有不病之理？良可叹也。某年春，陈望凫大女出阁之前一日，天癸未届期而忽至，其家急，遣仆妇踉跄来乞方，予思曩日诊病，素知其女系木旺体质，今必以治妆繁剧，肝木疏泄太过，络热无制，以至天癸先数日而至耳，乃立小生地炭二钱、炒山栀炭二钱、乌梅炭一钱五分、荆芥炭八分、丹皮炭一钱五分、白芍炭二钱、甘草炭八分、片子芩炭一钱五分、黄柏炭八分、藕节炭三个、木耳炭二钱为方与之。弥月后始闻知其一昼夜服两剂，落红流水，杳然无迹，身体且甚安好，次月，天癸如期复来。此方盖取苦味坚阴，酸甘化阴以为体，诸药炒炭，入血止血，以为用之。

（十二）吉氏子疥疮治案（无年份）[4]

吉氏子，甫[5]周岁，春间患疥疮[6]，湿水浸淫，至秋不愈，前医谓系胎

---

[1] 此处标题原为"医话"，据文义改。

[2] 天癸（tiān guǐ）：此处指月经的代名词。《妇人良方》："天癸过期。"

[3] 涓（juān）：选择，选取。涓吉，选择吉利的日子。《广益中医院建院碑文》："于是鸠之龙材，涓吉兴筑，栌角根阃之残阙者，易之丹艘鬃漆之漫漶者。新之建设病房六所，而区其等为甲、乙、丙。"

[4] 此处标题原为"医话"，据文义改。

[5] 甫（fǔ）：刚刚，才。《本草纲目·进本草纲目疏》："曾著《本草》一部，甫及刻成，

忽值数尽，撰有遗表，令臣代献。"

[6] 疥疮：一种传染性瘙痒性皮肤病，出《刘涓子鬼遗方·卷五》。多因风、湿、热邪郁于皮肤，接触传染而成。《诸病源候论·小儿杂病诸候》："疥疮多生于足指间，染渐生至于身体，痒有脓汁……其疮里有细虫，甚难见。"已分辨出疥虫为其病原体。本病以手指缝最为多见，亦常见于腋下、肘窝、胳周围、腹股沟、臀腿等处，甚则遍及全身。呈粟米样的丘疹和水泡，剧烈瘙痒，夜间尤甚。体表常见有抓痕和结痂；如因搔抓破皮引起继发感染化脓者，则称脓窝疥。

毒[1]，用清利，继以苦寒，苓、泽、木通、车前、银翘、中黄[2]、苦参、黄连、黄柏，又杂以凉血，如小生地、绿豆等药治之。先后服十五六剂，而疮痍浸淫如故。九月间就予诊治，见其形色萎黄，身热而肢凉，腹部微膨，便泻青绿，目大，苔白，舌本不荣，疮痍遍身，搔之流水。此证之起本为风湿合化而发于皮肤，小疾也。乃入手不知用风药以疏风胜湿，顺其势而善导之，病在表而用里药，病在气而用血药，脾阳式微，而尤不知转手，以致中土凋残，气液两耗，土虚木乘，风走肠中，本其体质尚健，仅能支持，然亦殆矣。为立关风、茅术、茯苓、白芍、甘草、广皮、桂枝、炒麦芽、桔梗、荷叶烧饭、白蒺藜等为方，得以热退泻止，继加沙参、於术接服数剂，疮痍亦以渐收缩。惜病家不知此中利害，未待全愈即停药，予虽建议继续以两调肝脾为善后，未蒙采纳，后闻其病退后冬天尚好，但疮痍陆续不已，至次年春始痊愈，虽免性命之虞，而中虚之弊，基于此矣。

（十三）李孀伤寒失治延邪从热化治验（1921辛酉）

邻村李孀者，年四旬，藜藿[3]苟充，素有心痛之患。辛酉春，伤寒久延失治，邪从热化，无寒但热，热势极盛，头疼大汗，衣被尽湿，心痛欲绝，呕吐汤饮不得入，如此者三日，察其口渴苔黄燥，脉息数大，诊属温邪夹饮，证极危险，不急治则风木一动，内闭外脱，变在旦夕矣。拟方用生石膏八钱，桂枝八分，川连六分，干姜六分，知母三钱，西洋参一钱，甘草八分，半夏三钱，枳壳一钱，橘皮一钱五分，茯苓三钱，枇杷叶二片，竹茹一钱五分，粳

---

[1] 胎毒：婴儿在胎妊期间受自母体毒火，因而出生后发生疮疹诸病的病因。胎毒的由来，指其父母恣食肥甘，或多郁怒，或纵淫欲，或患恶疾（如梅毒），其毒火蕴藏于精血之中。《片玉心书》："男女交媾，精血凝结，毒亦附焉，此胎毒之原也。"《幼幼集成》："凡胎毒之发，如虫疥流丹，湿疮痈疖结核，重舌木舌，鹅口口疮，与夫胎热、胎寒、胎搐、胎黄是也。"

[2] 中黄：疑为人中黄。味甘咸，性寒。归心、胃经。清热凉血，泻火解毒。主治天行

热病，温病发斑，大热烦渴，痘疮血热，丹毒、疮疡。人中黄有清热解毒作用，常与银花、山栀等清热泻火解毒药同用，以治疗疮疡丹毒等外科疾病。

[3] 藜藿（lí huò）：藜和藿。亦泛指粗劣的饭菜。《韩非子·五蠹》："粝粢之食，藜藿之羹。"《医宗必读·富贵贫贱治病有别论》："富贵者膏粱自奉，贫贱者藜藿苟充；富贵者曲房广厦，贫贱者陋巷茅茨。劳心则中虚而筋柔骨脆，劳力则中实而骨劲筋强；膏粱自奉者脏腑恒娇，藜藿苟充者脏腑恒固。"

米五钱，此方乃进退黄连[1]、人参白虎兼黄连温胆三方混合组成者，盖此病虽重，尚在经腑之间，邪未入营，故白虎之辛寒，直达阳明，祛除大热以止汗；以进退黄连之苦辛开降，直达少阴，疏通郁结以止痛；佐以黄连温胆，化饮而止呕，即藉方中之参、苓、甘草、粳米等以安中益气，通表里，和阴阳，药力之专而且大，莫此若矣。药后便寐，旋即诸症大减，原方再服，其病若失，此所谓大病投大药也，功效之宏，不可思议，否则因循贻误，安有倖哉？

（十四）钱少白室人产后虚赢治案（无年份）[2]

钱少白室人，身材短小，年三十有三，生产已七八度，血海空虚，气无所养，而内风以起，病时多，健时少，虽病独能孕育，但形瘦而色萎矣，至是每孕辄病，既产则病剧，嘱令长服膏丸培补，不尔也。民国七年冬，又以生产而致感冒，因感而引动内伤，设法治之，乃克体愈，愈后黄芪五物汤与之，黄芪五钱，归身三钱，桂枝一钱五分，白芍三钱，煨姜一钱五分，大枣三枚，嘱令服十帖。十帖后神气大增，彼乃停服，停服而神气又减，时在岁首，且形寒矣，因再配服，前后约三十帖，不但形体较丰也，二年来亦未尝再病。黄芪五物汤功力之宏大盖可想见已。

（十五）杜龙伯之三女瘰疬治验案（1922壬戌）

杜龙伯之三女，年十八九，两耳后素有疬核，年前曾敷坎宫锭[3]，消而未尽。壬戌夏，其核渐长如马刀，坚肿作痛，惟皮色不红。七月间来诊，予谓不

---

[1] 进退黄连：进退黄连汤，《医门法律·卷五》方。组成：黄连（姜汁炒）、干姜（炮）、人参（人乳拌蒸）各一钱五分，桂枝一钱，半夏（姜制）一钱五分，大枣二枚。进法：用本方七味俱不制，水二茶盏，煎一杯，温服。退法：不用桂枝，黄连减半，或加肉桂五分。如上逐味制熟，煎服法同。但空腹服崔氏八味丸三钱，半饥服煎剂耳。功用：《成方便读》："握运中枢透达。"

[2] 此处标题原为"无题"，据文义改。

[3] 坎宫锭：《古方汇精·卷二》方。治一切痈疽漫肿无头，根脚不聚等症。胡黄连三钱（焙），芙蓉叶三钱（晒脆或烘），真熊胆三钱，文蛤三钱（焙黑），辰砂二钱（水飞），川贝母二钱，真麝香五分，真陈京墨一两（夹碎，研）。各研细末，和匀再乳，用生大黄五钱，卤醋一茶杯，健猪胆二枚滴汁，三味熬稠膏作锭，阴干。用芙蓉汁和蜜磨敷患处四周。锭剂是中医外科常用剂型之一，可长期保存，临用时磨汁外敷。

急治必成溃疡，乃用旋覆、钩藤、大贝、郁金、夏枯草、昆布、绿海粉[1]、牛蒡、赤芍、薄红络、荷络、丝瓜络为方，服后肿痛均减。去牛蒡、荷络、丝瓜络，加元参、雪羹[2]，并与控涎丹[3]，令其每食后服三分，一日三服，两旬全消。

（十六）谢宝玉锐毒治验案（1922壬戌）

农民谢宝玉壬戌春患锐毒[4]（耳后一寸二分，左为夭疽[5]，右为锐毒），某外科治之，溃穿百日之久，乃获收口，口虽收而颈项肿硬如故，延至夏秋之交而益甚。七月初来诊，察其皮色不变，上至耳前，下至缺盆，向右以达风府，皆坚肿如石，不痛而木，自言患处知觉全失，以手触而伤之，亦若不知

---

[1] 绿海粉：为海兔科动物蓝斑背肛海兔 *Notarchus Leachii* freeri（Griffin）的卵群带。分布于我国东南沿海。味甘、咸，性寒；归肺、肝、肾经。功效：清热养阴，润燥止咳，软坚散结。主治：肺燥咳喘，鼻衄，瘿瘤，瘰疬。

[2] 雪羹（xuě gēng）：《绛雪园古方选注》方。大荸荠四个，海蜇皮（漂去石灰、矾性）一两。水煎服。功效泄热止疼。主治肝经热厥，少腹攻冲作痛。

[3] 控涎丹：《三因极一病证方论·卷十三》方。又名子龙丸、妙应丸。甘遂、大戟、白芥子各等分。为细末，面糊为丸梧桐子大，每服五至十丸，临卧姜汤送下。功效祛痰逐饮。治痰饮伏在胸膈上下，忽然颈项、胸背、腰胯隐痛不可忍，筋骨牵引作痛，走易不定，或手足冷痹，或头痛不可忍，或神志昏倦多睡，或饮食无味，痰唾稠黏，夜间喉中痰鸣，多流涎唾。

[4] 锐毒（ruì dú）：病名。即发于耳后一寸三分高骨处的有头疽。见《外科正宗·卷一》。又名耳后发、耳后疽、耳后疮、发颐、参发颐、耳后毒。证同夭疽。《经验选秘·痈疽总论》："耳后锐毒，患发汗后，又名耳后发，宜别阳实阴虚，治无一错。色白者以阳和丸与二陈汤同煎服，或以小金丹服消。如色红者，醒消丸服消。"《新刻图形枕藏外科》："离耳一寸三分，一名搭口疽，又名发颐，其毒甚锐，生于致命之处也。以其毒攻喉下，故曰锐毒。其毒上攻连颐而穿口者必穿喉而死。急用千金化毒汤、乳香定痛散，又用二十四味活血流气饮，外敷铁箍散。"

[5] 夭疽（yāo jū）：痈疽生于颈项耳后乳突后的部位，左名"夭疽"右名"锐毒"。均属足少阳胆经的病，是由胆经郁火凝结所致。因该处肌肉甚少，又近于头部，火毒容易扩散。若治疗延误，可发生多种凶险的症状。初起时状如黍粒，渐肿如瓜，坚硬平塌，皮色紫暗，疼痛甚剧。经治疗后，若能转为红肿而破溃者为顺，预后较好；若经久坚硬，皮色发黑，疮形下陷者为逆，多属危证。《疡科心得集·辨夭疽锐毒虚实论》："夫夭疽锐毒者，发于耳后一寸三分，属少阳胆络，左名夭疽，右名锐毒，俗谓之耳后发。此证有虚有实，初起根盘散漫，顶不高突，平塌色白，形神俱静，微恶寒，微身热，渐减谷食。此由肝邪久郁，微感温邪，触动而发。如正旺者，气血亦能化脓，溃后肿消郁散，月余收功。治法用疏肝流气饮，或羚羊角散加石决明、牡蛎、刺蒺，或真人活命饮。如阴亏肝旺，化风逆络，半边头痛彻脑者，正气不能引血成脓，毒必内攻，或手足逆冷，或气喘呃逆，或痉或厥，或七日，或两候而毙，此为真阴证也。"

也者。自言病卧已久，虽然稍事力作，但项强莫能转掉为不便耳云云。诊脉浮微，面色萎黄，头眩形寒，知饥无味，以粗粝[1]之故，不能多食，是以久虚不复。此证因脓血久流，络虚肌死，气血不能流贯，非大温补，无以回复生阳？方用生黄芪五钱，当归三钱，白芍三钱，桂枝一钱五分，半夏三钱，广皮一钱五分，炙草一钱，旋覆花一钱五分，白芥子一钱五分，木香一钱五分，关风一钱五分，川芎一钱五分，茯苓三钱，煨姜十片，陈酒一杯和服。两帖后复诊，脉起食增，坚肿大消，头能转侧，原方又两服，其病若失，尚拟用阳和汤去麻与之调理善后，奈以穷故，无力再服，所服四剂，尚系乞自施药局而来也。方中药味，气主煦之，血主濡之，有归脾等之大补，再佐以风药、痰药以搜条络中未尽之邪，又藉酒力以行之，安有不愈者哉？

（十七）泰县雷剑秋妻中虚蓄饮治验（1922壬戌）

泰县雷剑秋其室人尤氏，年三十。壬戌春病，呕吐腹痛，服药三十余剂不应。头眩失寐，旋复腿骬[2]肿痛，两足不能着地，闰五月中旬，操小舟来安丰就诊，面黄唇淡，脉右极弱，呕吐清涎，日夜五七次。以足痛卧莫能兴，予曰，此伏饮也。阅所服方案，皆有肝气、肝阳、肝阴等字面，缠绕不清，药则非磁、赭、石决、龙、蛎、石英，即系左金、四磨[3]之属，以后并服过黄连、阿胶、鸡子黄、地、芍等药。剑秋夫妇十七日舟抵安丰，适予出诊下乡，其戚胡某某授馆于安丰某姓，一见之后，劝其先就某某诊之，方案药味与前所服者不谋而合（左金合连、茹等药），服后达旦未能成寐，呕吐不能食两日矣。予以剑秋满口肝阳，阴虚，且时值盛暑，骤用温药，必难信任，姑以小剂治之，

---

[1] 粗粝（cū lì）：糙米、粗粮。《儒门事亲·酒食所伤》："夫乌茶之人，饮食粗粝，衣服寒薄，劳役动作，一切酒食所伤，以致心腹满闷，时呕酸水，可用进食丸治之。"

[2] 骬（héng）：小腿。《扁鹊心书》："小儿腿骬间有疮，若以冷水洗之，寒气浸淫，遂成大片，甚至不能步履。"《内经·刺四肢病》："骬，足胫骨也。膝痛不可屈伸，连骬若折者，治在阳明之中俞髎，王氏注为三里，愚谓指阳明俞穴，当是陷谷耳。骬音杭，又形敬切。"

[3] 四磨：即四磨汤，《济生方·卷二》方，又名四磨饮。人参、槟榔、沉香、乌药各等分。分别磨汁，和作七分盏，煎三五沸，放温服。功效行气降逆，宽胸散结。治七情伤感而致的上气喘息，胸膈不舒，烦闷不食。方中乌药顺气舒肝，槟榔助乌药行气化滞；沉香顺气降逆以平喘；然行气降气之品每易伤气，故用人参益气扶正，使郁结散而正不伤，诸证自平。四药磨服，则力专而效速。

以吴萸四分，西洋参八分，茯苓三钱，半夏二钱，秔米[1]三钱，延胡二钱，金铃子二钱，橘红一钱二分，谷芽三钱，白芍二钱，旋覆花一钱五分，生姜一片为方。剑秋果漠视之，乃告之曰：证起中虚蓄饮，误投镇降，以致腿足剧痛，恣服阴柔，皆系助痰助饮，今胃虚如此，若不汲汲止呕，缓则有肿胀之患，急则有痉厥[2]之虞，止呕必先安中，安中必兼化饮，根本解决，莫要于此，于是勉强服之。服后入寐，至五更乃醒，醒后只呕一次，早晨进粥一瓯，竟不吐，忽腹大痛，痛后更衣，解下黑球数枚，小便亦多，询之则十余日来第一次大便也。剑秋以为大便色黑，执言腹中有火，温药不敢再服。因晓之曰：此证原于饮邪内盛致呕，呕则胃气不能下行，故大便十余日不通（月前大便不通，曾服蒌、贝，麻仁等悖谬之药），今进安中化饮，呕吐甫减而大便自通，乃胃气下行之佳征，将来呕吐不足平矣。腑气结痹，日久不解，故色黑，尤之小溲郁久，色黄或红，虽是热象，实非真热，不可据此以避温就凉也。昨方姜、萸分两虽不多，总属温药，如果腹中有火，则大便将愈燥结，安有自通之理？又大便前之腹痛，为燥屎转动，便后腹仍微痛者，络虚故也。经此切实证明后，剑秋唯唯否否，似尚不能无疑。乃复正告之曰：君不远百里而来者，求愈病而已，予既着手，安有孤注一掷之理？模棱两可，素非所长，况效机已见，万不可改弦更张。遂力主前议，仍服原方，而呕吐竟止，大便又复自通，不但不黑，且甚易解。第三日用炒於术一钱五分，茯苓三钱，炙桂枝七分，甘草八分，旋覆花一钱五分，砂仁八分，怀膝三钱，醋半夏三钱，橘红一钱五分，炒谷芽四钱，煨姜八分，酒炒桑枝五钱，木瓜一钱五分，接服两剂，诸证不作，眠食均佳，仅不时腹微痛而已。适值大暑，天气暴热，剑秋唆其妇以西瓜，予止之不听，乃窃唆之，且继以蔗汁冷饮。夫以大病新瘳[3]，饮邪容有未净，如此行径，悖谬极矣。诘[4]其理由，则答曰：大热如此，西瓜乌可不食？予笑谓

---

[1] 秔米（jī mǐ）：即籼米，一种形体细长带黏性的水稻。味甘，性温，无毒。归心、脾、肺经。功效温中益气，养胃和脾，除湿止泄。主治脾胃虚寒泄泻。

[2] 痉厥（jìng jué）：症状名。指肢体抽搐，神志不清的表现。《温病条辨·下焦篇》："水虚则木强，浸假而累及厥阴矣，目闭痉厥等证是也。"

[3] 瘳（chōu）：病愈。《尚书·说命》："若药弗瞑眩，厥疾弗瘳。"

[4] 诘（jié）：追问。《医灯续焰·医范》："又有瘥后触犯再复，隐讳不言，须诘问其由，庶得对病施药。"

之曰：诚如君言，从时不从证，然则患火证者之遇严冬酷冷，椒酒辛温，亦可服耶？剑秋语虽塞，而心终不服，无理取闹，莫奈伊何，殊堪浩叹！剑秋之来，以有烟癖，不敢投逆旅，下榻予家，其妇之来也，由舟乘舆[1]，直入房间，仆妇等舁之上床。其去也，精神渐振，步行登舟，住此一星期，服药仅六剂，数月沉疴，爽然若失，收效之速，殊出意料之外。最后书一煎方与之带回。於术一钱五分，炒苡仁四钱，茯苓神五钱，新会皮一钱五分，桂枝八分，白芍三钱，牡蛎八钱，怀膝三钱，甘草七分，煨姜一钱；又恐归舟甚小，天气甚热，难免不有感触，另开杭菊一钱五分，醋夏二钱，茯神四钱，益元散[2]四钱，佩兰一钱五分，蔻衣一钱，霍梗一钱五分，薄红一钱二分，炒麦芽三钱，青荷梗一尺，以冀有备无患。

（十八）仲叔勉斋公偏口疽案始末（1918 戊午）

外证重在初起时认证真确，治疗有方，阳证无论矣。又如虽极大之阴疽，如果随证施治，亦莫不可以化险为夷，何至有焦头烂额之苦？无如今之某些外科家识证不真，寒热攻补动辄颠倒必误人，予生平见之屡矣。略举三例以言之。

（1）仲叔勉斋公，年六十有八，患偏口疽[3]，乃延外科某某治疗，一见即曰，老年患此，恐难收功。其时仅椒目大一疙瘩耳，所给外敷之药，不可得之，煎方则以保元[4]、四君、归芍、炮姜等为主，佐以羌、防、橘、半、乳、

---

[1] 舆（yú）：车中装载东西的部分，后泛指车。《脉诀汇辨·调息已定然后诊脉论》："但求诊者多，纷纭酬应，酷暑严寒，舟舆困顿，医者之气息先已不调，则与病者之至数焉能准合。"

[2] 益元散（yì yuán sǎn）：《宣明论方·卷十》方。又名六一散、天水散、太白散。滑石六两，炙甘草一两，为细末，每服三钱，加蜜少许，温水调下，日三次。功效：清暑利湿。治暑湿身热，心烦口渴，小便不利，及三焦湿热，小便淋痛。

[3] 偏口疽：有头疽的一种。有头疽是四种发于肌肉之内的急性化脓性疾患。本病由于发病的部位不同，名称亦各异。如发于脑后（项后）的称脑疽，其中位于正中（相当于哑

门穴处）称对口疽，位置略偏的（相当于风池穴处）称偏口疽；生于背部的称发背疽，俗称搭背。搭背发于背部上、中、下，有偏左偏右之分，大若盈尺，小若碗皿，民间有搭背（搭手招背）、摸背等称。因发生部位不同，形态也不同，有形如莲子，称莲子发；有形如蜂窝状，称蜂窝发。

[4] 保元：即保元汤。《博爱心鉴》卷上方。人参、甘草各一钱，黄芪三钱，肉桂五至七分（该药原书无用量，现据《景岳全书·痘疹铨古方》卷六十三补入）。加生姜一片，水煎，去滓，不拘时服。功效：补气温阳。治元气虚弱，精神倦怠，饮食少进，面色㿠白，及痘疮气虚顶陷者。

没、重楼之属，至五六剂患处水血浸渍，形如蜂巢而无脓。时值秋暑郁蒸，秽浊之气，不可向尔。王见其饮食日渐减少，则谓胃气大虚，陷象已具，除仍照服前方煎药外，另用别直参[1]、生黄芪、於术、归身四味各两许，令其浓煎，终日代茶，病者闻补色喜，而效否不计也。又二三日，不但外证平塌，依然不起，驯至终日不欲食，而彻夜无寐，且半月矣。中秋夕，予往视疾，为之骇然，谓叔曰：痰热若此，请姑停前药，暂服予方，今夜必可安睡。随书黄连温胆汤加银花、紫地丁、益元散、瓜蒌皮、象贝、木通等为方，服后果然得寐，三更乃醒，次日烦疼较安，改用清暑泄湿安神益气之药，如银花、甘草、象贝、北沙参、谷芽、生苡仁、橘红、茯神、绿豆皮、冬瓜肉、琥珀、朱砂（皆和服）等，兼服醒消丸[2]，通营化毒，自此眠食渐佳，遂不服药，而患处其大如掌，仅有薄脓，改延其他外科治之。每日以消风败毒之药煎水洗浴两次，并敷药至十余日，疮口乃渐收渐小，至九月底乃得收口全愈，先后盖将百日也。

（十九）王猷懋女患暑疖误服寒凉泻药案（1914 甲寅）

（2）如暑疖[3]诚属阳毒也，然当其初起尚未成脓之时，不治则已，治则宜清气分，如荆防败毒散之类，可服也。某日晨王猷懋之妻陈氏踉跄奔至，以伊之次女暴病仆地求诊。予以其形色仓惶，即接踵往其家，其女已为人扶坐待诊，只见其满面青绿，盖丝瓜叶绞汁调敷之药也，察其神靡肢冷，脉沉，舌苔白滑而布，询之先一日以满头暑疖，就诊于某外科医家，外围药，内服药，晚间服头煎药后于夜痛泻五六次，二煎则早晨始服，药甫入咽即腹痛不可耐，暴泻如水，不及坐桶，下衣尽湿，而呕吐继作，呕甚头眩，是以仆地。检阅所服方，案语仅四字曰：清解暑毒。其药为生大黄三钱，黄连六

---

[1] 别直参：朝鲜人参的商品名。《增订伪药条辨》："别直参，即高丽参，以野山所产为上品……别直产韩国，即古之高丽。"

[2] 醒消丸：《外科全生集·卷四》方。乳香、没药（均去油）各一两，雄黄五钱，麝香一钱半。为末，黄米饭一两，捣为丸菜菔子大，每服三钱，陈酒送下。功效消肿止痛。主治痰湿阻滞而致的痈疽肿毒，坚硬疼痛，未成脓者。

[3] 暑疖：病名，指夏季发生的化脓性疖肿。又名暑疡、暑令疡毒小疖。《外科启玄·卷七》："夏日受暑热而生，大者为毒，小者为疖。令人发热作胀而痛，别无七恶之证。宜清暑香薷饮，内加芩、连、大黄之类，治之而愈；外加敷贴之药为妙。"

分，炮甲一钱五分，角针[1]三钱，余则黄芩、银花、连翘、象贝、小生地、花粉、六一散、丝瓜叶等，予私念此真制造寒霍乱[2]之妙剂也。时病者冷汗大出，急令速煎姜汤一大碗先饮之，随立一方用半夏、官桂、豆蔻、紫苏、广藿、茯苓、厚朴、茅术、赤苓、采芸曲[3]、煨姜等，并以灶心土煎汤代水煎，药后不久，呕吐即止，痛泻亦稀，四肢随之转温。下午再诊，觉胸闷不欲食，小溲未通，改用半夏、橘皮、茯苓、滑石、佩兰梗、麦谷芽、蔻仁、朴花、青藿梗、香附等芳香宣化之剂，清理余波。按此证本非霍乱，实误治而成霍乱者也，所幸少女气壮，一服相当之药，寒性去而中阳复，故其病即愈也。

（二十）李茂丹毒[4]头面肿大治验（无年份）

（3）某日钱万源布店邀予诊病，予以诊务丛集，至晚始克往，一人于灯下就诊，头面肿大，两目只露一线，唇上之髭[5]倒竖向上如戟状，盖缘肿而绷急所致，暮见之，竟不知为谁何，询之方知为李茂。李固为予所素识者，睹

---

[1] 角针：皂角刺的处方用名。豆科植物皂荚 *Gleditsia sinensis* Lam.的干燥棘刺。辛，温。归肝、胃经。功效消肿托毒，排脓，杀虫。主治痈疽初起或脓成不溃；外治疥癣麻风。

[2] 寒霍乱：即寒气霍乱，病名，见《症因脉治·卷四》。症见恶寒身痛，腹痛吐利，唇青爪青，脉多沉迟等。因阳气索虚，中气不足，偶值时令寒邪，直中三阴所致。治宜温运脾阳。方用理中汤、补中汤、四逆汤，内有积滞者用治中汤。

[3] 采芸曲：即六曲加桔梗、白术、紫苏、陈皮、芍药、谷芽、青皮、山楂、白芷、藿香、苍术、厚朴、茯苓、檀香、槟榔、枳壳、薄荷、明矾、甘草、木香、半夏、草果、羌活、官桂、姜黄、干姜而制成。适用于感冒食滞等症。一般用量为一钱至三钱，包煎方剂。

[4] 丹毒病名，出《备急千金要方·卷二十二》，又名丹熛、天火、火丹。因患部皮肤红如涂丹，热如火灼，故名。发无定处者名

赤游丹，发于头部名抱头火丹，发于小腿者名流火。发于上者多为风热化火，发于下者多为湿热化火，亦有外伤感染所致。初起患部鲜红一片，边缘清楚，灼热，痒痛间作，迅速蔓延扩大，发热恶寒，头痛口渴；甚者可见壮热烦躁、神昏谵语、恶心呕吐等毒邪内攻之证。治宜清热解毒，凉血化瘀。抱头火丹服普济消毒饮，流火可服龙胆泻肝汤加味，重证服蓝叶散加黄芩、元参，或漏芦汤，或消丹饮加味；外治可用复方黄连膏或四色散敷贴；或以赤小豆一升磨筛细，或以榆树根白皮作末，以鸡子白和如泥，涂之；若热痛焮赤甚者用金花散敷之；亦可用升麻揭汤外洗。下肢复发性丹毒可用砭镰法放血，以泄热毒。

[5] 髭（zī）：嘴上边的胡子。《说文》："髭，口上毛也。从须，此声。"《证治准绳·发》："髭须黄赤者，多热多气，白者少血少气，黑色者多血少气。美眉者太阳多血，通髯极须者少阳多血，美须者阳明多血，此其时然也。"

其形状，初以为大头瘟[1]也，谛[2]视之，面部有水泡成丛者数处，乃知其为丹毒。余证为肢凉恶风，脘闷不欲食，舌苔白布而滑。处方用豆卷、滑石、三仁、苓、朴、通草、广皮、茵陈等药。告之曰：此湿毒外发，如延外科治之，必以银翘、芩、连奉赠矣。闻者向予目笑，诘之，云先一日曾就孔老诊治，所服药后肿痛大增，因将昨方检出，视之果有银翘、芩、连诸药，在旁诸人，忍俊不禁者此耳。次日复诊，肿消其半，又次日肿全消，诸证亦退，仍照原方减川朴，加菊花、白蒺藜而已，闻者奇之，而风传一时云。次年秋，李患喘急嗽血，势濒于危，为用清燥救肺汤而安，惟气液凋残，以贫乏故失于调治，居停[3]弗能容，李居丹徒乡间，冬后回籍，天寒道远，抵家病复发，寻卒。

（二十一）朱兴旺小子肠风便血经年捷效（1921辛酉）

肠风便纯血者，非兼用风药不可。民十冬月朱兴旺之子来诊，知便血已一年有余，每日五六次，所下皆纯血，为用荆、防、归、芍、小生地炭、阿胶、槐花、银花炭、甘草、地榆、藕节炭等，两帖而十减七八，再两帖全止。以便血年余之久，服药只四帖，其收效何以若是之捷耶？盖尝见藜藿或贫苦之人，患病时无力医治，每每经年累月不得一药，因此而贻误者属不知凡几[4]，但若

[1] 大头瘟：病名，瘟疫的一种，见《医方考·大头瘟》。又名大头风、大头痛、时毒、大头伤寒、虾蟆瘟、捻头瘟、大头天行、疫毒等。指以头面部红肿为特征的疫病。多因天行邪毒侵及三阳经络所致。《杂病源流犀烛·瘟疫源流》："大头瘟……其症状发于鼻面耳项咽喉间，皆赤肿无头，或结核有根，令人多汗气蒸，初则憎寒壮热，肢体重，头面俱痛，目不能开，上喘，咽喉不利，甚则堵塞不能食饮，舌干口燥，或恍惚不宁。不速治，十死八九。"治宜分清病变所在经络用药。《伤寒括要·卷下》："大头瘟，天行疫毒邪犯高巅，分别三阳经而施治。"可用普济消毒饮、通圣消毒散、升降散等。外用三黄二香散、马齿苋、麦面并醋调敷。因病患部位及病情重危的不同，又有瓜瓤瘟、鸬鹚瘟等名。

[2] 谛（dì）：仔细。《本草思辨录·绪

说》："膀胱惟无上口，所以溺出必待气化。乃西医言有上口，而王清任曾谛视者，又言无上口，其殆有上口亦在包膜中，非气化不出者欤。"

[3] 居停：寄寓之所的主人，也称为"居停主人"。《老残游记·第二回》："现在天气渐寒，贵居停的病也不会再发，明年如有委用之处，再来效劳。"《随息居重订霍乱论·纪律》："最苦者，贫老无依，经商旅贾，舟行寄庑，举目无亲。惟望邻友多情，居停尚义，解囊出力，起此危疴。"

[4] 凡几：共计多少。《水龙吟·寿赵赡斋》词："闻自垂车日，都门外，送车凡几。"《阅微草堂笔记·滦阳消夏录四》："然数百年来，相遇如君者，不知凡几。"《伤寒瘟疫条辨·两感辨》："此所以内之郁热为重，外感为轻，甚有无外感而内之郁热自发者，不知凡几。"

能遇明眼者投以正确对证之药，则其效验较之常服药之人必异常迅速，无或爽者，不止此证为然也。

（二十二）朱云柏虚寒劳损冒明晦塞救逆治验案（1917丁巳）

朱君云柏，四十以后中下焦日就虚衰，少时斫丧[1]，诚所不免，病已成而名心并不少戢[2]，民国以还，省议员也，市总董也，无寒暑，无晨夕，奔走征逐，力疾为之，乃至形体瘦损，虽盛夏必着棉絮，天寒无论矣。民国六年，始以右颊觉麻，渐至头部亦失知觉，鼻流腥涕，医治半年不少效，冬月间就某姓医生治之，服黄连、竹茹等煎药十余剂，兼服知柏八味丸[3]，如此者半月，归而腹胀不能食，某日拂晓，忽肢逆寒战，周身如冰，呕吐清水，其家慌乱，不知所措，一面派人赴台城[4]邀某，一面派人赴西乡邀请某某，然皆路远不能即至。又一面遣仆请予，予应邀亟往视之，察其面无人色，两手无脉，目闭不能语言。时钱伯青适至，予告谓左右曰：朱君因病成损，果能屏除人事，留心餐卫，带病延年，即属万幸矣。乃必欲求效，药不离口，而医者恣投清降，遂至下焦阴气上凌阳位，痰涎水饮闭塞气道，即《内经》所谓"冒明晦塞"[5]之候也。病者此时存亡仅在呼吸间耳，在势非参附回阳不可，但亟展转市药，

---

[1] 斫丧（zhuó sàng）：斫，大锄。引申为用刀、斧等砍。特指沉溺酒色，损害身体。《陔馀丛考·卷四十二》："人不自惜，耗其精神于酒色者，曰斫丧。"《类经·上古之人春秋百岁今时之人半百而衰》："起居无节，半百而衰，皆以斫丧精神，事事违道，故不能如上古之尽其天年也。"

[2] 戢（jí）：收敛，收藏。《小尔雅》："戢，敛也。"《伤寒寻源·芍药甘草附子汤》："故以附子合芍药、甘草，从阴分敛戢其阳，阳回而虚自止矣。"《神农本草经读·龙骨》："女子漏下，龙骨能敛戢肝火，故皆治之。"《回春录·滞产》："仲景治少阴咽痛，用猪肤，亦取其补阴虚而戢浮阳也。"

[3] 知柏八味丸：即滋阴八味丸，《医方考·卷三》方，原名六味地黄丸加知母黄柏方，又名知柏地黄丸。山药、山茱萸各四两、牡丹皮、茯苓、泽泻、黄柏（盐水炒）、知母（盐水炒）各三两，熟地黄八两。为细末，炼蜜为丸梧桐子大，每服百丸，空腹或午前白开水或淡盐汤送下。功效滋阴降火。治肾劳，背难俯仰，小便不利有余沥，囊湿生疮，小腹里急，便黄赤；以及阴虚火盛之骨蒸潮热等症。

[4] 台城：东台县辖镇。在县境西部。泰东运河、东台河、梓辛河汇入串场河处。

[5] 冒明晦塞：冒：遮蔽，晦：阴暗，昏昧。意谓浊阴上冒，清阳闭塞。借喻人体阴气上凌，阳气被遏，以致水饮不化。《素问·四气调神大论》："天气，清净光明者也，藏德不止，故不下也。天明则日月不明，邪害空窍，阳气者闭塞，地气者冒明，云雾不精，则上应白露不下，交通不表，万物命故不施，不施则名木多死。恶气不发，风雨不节，白露不下，则菀槁不荣。"

尤恐延误。令急取生姜一大块（约三四两）置火炉中烧而捶之，又取灶心黄土约数两，即将姜、土两味急火煎汤，先取一杯徐徐灌之。初尚格拒不得入，再取煎浓之汤灌之，少刻闻其中脘有声甚巨，遂不吐，速进数杯，始开目能言，拱手向予曰：君真救命王也。又谓自得汤后，胸次觉有物至高而下，道路始通，神气委顿，随即入寐。予乃疏潞党参、附片、半夏、茯苓、於术、甘草、广皮、砂仁、煨姜，用黄土煎汤代水煎服，俟其醒后频频与之。可惜朱君精气衰夺，本非草木可济，自后虽勉强起坐，而形色日非，延至次年夏而卒。

朱君体虚多病，予每诊辄劝其毋多服药，无如求效之心甚急，因而受害者不知凡几。一年前，是证初起，服某某羚角汁等药五剂，计服羚角三钱之多，非但无效，乃至停药旬日，而咽喉口舌间尤时时有羚角之腥浊气味，其苦莫状，自知药误。而恶寒日甚，一日周身奇冷彻骨，若浸坐冰雪中，头项强直，如中风状，朱急足邀予，予适他往，朱无奈，乃令家人宰肥大母鸡一只，煨浓汤，热服尽一大瓯，复以重绵，得汗遍身，及予赶至，而肢体已温和，予闻之，激赏赞叹不已。盖朱之积弱不复，身中阳气金消，匪伊朝夕[1]，再服寒凉，致令阴邪用事，故有此候。母鸡汤为血肉有情之物，妙在热服盖被，以补为散，真神品也。朱君于困苦莫名之际，思得此物，其暗含道妙不可思议之处，迥非庸耳俗目所能知，其法甚奇，其理甚通。考母鸡汤补虚之力极宏，一切虚弱证，至无可下手时，皆可用之。予生平为人治病，收效不少，今更于虚人寒证，目睹其收"以补为散"之功，诚为虚弱门中闻一新途径也。在朱君当时不过姑妄用之，而孰知开人智慧至于如此，朱君闻予言，喜不自胜，因索予善后之法，为立黄芪五物汤一方，两服而安。

---

[1] 匪伊朝夕：不止一日。《聊斋志异·婴宁》："我有志，匪伊朝夕。"《三指禅·风痹脉论》："草医何以敢与明医抗衡哉？是症经验之方，有用之一世者，有用之二世者，有用之三世者，奇货可居，匪伊朝夕矣。"

（二十三）王、巴二女误服保赤散受害二例治验案（1917丁巳）

保赤散[1]之方予留心考察，即钱仲阳《小儿直诀》中小红丸[2]之方而更名者也。北京某药号销售最广，有自北京归者，必多购之，任人乞取，吾乡几于家喻户晓，小儿每患病，不问何因，辄任意服之，少数医生，凡遇儿病，亦辄指令至某家乞取，问其是何药味，不知也。其患积痰积滞或寒湿蔽锢[3]者，服之非吐即泻，却有斩关夺门之功，否则为害之大，不堪设想已。王效安者，购藏保赤散甚多，其幼女体质极弱，某年六月，偶患感冒，其室人不问皂白，取而灌之，大泻数次，腹胀不能食，见其胀，以为停食，再灌之而再泻，先后三服，胀愈甚，乃来就诊。见其腹大异常，按之不坚，唇红溲少，为湿热发哮之象，乃用腹皮、黄连、天水散[4]、黄芩、麦芽、冬瓜子、木通、茵陈、生苡仁、青蒿梗等为方。一服胀减，肌肤发出温疹甚多，再服胀竟消，如此捷效，殊出予意料之外。同时巴寿山之孙女，亦因患感身热，向效安家乞取保赤散而服之，服后泻不止，第三日来诊，面色黧黑[5]，神烦狂叫，胸次高突，颇似伤寒结胸[6]之候，见其身热有汗，舌黄口渴，遂用豆豉、姜片、炒黄连、枳壳、

---

[1] 保赤散：《本草简要方·巴豆》："万应保赤丹。巴豆霜三钱，胆星一两，神曲一两五钱，研末。神曲打和为丸小绿豆大，朱砂一两为衣。每服二三丸，熟汤或稍加白糖下。治小儿急慢惊风，痫症疳痰，寒热泻痢，痰涎壅滞，腹痛胃呆，大便酸臭及大人痰热积聚，痰饮气急。"

[2] 小红丸：《小儿药证直诀·卷下》方。生天南星一两，朱砂半两，巴豆霜一钱。为细末，姜汁面糊为丸黍米大。每服一至二丸，乳汁送下。主治小儿乳癖，惊风，食痫等症。

[3] 蔽锢（bì gù）：掩盖，隐匿。《三三医书·医学课儿策》："承气非实热蔽锢、血气俱结者，不可用。"《眼科阐微·引神丹解释》："老年青阳之气微弱，邪气易于上升而行空窍，感之轻而为外障，感之重而成内障。外障则蔽锢日久，内障则瘀塞日深，以致经络之虚者实矣，通者塞矣。"

[4] 天水散：《宣明论方·卷十》方。又名六一散。见前文注。

[5] 黧黑：黧，黑里带黄的颜色。面部呈现黑色，因饮邪久滞胸膈，少阴气绝，血脉不流及肾虚水枯所致。《金匮要略》："膈间支饮，其人喘满，心下痞坚，面色黧黑，其脉沉紧。"《难经》："手少阴气绝，则脉不通，脉不通则血不流，血不流则色泽去，故面黑如黧。"《医学纲目》："肾外证，面黑。"

[6] 结胸：病证名。《伤寒论》中记载的以胸膈部位疼痛为主要表现的一类病症，指邪气内结，胸腹胀满疼痛，手不可近者。多因太阳病、太少并病误下，表热内陷或实邪传里，与胸中水饮互结而成。依其寒热可分为热实结胸与寒实结胸二大种类型。而热实结胸依其邪气种类、邪结轻重以及病势缓急又可分为小结胸、大结胸，大结胸又包括大结胸丸证与大陷胸汤证。

炒栀、郁金、益元散、半夏、竹茹、九节蒲、丹参等，兼用苏合香丸两粒，擂碎，取四分之三以水调涂胸口，以四分之一和入煎药与服，服后入寐。次日身热面黑俱退，烦减能食，身中痱点层出，惟泻未止，舌转光红。予曰：不须治泻，仍清其气分之热可矣，用银花、连翘、黄连、郁金、益元散、绿豆皮、木通、丹皮、鲜藿梗、紫地丁等，接续诊治四次而愈。此两孩皆以湿热无形之邪误服保赤散而致害，一胀一泻，皆非黄连不可，二者皆以之为主要药品，苦能泄满，寒能降火，所以胀消。苦味坚阴，所以泻止，而保赤散中之巴豆辛热有大毒，亦藉黄连以解之，所以皆获捷效耳，保赤散其可浪投乎哉？

（二十四）葛姓子风暑误治救逆案（1923癸亥）

　　病在气而用血药，病在表而用里药，一经深入，倒拔为难矣。病家因病之不效或加重，而更医，则后来接手之医生，势不得不纠正前医之失，用药遂有异同，而因此所负之责任亦即异常重大。幸而看护合法，可以得庆成功，倘或发生变化，前医之振振有词，固无论矣，而众楚交咻[1]，虽百其喙亦难自剖。予生平经过此种困难不可以数计，惟有殚思竭虑，计出万全，精诚所至，往往随手取效，数十年来，尚无因此获咎者，姑举一证言之。市中有葛某者，连殇三子，癸亥春，复得一男，乳汁不足，哺以糕糊，后天生气，已自不完。六月十四日忽感风暑，壮热咳嗽，鼻塞流涕至夜发痉[2]，葛某慌极，奔叩某医之门，某诊视后给予蜡丸一粒，并随手刲药一剂，葛知有黄连在内，它药不识

----

[1] 众楚交咻：指众多外来的干扰。咻，吵、乱说话。众楚交咻谓众多的楚国人共同来喧扰。《孟子·滕文公下》："一齐人傅之，众楚人咻之。虽日挞而求其齐也，不可得矣。"《王孟英医案·痢》："奈病者期于速愈，广征医疗。或以为证属三阴，或谓是子母疟，或指为老年胎疟，众楚交咻，病不能愈。"

[2] 痉（jìng）：病名，出《灵枢·经筋》，又称痓。以项背强急、口噤、四肢抽搐、角弓反张为主症。《金匮要略·痓湿暍病脉证治》："病者身热足寒，颈项强急，恶寒，时头热，面赤目赤，独头动摇，卒口噤，背反张者，痓

病也。"痉有虚实二证。实证多因风、寒、湿、痰、火邪壅滞经络而成。虚证多因过汗，失血，素体虚弱，气虚血少，津液不足，筋失濡养，虚风内动所致。《金匮要略心典·卷上》："盖病有太阳风寒不解，重感寒湿而成痉者，亦有亡血竭气，损伤阴阳，而病变成痉者……阴阳既衰，筋脉失其濡养，而强直不柔矣。此痉病标本虚实之异，不可不辨也。"实证治以祛邪为主，可兼扶正。虚证以益气养血为主，兼予息风。痉有刚痉、柔痉、阳痉、阴痉、三阳痉、三阴痉、风痉、风寒痉、风痰痉、痰火痉、湿热痉、热甚发痉、血虚发痉、虚痉等。

也。一面灌药，一面倩[1]人作不甚合法之推拿。次日旋痉旋止，旋止旋痉。延前医复诊，方用黄连四分，香薷二分及胆星、川贝、竺黄等，以西瓜翠衣、青竹心为引（姑不论香薷是否合法，然能用之，必尚知有表矣，惟区区二分之量，乌足以敌一派苦寒沉降之力？虽用等于未用）。服药终日，病象如前。晚间葛邀予诊，灯光下见其目闭羞明[2]，身热足冷，时时发搐。乃谓之曰，四个月之乳婴，头倾目斜，痉厥不止，绝无挽救。欲止其痉，须退其热，欲退其热，须察其证。今咳仍间作，舌苔薄润，良以病甫两日，迁延未久，风暑之邪仍在上焦，痰热阻络，肺失治节，所以致痉，与火灼津枯之痉不同。治宜辛凉达表，尤须芳香通络，但非紫雪[3]、至宝[4]之属所宜。立方用银花、连翘、杏

[1] 倩（qiàn）：请，央求。《解围元薮·疠症总论》："往往见人不择医工之精粗，但见其自逞矜夸，不读方书，盗袭死方，欺罔狂佞，惟贪轻任，或倩人妆拔荐点巧誉之言，即从而治之，岂不杀人乎？"

[2] 羞明：证名，又名畏明、畏日、恶日。多因风火热邪上攻或阴虚血亏所致。症见怕见亮光，遇光则涩痛难睁。如《眼科六要》："眼病羞明者，此目于明亮之处则痛涩，畏避而不能开，不敢向火近日，若干黑阴空旷之处则稍觉清爽。"多兼有患眼红赤肿痛，眵多泪热，此属风火实证。如《银海精微》："肝气不顺而挟热，所以羞明。"如无红赤涩痛者，则多属阴亏血虚之证。如《杂病源流犀烛·卷十二》："由亡血过多，及久痛伤血，或年老血少，必羞明酸痛，不能视物也。"本证常见于某些白睛、黑睛、胞睑、瞳神等疾患及某些全身慢性疾病。

[3] 紫雪：《千金翼方·卷十八》方，又名紫雪丹、紫雪散。金一斤，石膏、寒水石、磁石（各捣碎）各三斤（水煎，去滓），犀角屑、羚羊角屑、青木香、沉香各五两，玄参一斤，升麻一升，炙甘草八两，丁香四两（上八味，入前药汁中再煎，去滓），朴硝（精者）、硝石各四升（上二味，入药汁中微火煎，不住手搅），麝香粉半两，朱砂粉三两（和入前药中，搅令相得）。寒之二日，成霜雪紫色，每服三分匕。功效清热解毒，镇痉开窍。治脚气，毒遍内外，烦热，口生疮，狂叫走，及解诸热药毒，发热卒黄，瘴疫毒等；并治温热病，邪热内陷心包，壮热烦躁，昏狂谵语，口渴唇焦，尿赤便秘，甚则抽搐痉厥，及小儿热甚引发惊痫等症。《太平惠民和剂局方》有本方，但多滑石三斤；《温病条辨》亦有本方，但无黄金。

[4] 至宝：原作"至主"，据文义改。疑为《局方》至宝丹。犀角、朱砂、雄黄、玳瑁、琥珀各一两，麝香、冰片各一分，金箔（半入药，半为衣）、银箔各五十片，牛黄五钱，安息香（以无灰酒搅澄飞过，滤去沙土，慢火熬成膏）一两半。犀角、玳瑁为细末，入余药研匀，将安息香膏隔水煮烊后，再入诸药中搅和成剂，旋丸梧桐子大。每服三至五丸（二岁小儿每服二丸），人参煎汤化下或用童便一合，生姜汁三五滴，入于童便内温过化下。功效化浊开窍，清热解毒。治卒中急风不语，中恶气绝，中诸物毒，暗风，中热疫毒，阴阳二毒，山岚瘴气毒，蛊毒水毒，产后血晕，口鼻血出，恶血攻心，烦躁气喘吐逆，难产闷乱，死胎不下，心肺积热，伏热呕吐，邪气攻心，大肠风秘，神魂恍惚，头目昏眩，眠睡不安，唇口干燥，伤寒狂语，及小儿诸痫急惊心热，卒中客忤，不得眠睡，烦躁，风涎，搐搦等症。

仁、通草、牛子、菊花、豆豉、山栀、鸡苏散[1]、芦芽等，命以煎药送服，飞龙夺命丹[2]半分，外而解表，内而开痰，药后汗出漐[3]漐，大便黏腻，身热得减，肌隐赤点，而痉厥竟未再作。次日原方减去山栀、豆豉，加郁金、象贝母，服后颇能安卧。适值天气酷热，入夜目又斜视，第四日早晨诊视，舌苔浮黄，身热全退，痱点渐现，惟头部其热甚厉，知为风火上炎，二目斜视，则又欲复痉矣。乃用杭菊花、牛子、鸡苏散、元参、丹皮、银花、连翘、钩藤、白茅根、青荷叶为方，磨入羚羊角汁一分五厘，仍以飞龙夺命丹半分次第服之，至晚又大便，黏腻色黑，头热大减，足始转温。第五日热全退，温疹如云，周身无隙地，饮乳极多，神情极旺。原方去羚羊角，加西瓜翠衣等调理而安。此证予以为初起即与凉散，必不至若此凶危，乃病在上焦，不与凉散，反进大队苦寒何异落井而投之以石乎，故转用辛凉芳香等药时，一二帖仅小效，必三四帖乃得大发温疹而愈。

（二十五）马氏子、陈氏女舌疳二例治验（1913癸丑，1923癸亥）

小儿舌疳[4]，初起舌生白糜，或现斑剥，此证四时皆有，而夏令尤多。有发热者，有不发热者，多属湿热蕴结心脾之经，除外治吹药外，服药不易取

---

[1] 鸡苏散：疑为《宣明论方·卷十》方。炙甘草一两，白滑石六两，薄荷叶二钱半。为细末，每服三钱，蜜少许，温水调下，日三服。欲冷饮者，新汲水调服。功效祛暑解表。治伤寒中暑，表里俱热，烦躁口渴，小便不通，泻痢热疟，霍乱吐泻，酒食中毒，石淋，产后乳汁不通。

[2] 飞龙夺命丹：疑为《霍乱论·卷下》方。组成：朱砂（飞）二两，明雄黄、灯心炭各一两，人中白（漂、煅）八钱，明矾、青黛（飞）各五钱，梅冰、麻黄（去节）各四钱，真珠牙皂、当门子、硼砂各三钱，西牛黄二钱，杜蟾酥、火消各一钱五分，飞真金三百页。上药各为细末，和匀，瓷瓶紧装，以少许吹鼻取嚏；重者再用开水调服一分；小儿减半。主治痧胀绞痛，霍乱转筋，厥冷脉伏，神昏危急之证；及受温暑瘴疫，秽恶阴晦诸邪，而眩晕痞胀，瞀乱昏狂；或卒倒身强，遗溺不语，身热瘛疭，宛如中风；或时证逆传，神迷

狂谵；小儿惊痫，角弓反张，牙关紧闭。

[3] 漐（zhí）：出汗的样子。《注解伤寒论·辨太阳病脉证并治上第五》："遍身漐漐，微似有汗者，益佳。"

[4] 舌疳（shé gān）：病名，亦名舌菌。《医宗金鉴·卷六十六》："舌疳心脾毒火成，如豆如菌痛烂红，渐若泛莲难饮食，绵溃久变瘭病风。"本病发于舌部，多由心脾二经毒火上炎所致。初则舌肿如豆，渐之肿如菌样，头大蒂小，故亦称之曰舌菌。局部糜烂，色红痛剧，继之则舌肿如莲花，如鸡冠样，舌体因肿而缩短。饮食语言受碍，颈项及下颌结块，坚硬而肿痛。若顶虽已破溃，然其余部分仍坚硬肿痛如未破溃者，谓之绵溃。甚则穿透舌体及腮部，所食之汤水，皆漏出者，谓之瘭病风。治宜清热泻火、解毒。可选用导赤散、犀角地黄汤等加减，或结合全身情况辨证施治之。

效。但第一要点，初起病在气分，须服辛凉解散，兼泄湿热，往往身发红点，似痧非痧，而病愈矣。大便秘者，兼服沆瀣丹[1]以微利之，无不愈者。其重者由气而营，不得已而用苦寒降火，甘寒凉血及犀羚救液之品，苟能善治，治之及早，初无危险之可言也。倘或不察，一见此证，不问初中末期，即与清火凉血，必致轻者重，重者危，因此而夭枉者甚伙。已往予治小儿舌疳证以数百计，无一偾事[2]者，盖辨证而施治，不执寒凉清火之成见而已，姑举两例，以概其余。马家舍马氏幼子，未及周岁，六月患舌疳，浑身壮热，前医治之，服黄连、花露等二剂，满舌白腐，不能吮乳，身热全退，两足甚凉而肠鸣，水泻大作。改就予诊，知解散之法已失时效，乃略师河间桂苓甘露饮[3]大意，以开腑阳，佐以苦寒，以泻心热。方用茵陈、赤苓、寒水石、滑石、官桂（四分），黄连（三分），豆卷、泽泻、甘草等。一剂肢温，诸证均减，再服则泻止疳消，暑痱外发，后与银花、连翘、瓜翠、郁金、木通、荷梗、碧玉散、苏荷、桑叶、丹皮等全愈。陈某之甥女，生甫两月，其母患乳痈，既饮病乳，又感暑湿，遂舌生糜点，数日后白糜渐多。予诊之，除予碧雪散[4]吹药外，煎方

---

[1] 沆瀣丹：《幼幼集成·卷二》方，原名《集成》沆瀣丹。川芎（酒洗）、大黄（酒洗）、黄芩（酒炒）、黄柏（酒炒）各九钱，黑牵牛子（炒，取头末）、滑石、连翘、炒赤芍药各六钱，薄荷叶、枳壳（麸炒）各四钱五分，槟榔（童便洗、晒）七钱五分。为细末，炼蜜为丸芡实大，每服一至二丸，茶水化服。功效清热解毒，泻火导滞。治小儿胎毒、胎黄、面赤目闭、口疮疳腮、喉痹乳蛾、身体壮热、斑疹丹毒、小便黄赤、大便闭结等症。方中黄芩清上焦之热；黄柏清下焦之热；大黄清中下二焦之热，引热毒从大便而出；槟榔、枳壳行气利痰；川芎、薄荷引头面风热，从高而下趋；连通解毒除烦；赤芍药调荣活血；牵牛子利水舒郁；滑石抑阳火而扶阴，又能引邪热从小便而出。

[2] 偾事（fèn shì）：败事。《湿温时疫治疗法·已病之卫生》："而最为偾事者，则病家之略知医药者也，愈病不足，掣肘有余，最为良医之阻力。"《辨证录·物伤门》："或又问，雄黄亦制蛇毒之品，何不用之？然而白芷阳中有阴，不比雄黄之纯阳也。雄黄外用可以建奇功，而内用每至偾事，不若白芷之用于阴中，可收全功耳。"

[3] 桂苓甘露饮：《医学启源·卷中》方。茯苓（去皮）、白术、猪苓、炙甘草、泽泻各一两，寒水石（另研）一两，桂（去粗皮）半两，滑石（另研）二两。为末，或水煎，或水调，每服二三钱，亦可入蜜少许。治饮水不消，呕吐泻利，水肿腹胀，泄泻不能止；兼治霍乱吐泻，下痢赤白，及中暑烦渴等症。

[4] 碧雪散：《太平惠民和剂局方·卷六》方。芒硝、青黛、煅石膏、寒水石、朴硝、硝石、甘草、马牙硝各等分。先将甘草煎汤二升去渣，加诸药再煎，用柳木篦不住手搅，令消溶，再入青黛和匀，倾入砂盆内，候冷结凝成霜，为细末，每用少许，含化咽津；如喉闭壅塞不能咽物者，即用小竹筒吹药入喉中，频用，不拘时。功效清热降火。治积热咽喉肿痛，口舌生疮，心中烦躁，咽物妨闷；或喉闭壅塞，水浆不下，天行时疫，发狂昏聩。

则用凉散之剂。而次日忽身发大热，昏睡终日，其母惊惧。予视其□舌全白，谛视之则半系糜点，半系腻苔，乃秽浊之湿热蕴伏所致，发热炎炎，而又昏睡不烦，其为湿热而非暑火也明甚。若徒与凉散，虽可见效，而未必能速效。速效之法，舍芳香灵异之品，其道末由[1]。但牛黄、至宝、紫雪、抱龙、苏合之类，皆不适用。乃立煎方，用苏荷、牛子、郁金、茵陈、银花、连翘、六一散、象贝、灯心等，另用飞龙夺命丹少许，吹入口中，随以上项药汁频频灌之。次日天明，表热退，舌上白色亦较薄，神清，能吮乳，原方进之。第三日诸证愈矣。医家所贵者固在能识证，尤在能明理，证既识，理既明，则道融变化，存乎一心，无不随手获效。否则几曾见有用飞龙夺命丹治小儿舌疳者耶？无论何人，恐尚未之前闻也。

（二十六）庄汉江妻赤带误做崩漏治验（1923癸亥）

庄汉江室人患带下已久，癸亥春则无日无之，乃至经带不分，医者误为血崩，又因感冒致咳，治不得法，由咳而喘，喘在夜分，吐痰甚多，时重时轻，每日仍起坐支持，如是皆百余日，入夏后倍甚，先后叠经治疗，五月十八日邀予诊。病者自述头眩而空，眉棱常痛，喜以二指着力捏住两太阳，可以稍缓须臾，两目上胞重痛，懒于启视，夜则咳喘无寐。病者又言月水来而不止，最苦者腥浊臭秽，下衣每日必数易，要求速为止之。按脉右部极弱而代，左部滑象。予谓体气不足，本非一朝夕之故，而脾虚不能统血，土虚不能胜湿，水湿乘虚下注，赤带多而白带少，故误以为月水也。湿热盛于下，故入夏后所行益多而秽浊异常也。设非带下而为漏经者，则百数十日以来，其败坏必尤不止此。咳喘伤肺，久虚子盗母气，而胃土亦虚，痰多食少，精神不支，势固应尔，宜其愈开肺，喘愈甚，愈补血，带愈多。今脾胃交伤，堤防渐撤，肿胀将不旋踵而起矣。指日炎夏郁蒸，更难投药。试用何法以善其后？亟拟六君子

---

[1] 其道末由：末由即无由，其道无由即其道亡繇，指找不到门径，无法办到。《万氏家抄济世良方·序》："自非仁人握胜算，著方

书，以安集而生全之，欲以跻世仁寿而登之春台也，其道无由。"

汤加味，取"执两用中"[1]之意也。方为西洋参、野於术、橘红、牙皂（去弦子，蜜炙）、茯苓、甘草、熟半夏、炒苡仁、冬瓜子、煨生姜。此药服后，熟睡通宵，为从来所未有，次日头目极清。两帖后咳喘皆止，原方去牙皂、煨姜、冬瓜子，加炒苍术、炒黄柏、草薢、泽泻、苦参，盖六君子合四妙法也。又两帖后带下大减，臭秽亦非前比，改用异功散合二妙，加白芍、牡蛎、乌贼骨、莲须，两服而安。本应继续调治，或以丸药缓图恢复，乃为正办。无如病家因循泄沓[2]，不能拔去根株，殊为可惜。

（二十七）陈石二生发颐[3]一方两治验案（1919）

腮下壅肿结核，俗名虾蟆，每发于夏令，三时亦间有之，多生于童年，大人亦间有之，实即时毒之候，有一边者，有两边者，硬而不痛，或仅微痛，轻者数日自消，重者兼发寒热。此证十之八九因于湿热触感而发，完全属气分病，并未波及血分。轻宣化湿，辛散解表，效验每如桴鼓，很少溃烂出头者。若治不得法，便不易消退，或虽消亦必继患湿温大病，湿邪始郁终伏故也。高小校陈、石二生六月同时患此证，一为校长某某诊，谓为肝热，方用银花、连翘、丹皮、山栀、麦冬、石斛等药，一就外科某某诊，谓系托腮痈毒，方用黄芪、炮甲等，各数服皆不应，且加甚焉。予以一方两治之，方用杏仁、通草、蔻仁、苡仁、橘红、半夏、茵陈、滑石、佩兰、豆卷、荷叶络、丝瓜络等，因陈生有表邪，加山栀、豆豉（一服后去豉）；石生多痰热，加瓜蒌、贝母，两人各两三服，先后消除尽净。

---

[1] 执两用中：掌握过与不及的两面情况，而取其中道。《礼记·中庸》："执其两端，用其中于民。"意谓处理事物应不偏不倚，谨守中庸之道而不趋极端。《医方简义·瘟疫杂气说》："读叶天士案，而知张景岳、喻嘉言二家治法，以扶正清邪，尚恐余毒留贻。又吴又可、杨栗山、陈三锡三者之法，系攻下太过，恐邪去正伤，不若执两用中之为美矣。"

[2] 泄沓（xiè tà）：怠惰涣散的样子。《随息居重订霍乱论·守险》："当此流离播越之时，卜居最宜审慎……无如贪夫徇财，愚夫忘害，嬉玩泄沓，漫无警省，迨挥霍撩乱，突如其来，手足无措矣。"

[3] 发颐（fā yí）：病名，出《证治准绳·疡医》卷三，又名腮颔发、颐发、汗毒。由患伤寒或温病发汗未尽或疹形未透，以致余毒壅积而成。初起身发寒热，颐颔之间（腮腺部位）一侧肿如结核，微热微痛，渐肿延及患侧耳之前后，疼痛日增。若溃后脓出臭秽，毒气内陷，肿延咽喉，痰涌气堵，汤水难咽者危。治法：早期清热解毒兼表散，服普济消毒饮之类，外敷金黄膏。酿脓时，宜托里透脓，服透脓散。脓成时切开排脓。若现危证，宜清营解毒，泄热化痰，用清营汤加味。

（二十八）王孀患感冒自愈后因故愤郁月事不期而至如崩如注案（1924甲子）

王孀者，刘子云大女也，春季患感经旬，寒热咳嗽，以为伤风轻浅之病，不之理，旋亦自愈。未一月，因愤郁，汛事不当期而骤至，如崩如注，头晕心悸，不能自主，用石英、决明等镇肝，佐以芥炭、归芍及酸甘敛血药一剂，不应。病者恐惧万分，急求止血，希望投补。视其舌忽满布腻滑之苔，乃晓之曰：月前感证失治，病邪潜伏于中，与水谷之湿互为纠结，补摄之药，血未必止，流弊将不可胜言矣。筹思至再，令其先服震灵丹[1]三钱，另立橘红、半夏、茯苓、蔻衣、佩兰、建曲、香附、佛手、黄菊花、白蒺藜为方，煎成送服某某之乌金丸三粒（约二钱重），嘱令安卧，当夜血行大减，眩悸皆止，次日舌苔稍宣，上现浮黄。煎药仍用原方，两丸分量皆减半而血止矣。后用轻宣佐入和中汤药之内，绝不涉及一味血药，再两服而霍然。凡遇理经题，非此不为功，否则伏邪不清，浸成大病，未可知也。

（二十九）白金丸治案（1924甲子）[2]

甲子四月初九日晚间，予忽下体奇痒，渐至上部，待就眠时，四肢腰背，彻上彻下，痒不可耐，以至通宵不能成寐。次晨起身后，其痒如故，初疑发疹，然无表邪腹痛之候，搔后又不见有疙瘩疹瘰见证。筹思无计，忽念今春河干，饮料食水极坏，非湿毒内蕴，即虫行皮中，况又素多痰饮，谛思以上三

---

[1] 震灵丹：《太平惠民和剂局方·卷五》引《道藏》载南岳魏夫人方。禹余粮（火煅，醋淬，不计遍次，以手捻得碎，炒）、代赭石（制同禹余粮）、紫石英、赤心脂各四两（上四味，并作小块，入坩埚内，盐泥固济，用炭十斤，煅通红，火尽为度，入地坑埋二宿，出火毒）、乳香（另研）、没药（另研）、五灵脂（另研）各二两，朱砂（水飞）一两。为末，糯米糊为丸小芡实大，晒干出光。每服一粒，空腹，温酒送冷水亦可；妇人醋汤送下。功效温固下元。治男子真元衰惫，五劳七伤，脐腹冷疼，肢体疼痛，上盛下虚，头目晕眩，心神恍惚，血气衰微，及中风瘫痪，手足不遂，筋骨拘挛，腰膝沉重，容枯肌瘦，目暗耳聋，口苦舌干，饮食无味，心肾不足，精滑梦遗，膀胱疝坠，小肠淋沥，夜多盗汗，久泻久痢，呕吐不食，八风五痹，一切沉寒痼冷，及妇人血气不足，崩漏虚损，带下久冷，胎脏无子。孕妇不可服。

[2] 此处标题原为"医话"，据文义改。

项，欲统治之，非白矾不可，随服白金丸[1]三钱，服后一饭之顷，其痒若失。心思之巧，手腕之灵，自谓两得之。

（三十）巴寿山之大媳肝胆移热于脑治验案（1924甲子）

巴寿山之大媳，仲春分娩，至四月初旬尚淋露不净。忽鼻腔内部引痛向左，如辛頞[2]（酸痛感）乏扶之状，外无形迹，不时有血自上而下，虽亦从口吐出，但既非来自喉间，亦并不由鼻孔流出，其血来自脑部，盖亦[3]可疑。头巅觉空，舌干而脉弦，五心亢热。予谓此血盖因营气两虚，肝胆移热于脑所致。处方用桑叶、黄菊、丹皮参、焦山栀，碧玉散、牛蒡、苏荷、郁金、象贝、白茅根、橄榄膏[4]（合服）等药。另以苏荷、青黛二味研细末，加冰片少许研匀，不时嗅入鼻中。药后效验甚著，两日内亢热、鼻痛、吐血减去约十分之七八，淋露全止。原方减牛蒡，加钗斛、知母，送服龙荟丸[5]一钱五分，遂愈。续以清养营阴之法以善其后。此证收效，不可谓不迅速，惟其中关键可得而言者，按此证虽见血，初起最忌凉血，如果遽[6]用生地、麦冬等药，病必沉滞难愈。先清气分，祛其浮游之邪，是为要着。盖高巅之上，非风不到，桑叶、菊花、苏荷、牛蒡辛凉清上，最为合宜。若用木笔花[7]、苍耳子之属，辛

---

[1] 白金丸：疑为《医方集解》方。组成：白矾三两，郁金七两，薄荷糊丸。功效化痰开窍。治痰血迷心之癫狂。

[2] 辛頞（xīn è）：辛，酸辛；頞，鼻梁。辛頞即鼻部感到酸辛。《素问·气厥论》："胆移热于脑，则辛頞鼻渊。"《灵素节注类编·六腑移热》："胆经之脉，上头通脑，邪热入脑，脑髓被灼，化为浊涕，下注不止，以其由脑而出，似有辛辣气味触动，涕即下注，名为辛頞鼻渊，頞音曷，两目中间鼻柱之内，以在鼻之深处，而出涕腥臭，故名渊，久则传为衄蔑瞑目者，浊涕挟污血而下，以气逆眩晕，故瞑目，而得之气厥者，其病为深重也。"

[3] 亦，原作"矣"，据文义改。

[4] 橄榄膏：疑为《绛囊撮要》方。橄榄十斤，砂锅内煮数滚，去核，入石臼内捣烂，仍入原汤煎腻出汁，易水再煎，煎至无味，去

滓，以汁共归一锅，煎浓成膏，加白明矾八钱，研细入膏和匀。每服三钱，开水送服，早、晚各一次，初起轻者，取橄榄咬破一头，蘸矾末入口，味美易食，至愈为止。主治癫痫及肝火上逆之症。

[5] 龙荟丸：疑为《杂病源流犀烛·卷二十二》方。龙胆草、芦荟、当归、黑山栀、广木香、黄连、黄芩、麝香、蜜为丸服。主治肝火盛，目赤涩痛。

[6] 遽（jù）：急，仓猝。《四圣悬枢·烦满发斑》："若营气虚弱，不能遽发，过时斑见，而色带紫黑，则多至不救。"

[7] 木笔花：辛夷的别名。为木兰科植物望春花 Magnolia biondii Pamp.、玉兰 Magnolia demudate Desr. 或武当玉兰 Magnolia sprengeri Pamp. 的干燥花蕾。《本草图经·辛夷》："花落无子，至夏复开花，初出如笔，故北人呼为木笔花。"

而兼温则又太过，其害与早用凉血药等矣。世多不明气分血分与夫先后缓急，随手乱用药物，误人不浅。适至大错铸成，则无法拔，殊可哀已。

（三十一）柯某、褚某两呕血案治验（1917丁巳，1924甲子）

柯某年三十左右，春夏之交自外归，患呕吐经旬，其量累计约可盈斗，多方不效。一日忽大呕特呕，血涌如潮，顷刻间竟呕数碗之多，面色㿠白，肢冷脉细，气息仅属，在此垂危之际，其妻来恳设法。用犀角汁三分，炮姜炭一钱，西洋参三钱，醋炒箱黄[1]炭三钱为方，以后三味煎汤和入犀角汁，并送服五灰丸[2]（即五灰散醋丸）三钱，一服而血止，竟不再吐，调养月余而安，复往就业。上项方药系合寒、热、通、补、堵塞五法而成，大病大药，其应如响，夫岂偶然哉。其中妙义微旨，俟暇时再为演达。药后所以得生者，固属药力之宏大有以救之，然亦万幸脉细之故，若脉洪大、息促、额汗并见，阴亡阳越，势必仍难收效矣。不过当时肢已冷，息已微，去阴亡阳越又能有几何？此子诚幸福不浅。此证前医曾屡用芩、连、沉香、石膏、冬、地、石决明、三甲等药，去题甚远，效安从来？事隔数年，今日思之，尤然目前也。

又秦家园褚某，雇农也，夏五月偶因挑泥吃重，致呕血数升，次日归，血未止。诊之，面黄无华色，脘次作痛，脉小弦，舌白。用泽兰、桃仁、醋大黄、延胡、灵脂、丹参、沉香、旋覆花、郁金、降香等，两服解粪黑色，血止竟不复吐。

（三十二）丁悒之二媳产后寒邪乘虚入络肢体疼痛验案（1922壬戌）

病有主方用之得当，效应如响，此其常也。然而病证万殊，安得皆有主方哉，于是有借用之法焉。民国十一壬戌腊月，丁悒之二媳王氏，生产甫两旬日，因受重寒，袭入下焦肝肾之经，始寒战，继腰肢大痛，旋即环阴器痛不可

---

[1] 箱黄：大黄的商品规格名，质优价高者，以木箱包装，因称箱黄。《中药别名手册》："（箱黄）指直径不小于一寸者，过小者做成包黄。大黄中只有西宁大黄有此规格。"

[2] 五灰丸：疑为《万病回春》五灰散。

《万病回春·血崩》："五灰散，治血不止成血崩。莲蓬壳、黄绢、血余、百草霜、棕皮。上各烧灰，加山栀炒黑、蒲黄炒黑、墨、血竭，共为细末调入，煎药服之。或炼蜜为丸，每服五十丸，清米汤送下。"

耐，上引少腹，后及臀部，下逮大腿。自家先服辛温发散小方，遂汗出淋漓，尽日不已，而其痛愈甚，卧床不能转侧，呻吟达旦，眠食皆废。乃来延予，予谓寒邪乘虚入络，今产后表气如此大虚，通表弗可用矣。脉数为营血不足，且因痛剧致生虚烦，非热候也。舌苔白腻而厚，系中焦痰食阻气之故，宜分头设治。煎方用半夏、橘皮、天仙藤、桂枝、苡仁、焦楂、采芸曲、茯苓、蔻仁等。下午时煎成即服，另以再造丸[1]两大粒，嘱其当晚及次晨各服一粒，开水化下，陈酒少许过口。服后当夜即得熟睡，次日其痛减半，能饮食，如法再进，腰肢灵活，惟阴器仍痛而硬，再照前法治之，计服再造丸六粒，其痛若失，旋即起身，行动如常。使非服此药力伟大如再造丸者，则此证之变化询非细故，然试一展方书，曾有言及再造丸治此证否？又曾有言及此种痛证服再造丸否？明乎此庶可以谈活人术。

（三十三）东侄中虚之体寒邪直中三阴治验（无年份）

东侄三岁丧母，保抱提携委之仆妇，脾胃先伤，暑湿深伏。夏间病痢，旋成噤口[2]。延至深秋，痢虽止，周身肿浮。十月初旬，天气暴冷如严冬，初七日晚，东忽寒战面青，肢体如冰，吐泻额汗，气息仅属。及予闻讯奔至，见其所吐皆清涎，所泻则如猪脂状，异常之多，而汤水已不得下，急以火炉熨被厚

---

[1] 再造丸：疑为人参再造丸。组成：人参、黄芪、白术（麸炒）、茯苓、制何首乌、当归、熟地黄、醋龟甲、豹骨（制）、桑寄生、骨碎补（炒）、天麻、胆南星、僵蚕（炒）、地龙、全蝎、天竺黄、三七、川芎、赤芍、片姜黄、乳香（醋制）、没药（醋制）、血竭、酒蕲蛇、白芷、羌活、威灵仙、麻黄、防风、葛根、粉草薢、细辛、母丁香、乌药、青皮、沉香、醋香附、檀香、草豆蔻、豆蔻、橘红、广藿香、六神曲（麸炒）、人工麝香、冰片、朱砂、琥珀、牛黄、水牛角浓缩粉、黄连、大黄、玄参、甘草。益气养血，祛风化痰，活血通络。治中风痰壅，口眼㖞斜，言语不清，手足拘挛，左瘫右痪，半身不遂。

[2] 噤口：即噤口痢。指痢疾而见饮食不进，食即吐出，或呕不能食者。见《丹溪心法·卷三》。又名禁口痢，常见于疫痢、湿热痢重症等病程中。多因湿浊热毒蕴结肠中，邪毒亢盛，胃阴受劫，升降失常所致。亦有见于久痢，脾肾虚寒，中气败坏者。症见不思饮食，呕恶不纳，下痢频繁，肌肉瘦削，胸脘痞闷等。治疗可选用清热、解毒、辟秽、降逆和补益脏气等法。因疫毒而致者，宜清热解毒，用黄连温胆汤；久痢脾胃损伤者，宜补脾健胃，用参苓白术散加菖蒲、粳米。《丹溪心法》创用人参、石莲、黄连一法，徐徐呷下。《医学心悟》用开噤散，亦有用荷叶、陈仓米二味同炒煎服。《时病论·卷三》："大抵初痢噤口，为热瘀在胃口，故宜苦燥。若久痢口噤不食，此胃气告匮……惟大剂参、术，佐以茯苓、甘草、藿香、木香、煨葛之属，大补胃气，兼行津液，乃可耳。"

覆其身，一面浓煎附姜汤徐徐灌之，神色稍定。旋疏党参、於术、吴萸、附片、半夏、砂仁、干姜、煨姜、广皮、茯苓、甘草、益智、木香等药，并以糯米煎汤代水煎药，继续与服。丙夜[1]后始得吐止肢温，而浮肿亦消，调理经旬渐愈。此由外寒乘虚直中三阴，重创之下，不绝如缕，使非大温补，宁有幸哉。

（三十四）单宾鸿子褟褓伤寒吐泻验案（无年份）

单宾鸿之子，生甫弥月，胎禀不充，一夕恶寒无热，蓦然啼叫，吐利色白，面惨而唇舌皆淡。操舟相迎，予至则禁止其推拿，推拿必不救，此盖褟褓伤寒证也。存亡反掌，危险殊不可测。急令用姜葱捶泥，隔水加热，置脐上，以布束之，冀止其腹痛也。随用潞参、紫苏叶、吴萸珠、半夏、茯苓、生姜，加醋淬古钱三枚同煎，一服而愈，乃合吴茱萸汤、参苏饮、小半夏加茯苓汤[2]三方而为之一也。

（三十五）刘姓妇生育多胎虚劳之体子嗽[3]验案（1912壬子）

刘姓妇，素无行，某年夏间私产，以其讳莫如深，故日常起居饮食应对进退，率皆强自支持，因而受病日深。患咳半年，历治无效，至冬延予诊，见其形消面赤，潮热甚厉，盗汗，白汗不绝，易饥能食。咳呛之音甚尖利，每咳腹中如闻空声，舌光脉细数。此真木无水养，金受火刑之候，气液两虚，劳损已

[1] 丙夜：半夜子时。即午夜十一时至十二时。《新唐书·循吏传》："太宗尝曰：'朕思天下事，丙夜不安枕。'"《沈俞医案合钞·阴虚阳虚》："每交丙夜，气升烦热，更兼癸汛频来甚少，此景岳所谓子午不交，阴竭阳孤，至危至险之候也。"

[2] 小半夏加茯苓汤：《金匮要略·痰饮咳嗽病脉证并治第十二》："卒呕吐，心下痞，膈间有水，眩悸者，小半夏加茯苓汤主之。"半夏一升，生姜半斤，茯苓三两（一法四两）。上三味，以水七升，煮取一升五合，去滓，分温再服。功效降逆化饮。治停饮呕吐，心下痞，心悸头眩。

[3] 子嗽：病名，出《妇人良方大全·卷十一》，亦名子呛、妊娠咳嗽。多因孕后血聚养胎，阴虚火动，或痰饮上逆，外感风寒等，致肺气失宣，气机不畅，发为咳嗽。阴虚火动者，兼见潮热颧红，短气乏力，宜滋阴清热，用麦味地黄丸加减；痰饮上逆者，咳嗽痰多，胸闷心烦，宜理气化痰，用二陈汤加减；外感风寒者，兼见鼻塞流涕，发热恶寒，宜解表宣肺，用杏苏散。《医宗金鉴·妇科心法要诀》："妊娠咳嗽名子嗽，阴虚痰饮感风寒。痰饮二陈加枳橘，风寒桔梗汤可安。紫苏桔梗麻桑杏，赤苓天冬合贝前，久嗽阴虚宜清润，麦味地黄汤自痊。"

著。立方以洋参、牡蛎、枣仁、大生地、麦冬、五味子、白芍、知母、蛤粉、甘草、银蝴蝶、胡桃肉、女贞、旱莲等，用藕汤煎药，两帖后诸证退去十之八九；调理旬日而安，收效之捷，实出意外，病者颂为仙方云。

（三十六）杨心一妻牙痛虚证夹实治验案（无年份）

人身之有脏腑经络，营卫气血，无不息息相通，及至有病，断无舍全体而偏重局部之理。外科家不明此理，贻害实多，而况并非外症者乎？杨君心一之夫人陈氏，营虚多郁，汛事不常，吐酸而内热，夏五月患牙痛，就某姓医生治之，知、膏、芩、连、冬、地、丹、斛等药，屡服不应，改用阿胶、二甲、地、芍辈，希冀补水以救火，则又愈服愈痛，痛引头巅，寝馈[1]都废，骨热益甚，且加呕逆，乃来乞诊。予谓牙痛经旬而龈不肿，照内伤治之诚是也，但证属肝火化风，夏月多服阴柔，又造成湿热酿痰之兼证，舌苔黄腻，胃亦病矣。为疏黄连、吴茱萸合温胆汤，加黄菊花、佩兰叶、磁石、石决明一方，下咽呕止，牙痛随之而止，眠食既复，蒸热亦大退，旋与平肝养胃轻剂而康，杨以为奇，其实一寻常证耳。

（三十七）严幼安母眩晕案（1911辛酉）

严幼安之母，年七十八岁，宣统三年四月，患眩晕证，两月有余，诸治不效，是年六月十一日，予由新灶迁寓安丰，十八日幼安邀往诊视。按其脉弦滑而数，左部为甚；舌苔中部黄腻，舌边光红；头眩不能离枕，稍一转动，辄觉房屋摇撼，心悸呕哕，口泛酸味，夜分失寐，两目常闭，不饮亦不食，大解恒数日乃更衣，时溏时秘。两月之间，更医多人，卒无一效。家人早经治木，以为万无生理。幼安问予属虚属实？予谓此证由于肝火灼津，聚为痰热，锢结[2]既久，蒙闭不开，固明之，一实证也。检阅前服药方，何止盈寸？非生

---

[1] 寝馈（qǐn kuì）：寝：睡眠，躺下休息。馈：进食，吃饭。

[2] 锢结（gù jié）：牢固缠结。《重订广温热论·温热夹症疗法》："是浊热已遏中焦气分，又用浊药，两浊相合，逼令邪气深入膏肓，深入骨髓，遂成锢结不解之势。"《扫叶庄

医案·脘胁腹中诸痛》："病着右腹，甚至针刺刀割，牵引入于腰背，必泄浊气病缓。自述服蚌灰小效复发。夫蚌系介属，味咸攻坚，直至阴之界。是病已在阴络，锢结瘀滞，蚌但咸寒，不能宣逐瘀腐，络病在下属血，缓攻为是。"

脉、六味，即三甲复脉，滋腻重浊之品，触目皆是，间仍有补阳如保元及温养奇脉之药，又曾服过人参两次。是皆惟恐痰热之不张，而必树之以帜，不使稍有空隙之路，其目中意中，注定于年近八旬，而不细参其脉证耳。为立方案如下：脉弦滑为痰热，左甚为肝火。痰为有形之邪，痰热留于胃中，故舌苔黄腻，舌中主脾胃也；舌边光红，肝热胆亦热，舌边主肝胆也。酸为木味，曲直作酸，故口泛酸味也。痰停心下则悸；肝火冲胃，降令全失则呕；痰热壅闭，清气不展则眩；阳邪恶见阳光则羞明；有痰则不渴；胃实则不食；九窍不和，都属胃病，则失寐并大便时溏时秘也。在势非先用苦辛开降不可，拟导痰汤[1]合黄连温胆汤治之。胆星一钱，白附子八分，半夏二钱，薄橘红一钱，川黄连六分，茯苓三钱，粉草五分，枳壳一钱，竹茹三钱，兼服当归龙荟丸[2]。此药两服后，呕止得寐，渐能饮茶，舌苔大退，但中转灰黑色，是有形之痰渐化，无形之热愈显。更方用羚角汁、川贝母、石决明、川黄连、郁金、麦冬、瓜蒌霜、鲜钗斛、竹茹、海蜇[3]、蒲荠、益元散、知母、枇杷叶，仍间服当归龙荟丸数分。再两服，渐吐稠痰，并解下溏腻中兼有黑色结粪之大便，头眩轻减，起坐能食，脉神稍敛，舌苔薄黄。时当大暑，乃参入酸甘化阴法，用北沙参、知母、麦冬、钗斛、川贝、木瓜、西瓜翠、益元散、花粉、蛤粉、丹皮、桑叶、海蜇[4]、蒲荠、牡蛎、竹茹、枣仁、白芍、生谷芽、扁豆衣、银花露、荷梗、茯神等药出入为方，接服数帖，曾未半月，诸证悉退，而饮食步履如常矣。最后为拟膏方一则，不外益气保津、祛除痰热之药，月余以后，精神乃胜于畴昔[5]，见者咸庆其更生焉。当其八十寿辰，予登堂晋祝时，幼安额

---

[1] 导痰汤：《传信适用方·卷一》引皇甫坦方。半夏（汤泡七次）四两，天南星（炮，去皮）、橘红、枳实（麸炒）、赤茯苓（去皮）各一两。为粗末，每服四钱，加生姜十片，水煎，去滓，食后温服。功效燥湿豁痰，行气开郁。治痰涎壅盛，头目眩晕；或痰饮留积不散，胸膈痞塞，胁肋胀满，头痛吐逆，喘急痰嗽，涕唾稠黏，坐卧不安，饮食少思。

[2] 当归龙荟丸：《丹溪心法·卷四》方。当归、龙胆草、栀子、黄连、黄柏、黄芩各一两，大黄、芦荟各五钱，木香一钱五分，麝香五分（一方加柴胡、川芎各五钱）为末，糊丸

或蜜丸。清热泻肝，攻下行滞。治肝胆实火而致的眩晕，胁痛，惊悸，抽搐，谵语发狂，便秘溲赤。本方早见于《宣明论方》，但原方有青黛半两，名为龙脑丸。

[3] 此处原作"海蛇"，据文义改。

[4] 此处原作"海蛇"，据文义改。

[5] 畴昔（chóu xī）：往昔、日前、以前。《孙氏医案·宜兴治验》："畴昔老母过钱塘，遇风涛受惊，因发热咳嗽，血出痰多，今以公言质之，诚由风邪起病也，愿以药进。"

手谓予曰，家母得有今日，两年来皆出先生之赐云。

（三十八）孙妇当汛饮冷瘀血腹痛案（无年份）

孙妇年二十七八，因当汛食瓜，致经断半载，忽腹痛拒按。初诊时适兼患疟，先用祛除暑湿药，数服疟止，而腹痛欲死，叫号达三昼夜之久，势颇危急。亟用醋洗箱黄、桃仁、延胡、旋覆、红花、沉香、归须、白芍、泽兰、香附、炮姜、五灵脂等药，泻出胶黑秽物甚多，旋即神情萎靡，昏睡一昼夜始醒。盖患者前因腹痛太甚，辗转床褥，眠食俱废皆数日，此时瘀去痛止，故昏睡耳。是时疟伤未复，继以泻血，中气大伤，非汲汲和中不可，用薄味宣补数剂后，一切均如常人。药不瞑眩，厥疾弗瘳，此之谓也。

（三十九）吴继之便血案（无年份）

吴继之六月间便血，某医用阴柔固摄药，八珍、四物、阿胶、五味等搜罗殆遍，卒无效。延至十月初旬，求诊于予。见其面色萎黄而浮，四肢悉肿，腹胀大，按之则凹，随复应指而起，形寒脉细，食少无味，舌色光淡不荣，白苔斑剥，下血每日仍三五次，其色清淡，并不鲜红，时或作泻。知是证起于大肠湿热，因气虚而下注。蛮补兜涩[1]，湿无出路，故久延不已，阴阳两伤，渐入鼓胀败证一途。方用洋参、谷麦芽、茯苓、炒银花、於术、茅术、扁豆皮、炮姜、炙甘草、枳壳、炒苡仁、炒冬瓜子、橘皮、黑豆、黄土等出入为方，数服后肿胀俱退，泻止纳增，继与六神合理中及金水六君[2]、荷叶煨饭、荞饼等营气两调，诸证向安，逾月全愈。便血之因甚多，湿热尤所难免，况当六月暑湿交盛之际，徒补何居？若某医者，真不知天时人事者也。

---

[1] 兜涩（dōu sè）：收敛止涩。兜，抄起衣襟来当作兜儿装东西。借喻固守、阻止。涩，不滑润、不流利。《医学读书记·续记》："痢病兜涩太早，湿热流注，多成痛痹。"《增订通俗伤寒论·夹痢伤寒》："又有休息痢，乃屡止屡发，经年累月，未得霍愈者也，多因兜涩太早，湿热未清，加以调摄失宜。"

[2] 金水六君（jīn shuǐ liù jūn）：即金水六君煎。《景岳全书·和阵》："金水六君煎，治肺肾虚寒，水泛为痰，或年迈阴虚，血气不足，外受风寒，咳嗽呕恶，多痰喘急等证，神效。当归二钱、熟地三五钱、陈皮一钱半、半夏二钱、炙甘草一钱、茯苓二钱。水二盅，生姜三五七片，煎七八分。食远温服。"

（四十）袁伯勤之子时痧误治案（无年份）

袁伯勤[1]之子，夏五月患时痧[2]咽痛，非重病也。所请医家，所服方药，皆认定温邪看法，不知湿热为病也。然而温邪初起，何尝不用透散，何尝不先卫后营，先气后血，先上焦而中焦而下焦乎？退一步言，苟能真照温邪看法，亦不过迁延难愈，不必定送命也。无如一见出痧咽痛，病家即徨徨然大惊小怪曰烂喉痧[3]，烂喉痧，病家不知辨证，以喉痧皆毒火所致，医家亦然。初延本街某某，继延卢莫庄喉科某某，继延梁垛某某，此三数人者，始则始用荆防，

[1] 袁伯勤（yuán bó qín）：袁承业（1866—1928），字伯勤，晚号砚寿老人，安丰镇人。早年钻研岐黄，挂牌业医，后习举业，中监生，加入光复会。辛亥革命后曾与杨恭甫等密议迎接革命军光复东台。编有《季大来先生遗稿》《东台茅山小志》《王心斋先生全集》等。

[2] 时痧（shí shā）：《重订广温热论·论小儿温热》："时瘩，一名时痧。发于冬春者多，夏秋亦间有之。其病恒发于小儿，且易传染。其症身热烦闷，咳呛鼻塞，面目有水红光，咽痛气急，指尖时冷，所见皆肺经症。因于风热者轻，因于温毒者重。热一二日见点者轻，三五日见点者重。见点要周身匀净，色鲜润，形高突，颗粒分明者为吉。如初起见点后，一日三潮，潮则热势盛而烦躁加，逾时方退，三日共作九潮，痧已齐透，然后徐徐回退，此为时瘩之顺症，亦为风热之轻症。宜疏风解热为先，不可骤用寒凉，必兼辛散为要，加味翘荷汤主之。若初起壮热无汗，烦躁神蒙，见点细碎平塌，其色晦滞淡白，模糊一片，既出不潮，倏然隐没，亦有闭闷而不能发出，喘急昏闷者，此为时瘩之逆症，亦为风热之险症。宜急急开达为要，新加麻杏石甘汤主之。"

[3] 烂喉痧：病名，又名喉痧、疫喉痧、疫痧。常发于冬春之季。多因时行疫疠之邪毒，从口鼻入于肺胃，上冲咽喉所致。症见咽喉红肿疼痛迅速，继之喉核腐溃，上被假膜、易拭去，疼痛甚剧，汤水难咽，寒热大作，遍体酸楚，全身痧点隐隐，丹密肌红，宛如锦纹。分散小粒者为痧。痧疹排列甚密、融合，成片如云头突起者为痦，如以手指压，则痧点消失，指离则痧点渐复。《喉痧正的》："其琐碎小粒者为痧，痧者沙也，红晕如尘沙而起，属肺。其成片如云头突起者为丹。丹者丹也，或隐在皮肤之间，多起于手足身背之上，昔人谓属脾，以脾主肌肉故也。"猩红痧点先起于颈项，后胸背、腹部、四肢，迅速蔓延至全身。然颜面独无，口唇周围苍白无痧点。痧发透出则热减。舌色红，舌面光滑而有小粒突起状如杨梅。舌苔渐由白厚而转黄腻。痧疹消退后，皮肤有糠皮样之脱屑现象。治法：初宜辛凉解表，泄热解毒，滋液养阴等。银翘散之类辛凉透毒，继用凉营清气汤、清营汤等加减以泻热解毒，终用养阴清肺汤、清燥救肺汤、沙参麦冬汤等加减以清热养阴。初起用药不宜用辛温发散；不宜过早用大剂苦寒；不宜过早用泻下之品。若证见大便秘结，小便短赤，口气臭秽，舌苔黄燥，可用凉膈散；若证见神昏谵语，高热等，为邪遏在内，宜服紫雪丹、至宝丹、安宫牛黄丸等以清心开窍，清热解毒；若见大便泄泻，则仍宗发表透疹，和营解毒，方宜升麻葛根汤加味；若邪热炽盛伤津劫液，内动肝风而为痉厥者，宜大剂清营凉解，如清营汤等。外吹玉钥匙散；颈外肿痛者敷三黄二香散；其他针刺少商、委中出血可泄热；漱口药更利于消肿止痛。

夹以豆根、射干、生地、元参、观音柳[1]等，继则三黄石膏[2]及蒌、贝、羚角等，终则犀角地黄、蒌、贝、竹沥等，此时痧已伏而气急不能睡矣。伯勤乃来面邀往诊，见其子喘息声嘶，面唇惨白，周身无一痧痕，惟咽喉壅肿，绝未溃烂，不仅缺盆肿满，颈项亦肿粗一倍，牙龈肿甚，牙络牵强，令伸舌视苔，而舌不能伸，仅见其舌之前截有秽浊滑腻之苔，口流痰涎不断。始终未有正汗，至此则头出厥汗矣，脉飞而神独清，尚能嗫嚅而言，惟音低声嘎[3]耳。据言前后所饮蔗浆、蒲荠汁、梨汁甚多，病者颇不欲饮，强而后可，迨后虽强之亦绝不肯饮。予诊毕以不及用药辞之，伯勤尤力请书方，不得已勉书数味，此上午八点钟事也，于十一点钟即传闻袁子去矣，予药固未及沾唇也。

予按此病证状要点有：① 始终未得汗。② 痧末而斑痕全无。③ 初曾泄泻（医谓火迫）。④ 咽喉之肿，内连牙龈，至不能张口伸舌；外连颈项，至不能转掉。⑤ 舌苔白滑浊腻。⑥ 口流清涎。⑦ 神清不糊。此数者皆可以证明初起实由湿热致病，医者不与开达气分，遽与凉血清营，乃至清阳丧失，绝无热象可言，沉寒清降，伏遏惟恐不深，使病气无一点出路，又不仅末传寒中[4]已也。且至将瞑瞑之际而神志尚清，尤为无阳之据。不然，苟有邪火，未有不与痰互结，闭塞络脉，而为神糊之候，此尤其显著也。证虽不治，然若先二日或先一日勘出真相，为救逆之计者，恐非通阳化饮不可。无成法可遵，木防己汤[5]

---

[1] 观音柳：即柽柳科植物柽柳 *Tamarix chinensis* Lour. 的嫩枝叶。《本草纲目·柽柳》："今俗称长寿仙人柳，亦曰观音柳，谓观音用此洒水也。"味甘、辛，性平。归心、肺、胃经。功效疏风，发表，透疹，解毒，除湿。主治风热感冒，麻疹不透，风疹瘙痒，风寒湿痹。

[2] 三黄石膏：三黄石膏汤。疑为《证治准绳·类方》第一册方。黄连二钱，黄柏、栀子、玄参各一钱，黄芩、知母各一钱五分，石膏三钱，甘草七分。水煎服。功效清热解毒。主治伤暑发热。

[3] 嘎（shà）：嗓音嘶哑。《素问经注节解·宝命全形论》："嘶嘎者，喑哑不清也。"《医学纲目·口燥咽干》："病人默默欲眠，目不能闭，起居不安，声嘎，或咽干者，当作狐惑治之。咽喉干燥者，不可发汗。"

[4] 末传寒中：寒中即中气虚寒，多见泄泻、腹胀之类病症。《素问·金匮真言论》："长夏善病洞泄寒中。"热中指由于饮食劳倦所致气虚火旺的病证。症见身热而烦，气喘，头痛，恶寒，或口渴，脉洪大（无力）等。治宜补中益气。在李东垣《内外伤辨惑论》中，有"初为热中，末传寒中"之说。即外感风寒、六淫之邪，主要伤形，为内实有余之病，而劳役所伤、饮食失节，主要伤气，为元气不足之病。因此，外感病变皆初为伤寒，传为热中；内伤之病，却初为热中，末传寒中。

[5] 木防己汤：《金匮要略》方。木防己三两，石膏（鸡子大）十二枚，桂枝二两，人参四两。水煎，分二次服。治膈间支饮，喘满，心下痞坚，面色黧黑，脉沉紧，得之数十日，医吐下之不愈者。

似在可采之列，桂枝、人参最为要药，防己宣络亦佳，石膏辛寒，虽似有踬前弊，然与桂枝同施，热因寒用，妙义甚深，惜乎伯勤不早为之也。

（四十一）单赓鸿之妻脘痛疫证救逆案（无年份）

单赓鸿之妻，于五月下旬天气大热时，患脘痛，激烈异常，号呼之声，不绝于耳，就诊于予，予适先一日出诊未归，改就某某，服药不应，次日复来邀予。至其家，见患者面色焮赤，舌苔粉白而厚，上有浮黄（据言昨日单纯粉白），手足冰冷，脉伏未见。询之则胃脘大痛，一昼夜无休止，神情瞀[1]飞，以呼号太过，此时痛极转不复作声，但见攒眉展转而已，余无别候。予告之曰：此疫证也，邪伏膜原[2]，如不能透达外出，必昏闭内陷不救。当即先与观音救急丹[3]一服，随疏豆蔻、菖蒲、郁金、佩兰、豆豉、山栀、象贝、山慈姑、桃仁、杏仁、通草等为方，欲兼用紫金丹，急切不可得，乃令以上药煎成，调服苏合香丸一粒。后闻药后即大恶寒，床榻皆为之摇撼，病者至不能语言，家人惊惧，以为不测，乃竟一战而汗，渐入睡乡。由此肢温痛止。次晨再诊，则似痧似瘰者身无隙地，而舌苔黄矣，惟胸痞气阻，小溲甚少，为用银花五钱，连翘三钱，鸡苏散六钱，郁金磨汁八分，象贝三钱，蒌皮三钱，枳壳一钱五分，姜汁炒川连四分，菖蒲一钱五分，姜汁炒竹茹、枇杷叶。一服能食，再服而安。后闻王所用药，乃失笑散合越鞠、桂朴[4]等，并用千金三物白

---

[1] 瞀（mào）：昏乱；眩惑。《读通鉴论·文帝》："刘穆之、傅亮区区机变之小人，视斯民之治乱漠然不与相关，有司之贪浊瞀乱者，不知其若何也。"

[2] 膜原：又称募原。狭义指胸膜与膈肌之间的部位。《素问·举痛论》曰："寒气客于肠胃之间，膜原之下，血不得散，小络急引故痛，按之则血气散，故按之痛止。"此处为温病辨证指邪在半表半里的位置。《温疫论》："其邪去表不远，附近于胃……邪在膜原，正当经胃交关之所，故为半表半里。"

[3] 观音救急丹：《经验各种秘方辑要·观音救急丹》："专治急痧、阴阳反错、寒热交争、四时不正之气，郁阂成痧、绞肠腹痛、吐泻不止及小儿惊风急闭等症。真珠砂六两、雄黄精六两、荜茇二钱、大梅片二钱五分、真佛金二百张、当门子二钱五分、明矾一两、月石二两、牙硝四两（此硝后下），上药研末，用瓷瓶每装一分，黄蜡封口。遇有急痧等症，急用此丹，先点两眼角，再取半分入脐内，膏药贴之。如遇重症，再将余丹放舌上，阴阳水送服，无不立效。此丹功力甚大，即死一时，还可回生，孕妇忌服，小儿减半。"

[4] 桂朴：即桂朴汤。《医醇賸义·卷四》方。肉桂四分，厚朴一钱，当归二钱，茯苓二钱，白术一钱，丁香五分，砂仁一钱，白芍一钱（酒炒），广皮一钱，郁金二钱，大枣二枚，生姜三片。主治胃气虚寒，不能纳谷，呕吐作痛。

散[1]，乃竟无小效，盖以为寻常胃气痛也。然而温燥杂投，血药又进，此证不即败，亦幸矣。

（四十二）刘二太太鼻血案（无年份）

刘二太太，年逾七十，食少形丰，秋季患鼻衄，血如泉涌，一昼夜以盆计，幸脉弱不鼓，用知柏八味加三甲、怀膝炭等，一剂血止。此系三阴不足，虚火载血，上行清道，绝非寻常清凉可效。若不即止，血脱气亦脱，况老年乎？此证若血色黯淡，兼见肢冷额汗，脉大无伦，方中可加桂、附、童便；若血色鲜赤，脉息急数，方中可加犀角、童便。

（四十三）母亲肾不纳气大喘案（无年份）

母亲月前因肾不纳气而大喘，喘甚则痛泻，经屡投镇固而喘止，喘虽止，而又腹痛便秘。泻与秘，在见证上似成反比，在病理上，实二而一也。何以明之，按脉右寸关滑动，尺部无力，左三部尤沉涩细弱，舌苔浊腻，上罩灰黑，数十日不退。盖脉弱为根蒂大伤，苔黑为寒水本相，火既不能生土，而阴霾四布，水又不能涵木，而肝用独强。今兹之腹痛时作，以意逆之，尚非止境，充其量则复喘，极其变则化风，面部早已庞然，足跗且将浮肿矣。温补之法宜若可行，然而温燥则阴将愈耗，温润则阳不能行，此桂、附、姜、萸、苁蓉、鹿胶、归、地等，从刚从柔之剂，皆有所偏胜，而皆不免孤注之一掷也。兹拟金液丹一法，补而不滞，温而能通。古人谓硫黄能治桂附所不能治之病，施于此证，询为至当，盖取其补火而又通阳也。继续服之，予以为腹痛、便秘等患，不足平矣。按此药每晚服量为四分，数服后痛止便畅，黑苔全退，前后共九服。不遇盘根错节，不见利器之功，吾于此证，庶几近之。

---

[1] 三物白散：即白散，《伤寒论》方，又名桔梗白散。桔梗、贝母各三分，巴豆（去皮心，炒黑，研如脂）一分。为末，入巴豆，更于臼中杵之，以白饮和服，强人半钱匕，羸者减之。服药后，病在膈上必吐，在膈下必利。若不利，进热粥一杯；利过不止，进冷粥一杯。功效涌吐实痰，泻下寒积。治寒实结胸，痰涎壅盛，呼吸困难，脉沉紧；也用于白喉，假膜阻塞，脉实有力者。

（四十四）加减古方贵有法度

李士材云：用古方，治今病，譬如拆旧料，改新房，不再经匠氏之手，其可用乎？此言是也。临病用方，斟酌去取，左宜右有，如珠走盘，经营改造，得鱼忘筌，医家之上乘也。然必有法度，有精义存乎其间，乃为可耳。曾见将《济生》肾气丸[1]去桂附，名为加减肾气丸；将阳和汤去麻黄、芥子，名为加减阳和汤；以及将理中汤去姜，小建中汤去桂枝，六味地黄去丹皮、泽泻，桂苓甘露饮去桂之类，无不以"加减"二字冠于方首，而名之曰加减某某汤，竟至不胜枚举。名实俱亡，进退失据，于古人立方之旨，茫然无识，所谓自欺欺人，遑言获效？巧取豪夺之技，不图流毒于医学之中，是可忧已。

（四十五）单方之制暗合道妙三则

其一，朱顺卿先生曩为予述其子幼时患疟二年，历经医治不愈，后有人传一方，用生鳖甲一味，初煅以姜酒淬，次煅以醋淬，研末，早晨空腹时以姜汤调服，服数次而疟止。鳖甲肝经药也，姜酒辛通而醋酸收，合之以成入络搜邪之剂，寓攻于补，力专而纯，真良方也，然非久疟不适用。

其二，刘子云秋天患痢，以畏药失治，致两月不能全愈。以迷信故，后求得一仙方，方用桃仁一钱五分，破故纸三钱，初不敢服，来询于予，予谓此方一通一补，颇合病机，伊照服之，一啜而安，亦一奇也。

其三，内子之外祖母胡老太太，老年病目赤，日久尤通红，诸治不念，偶得一单方，只肉桂数分，紫草三钱，共两味，初亦不敢服，后以疼痛无奈，勉服之，不意一服而目赤竟退，再服而全愈。予按二味一走气，一走血，一温一凉，开阖自如，所以神效，非偶然也。意必误服寒凉在前，以致血凝不散，故有此效，非泛治一切目疾或新病者也，然而前人之制方亦奇矣哉。

---

[1]《济生》肾气丸：《济生方·卷四》方，又名加味肾气丸、资生肾气丸。炮附子二个，茯苓、泽泻、山茱萸、炒山药、车前子（酒蒸）、牡丹皮各一两，官桂、川牛膝（酒浸）、熟地黄各半两。为细末，炼蜜为丸梧桐子大。每服七十丸，空腹米饮送下。功效补肾温阳，利水退肿。治肾虚腰重，脚肿，小便不利。

（四十六）瘰疬效方

猪精肉、夏枯草二味煎汤服，能疏肝气，散郁结，消疬核，为妇科良方，而于室女尤妙。袁伯融之女，年十五六，形瘦面黄，时时脘痛，汛事先后不一，乳房结核累累。就诊于予，给以此方，服数月，前恙全愈，形丰而食增。其用量每服以猪精肉四两，夏枯草二两（肉倍于草）为准。

（四十七）疳积外治验方

五弟[1]生而缺乳，先后天皆不足。周岁后，夏秋患腹泻，久则形体尪羸[2]，肢凉腹胀，幼科辞以不治。经翻阅《验方新编》，得外治法一则[3]。其法以高粱酒入羊尿胞中，将胞以口吹足，令其气满，旋以绳扎其口，以秤称之，得若干斤两，然后置于患者肚腹之上，一小时许取下，再称验其斤两，则减去八钱。五弟自得病，昼夜干啼，已两月无笑容。自用此法，顿时出笑声，神情入佳境。病退甚速，复兼用两调肝脾药与之内服，旬日而瘥，可谓神矣。时值暑令，羊胞不可得，系改用猪尿胞为之，其效盖相等云。三日之内，如法行之约五六次，每次胞之分量均有所减少。盖即酒性从肚皮毛窍中透入，故分量得减。日间行此法，至夜被中尚觉有酒香袭人也。

（四十八）青蒿虫治孩儿臌

某氏子病腹胀，历治不效，数月后胀益剧，无不目之为孩儿臌[4]者。最后就村寺某老僧治之，僧遍阅前所服方，择其中之平正无偏者，只嘱咐加青蒿虫

[1] 五弟：即为吴越人之弟吴佛缘。

[2] 尪羸（wāng léi）：瘦弱，亦指瘦弱之人。《抱朴子·遐览》："他弟子皆亲仆使之役，采薪耕田。唯余尪羸，不堪他劳。"《女科精要·嗣育门绪论》："世有尪羸之夫，祛弱之妇，屡屡受胎，而血气方刚，精力过人者，往往有终身不育者，何与？"

[3] 外治法一则：《验方新编》外治法。《验方新编·疳积》："腹内生虫名曰疳积，必服杀虫之药方有效验。然药多克伐，恐伤脾胃，

率多不救。今得秘传外治一方，既能断根，又不损伤，万无一失。并治大人虫疾腹痛。羊尿胞吹起阴干，入顶好汾酒二三两，无汾酒用顶好烧酒亦可。用线扎紧，挂在小儿心口胃脘之间，疳疾重者不过数时，其酒气自然消减，酒减再换，换至数次，酒不消减，病即愈矣。"

[4] 孩儿臌：臌胀一证。前人对臌胀的分类，有气臌、水臌、血臌、虫臌之别，小儿尚有"食臌"一证，是由食积大肠，传导失司以致气水蓄结，治当消导积滞，以通腑气。

若干条，令其照方配药，焙研为丸，早晚服之。其人如法办理，而胀病逐渐愈。该僧之治此证，不著一字，能收全功，其经验固深，而能不矜奇炫异，坦然开其方便之门，其人格尤有足多者。按青蒿入肝，虫为蠕动之物，善通肝络，久胀不愈，徒治脾土，殊难见效。彼于脾胃药中，加青蒿虫以搜剔肝邪，宜乎其应如响，真可法可传之方。

（四十九）苇茎汤之化裁

陈式金之妻，正月底患伤风证，起于腊月底操劳太过，眠食不时，风寒乘之，迁延至正月，寒热咳嗽，头痛身疼，不时呛血，鼻衄屡见，舌苔斑剥，面㿀[1]，脉浮数。望而知为风温证，无如表邪太重，不得不散，方用荆芥、玉竹、桑叶、菊花、牛子、川贝母、杏仁、苏荷、郁金、荷络、茨菇芽等。二帖后寒热身痛均止，血亦不见，只咳吐稠痰。再用贝母、蒌仁霜[2]、桑叶、杏仁、苡仁、紫菀、冬瓜子、通草、郁金、白茅根、枇杷叶、牛子等两帖而愈。考古方书治风温证用苇茎汤、麻黄、玉竹同用，有汗用麻黄，终嫌不甚合法。且苇茎汤药味庞杂，较难适用。兹予用荆芥、玉竹，盖从其方脱胎，对于阴虚兼有风邪之证，用此二味为主，酌加他药，屡治屡效。

（五十）不必恶寒发热始为表邪

恶寒发热表邪也。头痛、肢酸、目红、咽肿、苔白等亦多有展[3]表邪者。六气中相其何气所伤，随证治之，自易见效，迎其机而引之发之故也。若以无寒热为非表邪，不与顾及，虽极轻之证，贻害必已不小，况重病乎。

---

[1] 㿀（xìn）：发炎红肿。《医方简义·乳痈乳岩》："乳痈乃乳房肿硬，乳管闭塞不通，数日之外必㿀肿作脓。"《惠直堂经验方·脑疽头肿》："一人患脑疽，面目肿闭，头㿀如斗。此膀胱湿热所致，以黄连消毒饮二剂，又服槐花酒二碗顿退。"

[2] 蒌仁霜：取瓜蒌仁，用小铁锤击其棱线，使壳肉分开，取其净仁，研细，用吸水纸三四层包好，外用纱布包紧，压榨去油，再碾，再包，再压榨，如法数次，去尽油为度，研细过筛，即得蒌仁霜。本品功用同蒌仁，但无滑肠之弊。

[3] 展（zhǎn）：显现，展现。《本草思辨录·半夏》："乃其所伍者，为竹叶、石膏、人参、麦冬、甘草、粳米、阿胶、丹皮之属，是亦化半夏之燥而展其开降之能，所谓化而裁之存乎变也。"

（五十一）关于妇女不足于气，有余于血问题

妇女不足于气、有余于血二语，此在生理上与男子比较之概论，非谓妇女之血真有余也。若在病理上言之，血果有余，病安从来？是故妇女之病多关血分，且十九又皆不足于血也。有先天遗传性之不足者，有六淫中伤逾久不复之不足者，有七情杂感痛难名之不足者。至于经带胎产，种种隐微诸不足，尤为男子所无而妇女独有者，约言之，原只此数，缕分之，则其间曲折变化，证候多端，虽千万言不能尽，然皆不外"血不足"三字耳。试验之法，四诊中当以望字为第一重要，问字为第二重要，两者得神则骊珠在握矣。目胞[1]里皮与唇口两处红色之浓淡，固须注意，最重要者舌本之颜色尤不可忽。良以血不足者，其舌本乏色，非光淡不荣，则黯然无华。阴不足者，舌光淡无苔之中多兼斑剥；阳不足者，黯淡无苔之中必兼水滑，询之多有自觉其舌冰凉者。舌本看清，诊断自易，投药可无差忒[2]。他如年龄之老少，体魄之肥瘠，容颜之荣枯，性情之缓急等均有参考之价值。故临证多者，只一望字已足包罗万有，再询其病如何起，起于何时，何部痛苦，饮食何若，大致病无遁情。再结合闻声切脉，以供参考，更能周到，若不注意望问二字，恶从得知窍奥哉？

（五十二）舌与苔有别，外感重在看苔，内伤重在察舌

医家诊病，须看舌苔，夫人而知之矣。殊不知舌苔二字要分读，不可连读。舌是舌本，苔是舌本上所生之苔，明乎此，方能看舌苔，否则舌与苔并为一谈，鲜有不误者。白黄灰黑，腻垢厚薄，皆苔也；光红紫绛，暗淡无华，则舌本矣。此尤合外感时气与一切内伤诸病而言也，分言之，时气杂感，舌与苔皆有表现，而望之者应偏重在舌之苔；内伤诸病，舌与苔亦俱有表现，望之者应偏重在舌之本，不可不知也。

---

[1] 目胞：一名目窠，俗称眼胞，现称眼睑。《脉义简摩·诊目形色主病法》："故寒湿伤筋，则或目胞欲垂，或卧而睛露，艰于开阖也。"《形色外诊简摩·目胞形色应证篇》："小儿目胞微肿者常也，以其乳食，胃中湿气当盛也；若肿甚者，中有停滞也。壮年目胞肿不退者，是生而脾气不足，常受肝制，其人多怒而少寿。"

[2] 差忒（chā tè）：差错、舛误。《运气易览·论四时气候》："六气终始早晏，五运太少盈虚，原之以至理，考之以至数，而垂万古无有差忒也。"《伤寒六书·伤寒言证不言病》："况风寒之中人，受之必有经络部分，一或伤之，本经之证见矣。更能以脉参之，庶无差忒矣。"

（五十三）论湿温证误服寒凉药之害

湿温[1]证，入手失于宣达，沉寒久服，邪热郁遏，少则兼旬，多则匝月，营分已大伤，而气分之邪未已，往往形消肉削，日晡[2]身热，状若阴虚，及无汗头重不渴，舌滑或浮灰浮黄诸证，依然尤在。外强中干，最为危险，用药之难，难于登天。此时用阴柔顾本，则郁遏如前，神昏肢冷，转瞬即至；若轻开达邪，绝不用一味重药（如杏仁、通草、郁金、象贝、豆卷、佩兰、鸡苏散、银花、连翘之属，稍重者茵陈、蔻衣之类），似不为害，但每有一服即汗，白痦随之涌出，而痦色枯白，身热悉退，热退而身凉，则肢体不能转动，口舌不能言语，汗出续续，呼吸渐微，忽焉而气绝矣。不知者以为轻开之药杀之也，其实□□至此，开之固死，不开亦死。此时而服轻开，延矣晚矣，追原祸始，仍系寒凉之药杀之也。盖轻开之药虽□，而邪机一旦外泄，气阴亦同时不能内守。当汗出痦达之际，病家多有喜出望外者，医家若遇此证，最须注意。

（五十四）湿温忌表之说不可拘泥

湿温忌表[3]四字尽人而知，然亦须相其体质，察其初中末之见证而用药，

---

[1] 湿温：病名，出《难经·五十八难》，指好发于夏秋季节的一种热性病。《医门棒喝·湿温》："湿温者，以夏令湿盛，或人禀体阳虚多湿，而感四时杂气，遂成湿温。虽四时皆有，而夏秋为多。湿热二气胶黏，淹缠难愈。如从下受则足肿体重，上受则头目昏闷，胸满腹膨，乍寒乍热，胃不思食，渴不欲饮，大便溏泄，频而不爽，小便黄赤，短而不利，或变黄疸，或化疟痢，皆湿热二气合病也。良由清阳不振，阴邪窃踞，故宜苦温芳香，以宣三焦气化，使小便通利为法。如藿香正气、五苓、六和、消暑丸等方，审证选用。"辨证如湿重于热，身热稽留，汗出热不退，胸闷泛恶，四肢倦怠，大便溏泄，苔白腻等，治以化湿为主，清热为辅，如选用藿朴夏苓汤、不换金正气散、三仁汤等方；热重于湿，身热增高，胸痞干呕，心烦溲赤，便秘或溏而不爽，苔黄腻或干燥等，治宜清热为主，化湿为辅，如选用王氏连朴饮、黄芩滑石汤、甘露消毒丹等方。病情发展，可以传营、入血，发生神昏、痉厥或大便出血等症，宜用芳香开窍、清营凉血，阳虚者可用温中止血。

[2] 日晡（rì bū）：指申时，即午后，为阳明经气旺盛之时。《史记·吕太后本纪》："日晡时，遂击产，产走。"《黄帝内经素问集注·阴阳离合论篇第六》："日晡而阳气衰，日入而阳气内归于阴。"《医宗必读·从脉不从症》："日晡发热者，属阳明，脉浮虚者，宜发汗，用桂枝汤，此从脉之浮也。"

[3] 湿温忌表：指湿温病应慎重使用解表法治疗。湿温病的病机多为湿热蕴郁，湿困热伏，湿热交阻，如油入面，难解难分。湿为阴邪，性质重浊黏腻，难以速除，故最忌大汗，既伤气又伤液，于病有害。误用解表发汗则湿不去，热必蒙蔽清窍，反而热增，邪陷心包，导致昏迷，病势增重。

若胶执成见，鲜有不现误事矣。盖邪之伤人，必有所感而后发。湿温系时气之病，每有风寒外束，湿温内蕴，初起大寒大热，头痛身疼，有微汗者，有无汗者，此时非于宣化湿邪中兼用解表药不足以解外束之邪。一汗之后，如不复汗，表药不能去，得汗后而汗出不撤者，表药不可用，而轻散之药一时仍不宜去尽。盖冀其伏里之邪悉从表解，以免转温化燥，迁延时日，《经》所谓"善治者治皮毛"也。此种证治，十人中常居五六。一年四季，湿温证最多，果能散治，不必人人皆化温发斑而使邪深入。

（五十五）用药制方须有法则

前人用参往往标本并治，又有于完全治标药中独加人参一味，立法至正，用意至善，以故收效之宏有不可思议者。今人每每昧于开阖变化升降浮沉之理，补则蛮补，攻则猛攻，寒则全寒，热则全热。推而至于燥则全燥，润则尽润，助其澜而扬其波，不留丝毫活动之余地，不啻落井而又下之以石，以此求效，效未见而病不可为矣。殊不知古人祛邪方中多有辅正者，小柴胡汤、参苏饮、人参败毒散[1]、白虎加人参汤、黄龙汤等，何尝不疏补兼施，补泻并用，神妙活泼，宛若游龙，用之得当，立起沉疴，而世医不察也，惜哉。

（五十六）辅正祛邪

李士材云：病者之病十有九虚，医家之治百无一补。盖有慨乎其言之也。以予所见，内伤诸病，世医虽补之不得其道，但尚有知用补药者。至于伤寒时气，一切外因之病，每至存亡呼吸之时，尚执祛邪务尽之说，只知一味攻邪，

---

[1] 人参败毒散：《太平惠民和剂局方·卷二》方，又名败毒散。柴胡、甘草、桔梗、人参、川芎、茯苓（去皮）、枳壳（麸炒）、前胡、羌活、独活各三十两。为粗末，每服二钱，加生姜、薄荷各少许，水煎，寒多热服，热多寒服，不拘时。功效益气解表，散风寒湿。治伤寒时气，头项强痛，壮热恶寒，身体烦疼，及寒壅咳嗽，鼻塞声重，风痰头痛，呕哕寒热。现常用于气虚外感，脉浮而虚者。方中羌、独活散风寒湿邪，配以川芎行血祛风，加强宣痹止痛之效，以除头项强痛、肢体酸痛，柴胡、前胡、薄荷宣解表邪；枳壳、桔梗宽胸利气；茯苓、生姜、甘草和中健脾以化痰；人参扶正祛邪，以鼓邪从汗而解，合为扶正解表剂。《症因脉治》有本方，多葛根、苍术。《医便》亦有本方，但多陈皮。

不死不休，虽有良补法而不知用。他证不具论，姑以湿温、温热言之。二证治之得法，本来可以速愈，然亦有病伏极深，难以猝拔，迁延时日，气液两伤，舍辅正祛邪，绝无法。昧者因其身热绵绵，虽可有汗不解，神思瞀乱[1]之候，尚用栀、芩、连、粉，杂以地、斛、二冬；因其大便秘结，虽有形消色夺，舌光脉弱之候，尚用蒌、贝、硝、黄，杂以温胆、陷胸。每有厥汗一出，息促而毙者，又有大便甫通，气陷而亡者，危亡瞬息，不待崇朝[2]。殊不知此乃邪正两伤之证，如果维持和[3]法，十九可以得生。鳖甲、蒿露、首乌、沙参、川贝、益元散、海蜇[4]、荸荠、谷芽、莲心、桑叶、丹皮、元参、鲜斛之类，清泄少阳，扶持阳明，顾气阴而涤痰热，实为无上妙品。邪火果盛，羚角可加也；津液消亡，冬地可加也；痰热闭窍，则牛黄、至宝之属亦无不可兼用之；虚极而脉微汗泄，生脉散以西洋参易人参，更无不可，是在用之者得其当耳。

（五十七）温通

通寒湿便秘，固宜屏去苦寒而用温通，然巴豆力猛，非尽人所可服，证较轻者更不须服。宜用旋覆、芥子、槟榔汁，参以元明粉，再择姜、萸、桂、附之与证相宜者用一二味，或只合以四七汤，亦是温通之意，服之无不通者，且较别方万稳万当。

---

[1] 瞀乱（mào luàn）：昏乱，精神错乱。《文选》："慷慨绝兮不得，中瞀乱兮迷惑。"张铣注："叹与相绝而不见，使中昏乱迷惑也。瞀，昏也。"《杂病源流犀烛·邪祟病源流》："何谓癫邪？凡人气血衰耗，元精不固，或挟痰火，瞀乱心神，遂至视听言动，悉乖常度，似癫非癫，似醉非醉，歌泣吟笑，不一其态，妄言妄见，多生恐怖，斯真元虚之极矣。宜归神丹、加减镇心丹。"

[2] 崇朝（chóng cháo）：崇，通"终"。终朝，从天亮到早饭时。有时喻时间短暂，犹言一个早晨；亦指整天。《疡科纲要·论顽木不痛》："如疔疮之猛厉者，始发黍米之粒，而坚肿随之，顷刻四溢……迁延不治，曾不崇朝而毒已内攻，胸满恶心，神思昏聩。"《医学答问·卷三》："盖绝症是真，危在顷刻；绝症是假，有待崇朝，崇朝即是可救之候，何况于数日乎？"

[3] 和：原作"合"，据文义改。

[4] 原作"海蛇"，据文义改。

（五十八）补药难用

先后天不足之体，正当调摄，要在饮食起居合度，胜于药饵万方。若欲乞灵于药饵，苟能相度病势，斟酌用方，不使稍有偏胜，能服药亦是佳事。不此之务，若用"揠苗助长"之法，遗害不知胡底[1]矣。十年前有单姓子因体弱就诊于某医，为立归脾丸，服三日而食减，五日而不能食，七日而病寒热身痛。来乞余治，用三仁、通草、滑石，合四七汤宣开，达出疮痏遍身，调治多日乃愈。人第知攻克之药难用，而不知补养之药，其难尤甚于用攻克之药也。

（五十九）医家用药如庖人治馔

饮食之酸甜咸淡，莫不各有所宜。苟能适口，下咽之后，自可悦脏腑而相安无事。若不知五味调和，而酱醋反投，葱蒜倒置，虽山珍海错，皆必不能适口，既不适口，欲其悦胃而相安难矣。医生之用药，亦须注意及之，须知药一不投，其关系殊非细故也。

［谷按］临床用药之顷，亦须参酌庖人调和五味之说，其意义殊关重要。《灵枢·师传》曰："入国问俗，入家问讳，上堂问礼，临病人问所便。""便"字内容所包甚广，饮食五味亦在其中。又《素问·征四失论》："不适饮食之宜……此治之三失也。"服药之宜亦当包括在饮食之宜之内。况五味各有所走，五脏亦各有所禁，尝见药虽杂以苦酸辛甘，平人鼻嗅口尝有厌恶之意，而病人自言颇适口味者；又尝见药虽平淡少味，而病人一经下咽即现呕吐者。其中大多数与药之适口不适口，悦胃不悦胃有关。因此，医家临床用药之际，必须斟酌取舍，配合致当，勿谓其无关紧要而忽之也。

---

[1] 胡底：谓到什么地步。胡，何；底，到。《诗·小雅·小旻》："我视犹谋，伊于胡底。"《增订伪药条辨·自序》："有一种市利之徒，贪营之心重，则利济之志泯，得一药则赚一药之利，制一药则损一药之功，以伪乱真，以贱抵贵，巧诈相尚，夭札生灵，其流弊伊于胡底耶。"

（六十）防风通圣丸不可作煎剂

防风通圣丸[1]，只可作为丸剂服用，不可以原方作煎剂。方中麻黄大开肺气而发汗，用之为丸，发表之力有限，若作煎剂，则升发之力走而不守，出汗必矣。古人立方本旨为表里两解，使风火湿毒四路分消，故治疮痍结毒者往往用之，用之而不为害者，以丸剂而非煎剂也。若不知此又而误作煎剂，蹈仲景疮家不可发汗之戒，其害将不可思议矣。

[1] 防风通圣丸：《宣明论方·卷三》方。防风、川芎、当归、芍药、大黄、芒硝、连翘、薄荷、麻黄各半两，石膏、桔梗、黄芩各一两，白术、栀子、荆芥穗各二钱半，滑石三两，甘草二两。为粗末，每服一两，加生姜，水煎服，日二次。功效疏风解表，清热泻下。主治外感风邪，内有蕴热，表里皆实，症见恶寒发热，头痛眩晕，目赤睛痛，口苦口干，咽喉不利，胸膈痞闷，咳呕喘满，大便秘结，小便短赤，及疮疡肿毒，肠风痔漏，惊狂谵语，手足瘈疭，丹癍瘾疹等。方中防风、麻黄疏解在表之风邪，使从汗而解；大黄、芒硝荡涤在下之实热，使从大便而解；防风、荆芥、麻黄、薄荷、桔梗解表宣肺；连翘、栀子、黄芩、石膏清肺胃热；滑石利水清热，引热从小便出；再加白术、甘草健脾和中；当归、芍药、川芎养血和血祛风。诸药合用，则汗不伤表，下不伤里，从而达到解表通里，疏风清热之效。

《膏丸方选稿》

膏丸方初选之资料，从民国四年（1915）起至民国三十三年（1944）止，头尾30年，合计病者72人次。其中男性46人次，女性26人次。在30年中，缺少民国七年（1918）、民国九年（1920）、民国二十四年（1935）三年的资料。

膏丸方存底AA册选稿

● **案一**　吴广华，男，乙卯（民国四年）祀灶日[1]

三阴[2]七八载，流连不愈，肢体酸疼。

制首乌一两　炙鳖甲一两　潞党参一两　野於术一两　煨草果仁五钱　炒薏仁一两　乌梅肉五钱　白茯苓一两　杭白芍一两　全当归一两　焦楂肉一两　神曲一两　槟榔五钱　甘草五钱　威灵仙八钱　淮山药一两　白扁豆一两　春柴胡五钱　川牛膝八钱　制半夏一两　广橘皮一两　炒枳壳五钱　酒炒常山五钱　桂枝尖五钱　炒麦芽一两

---

[1] 祀灶日：祭祀灶神之日。十二月二十三为祀灶日，亦有在二十四日的。祀灶为古五祀（门户行灶中雷）之一，其日期原无一定。古时于夏时举行。今各地一岁之中，祭灶之日甚多，惟最着重者则为岁终。民间旧俗多以旧历十二月二十三日或二十四日为祀灶日。《祭灶词》："古传腊月二十四，灶君朝天欲言事。"

[2] 三阴：疟病名，即三阴疟，指疟疾发于三阴经者。①即三日疟。②指疟发在处暑后、冬至前之三日疟。《类证治裁·阴疟》："三阴疟多发在处暑后、冬至前，发愈晚者去亦迟，以气令收肃故也。其发时也不定，有前间一日，忽间二日发者；有前间二日，忽一日夜

两发者；有连发二日，中间一日者；有间三日发不爽者。或不忌口，不节劳，伏邪旁溢界络，皆能致之。否则发期错乱，乃将愈之兆矣。"③指疟夜发者。《医宗金鉴·疟疾》："疟在夜发，名曰三阴疟疾。初热宜用桂枝汤、麻黄汤、小柴胡汤、四物汤方合剂，以杏仁易桃仁增损汗之，汗解之后，余同前法。"④指疟作有定时者。《丹溪心法·疟》："作于子、午、卯、酉日者，少阴疟也；寅、申、巳、亥日者，厥阴疟也；辰、戌、丑、未日者，太阴疟也。"《医贯·卷六》："三阴疟者，惟太阴疟当用理中汤，必加肉桂，若少阴、厥阴，非八味地黄不效。"《类证治裁》谓治三阴疟宜和营调卫兼疏邪，勿期速效用劫剂。

以上各药研粉，水法丸，每日清晨开水或姜汤送服三钱。

● **案二** 前人，丙辰（民国五年）三月中旬

服前合丸药两月后，三阴疟竟未发作，饮食亦有所增，上肢并不酸疼，只两腿仍痛，不耐远行。

拟方：培中运湿，两调营卫而疏隧络。

全当归一两五钱 制首乌一两五钱 生白芍一两五钱 新会皮一两 宣木瓜一两 野於术一两五钱 威灵仙一两 炒半夏一两 生绵芪一两五钱 川独活一两 桂枝尖一两 南木香五钱 白蒺藜一两 生薏仁一两 生茅术一两 炒杜仲一两 川怀牛膝各一两 左秦艽一两

以上各药研粉，水法丸，每服三钱，午后开水送下。

● **案三** 陈望凫子，小名扣儿，丙辰（民国五年）中秋节前三日

病情简述：是儿哮喘起于十年前，前数年发作尚稀，昨今二年每月必发，发时肌热咳嗽，继则喘息，每日来诊用定喘汤一服辄效，两服即愈，遇春阳太旺或秋燥太过时则咳痰带血，或见鼻衄，用苇茎汤合泻白散，重则合白虎加二冬、二贝、郁金、茅根、枇杷叶、紫菀、蒌仁霜、苏子之类，必获神效。无如其饮食起居不知避忌，且每次服药不过一两剂，多则三四剂，喘定即停药，病根日固，偶感即发，面黄形瘦，岂是小恙，兹为订立此方，嘱其认真照服，予盖本君子爱人以德之义也。

丸方：肃肺金以伸治节，涤伏饮而拔窠囊[1]。

---

[1] 窠囊（kē náng）：窠指窝穴，囊为盛物的口袋。故窠囊可理解为像巢穴一样可供栖居，像口袋一样可纳器物的存在。窠囊又作窝囊、癖囊，属阴邪、伏邪，由痰瘀或痰饮等实邪所结，以隐匿、渐进、难治为主要特点，涵盖病因、病机、病位等概念，又可视为一类病证。最早来自宋代许叔微所提出的"湿痰、痰饮成癖囊"说。元代朱丹溪首次将"癖囊说"与瘀血相结合，创"痰挟瘀血，遂成窠囊"论，更加强调痰与瘀之间互损、共存、互结的特点，而不局限在痰饮层面。窠囊的病机可概括为气血津液运行失常，痰饮结聚而成窠囊肺。喻嘉言把肺中窠囊当作新造之区，认为病邪可侨寓其中，提到窠囊有病位之理念。如《寓意草·论善后之法》："胃中必另创一膜囊，如赘疣者，乃肝火冲入，透开胃膜，故所聚之火，暗从木化变酸，久久渐满，膜囊垂大，其腹之胀，以此为根。"《寓意草·详辨谏议胡老先生痰饮小恙并答明问》："痰饮结于胸膈，小有窠囊。"喻氏提出凡治肺胃胸膈之痰饮，必须除其窠囊之饮和消除形成窠囊的病理变化，提出用"刚药变胃"和以辛温蠲化痰饮的"激囊法"。

西洋参五钱　川贝母五钱　五味子三钱　紫菀茸四钱　粉甘草四钱　片子芩五钱　枇杷叶四钱　蛤壳四钱，擂至无声　乌扇片四钱　净麻黄四钱　款冬花四钱　海浮石四钱，擂至无声　肥知母五钱　姜郁金四钱　杭白芍五钱　桑根白皮四钱　百部四钱　橘红络各四钱　焦麦芽五钱　焦山楂肉五钱　蒌仁霜四钱　桃仁霜四钱　杏仁霜四钱　玉苏子霜[1]四钱

上药除山楂、麦芽炒焦，余均生晒研细粉，各药皆取净粉戥足。另用天麦冬二两四钱（各半），旋覆花一两（包），银杏肉二两（拍），以天水熬去渣，加青竹沥四两，俟熬渐稠，再加白蜜二两收膏，入前药粉，同杵为丸，愈细愈妙。每日清晨及临卧时各服二钱，开水或茶下均可，但须慎风寒节饮食为要。

●案四　已服膏方，丙辰（民国五年）九月下旬

镇风润燥，化湿消痰，辅弼元神，包举大气，从头看去，洵安内攘外之方，信手拈来，得左宜右有之乐，刚柔并济，和缓得中，匠心独到，如运斤之成风，效果频收，则立竿而见影，盖病情既属复杂，即药味不宜单纯，是乃本方之本旨，亦即此方之特长也，爱录之而再记之。

淡茯苓五钱　油桂心三钱　天麻三钱　制厚朴五钱　枸杞子五钱　天冬五钱　生茅术五钱　大腹绒五钱　旋覆花五钱　制半夏五钱　桑叶五钱　炒白芥子五钱　炒川椒目五钱　炒黄柏三钱　黄浙菊花五钱　新会皮五钱　怀牛膝五钱　桂枝三钱　砂仁三钱　泽泻五钱　杜仲五钱　白芍五钱　木香三钱　炒枳壳五钱　黄芪五钱　於术五钱　苏梗五钱　白茯苓五钱　甘草三钱　白蒺藜五钱　钩藤五钱　知母五钱　海蜇[2]一两　荸荠十枚

上药煎取净汁三次，熬渐稠，加白蜜八两收膏。

●案五　严毅甫膏方，丙辰嘉平月[3]初三

疏泄少阳，以遂生成之性，滋培真水，冀收涵濡之功，持标本合治之方

---

[1] 玉苏子霜：即白苏子霜。性味、功效与紫苏子同，白苏子常用于润肺、润肠。榨去油脂制霜，可减少滑肠之弊。

[2] 原作"海蛇"，据文义改。

[3] 嘉平月：腊月，即农历十二月。《本草纲目类纂必读·自序》"康熙十一月岁次壬子嘉平月天腊节前一日，京江何镇培元氏题。"此处当时为1916年12月27日。

针，略效刍荛[1]贡献，握乙癸同源之要领，聊备乔梓[2]咨询云儿，是否合法，当希卓裁。

大生地二两五钱　天冬二两五钱　浙菊一两　川贝母另煎，一两五钱　炙鳖甲四两　西洋参一两，另煎　桑叶络一两　茺蔚子一两五钱　制首乌一两　生牡蛎四两　茯神一两　钩藤一两　秦艽一两五钱　当归身一两　枸杞子一两五钱　丹皮一两　僵蚕一两　生白芍一两　沙苑子一两　炒山栀一两五钱　木瓜一两五钱　天麻一两　白蒺藜一两　八楞麻一两五钱　玄参一两五钱　络石藤一两五钱　知母一两五钱　陈海蜇[3]一两五钱　鲜地栗八两　天仙藤一两五钱　怀牛膝一两五钱　薄橘红络一两，各半

上药水泡一宿，煮取净汁三次，去渣熬渐稠，将参、贝汤倾入，另加白蜜十两收膏，每晨即临卧时参调服五钱。

丁巳（民国六年1917）二月初十日来诊：服膏两月，获效良多，为之损益如下：原方加生黄芪一两，羚角汁一钱，收膏时入，党参一两，甘草八钱，桑枝一两，浙贝母一两五钱，威灵仙一两，桂枝八钱；删去西洋参、川贝母、桑叶、山栀不用，其余各药分量略有增减。

另附简略说明：为竟前功而图后效，已将此膏方重复研究，加以损益，本方综合保元汤、羚羊角散等而成，与普通以寒治热，以补治虚者有间，以愚度之，将来效果必较前方为大。羚羊角不拘原尖[4]，二三四尖皆可入用，立方之

---

[1] 刍荛（chú ráo）：割草称"刍"，打柴称"荛"。"刍荛"指割草打柴的人。后常用作向人陈述意见的谦辞。《古本难经阐注·叙》："刍荛一得，敢附前贤，以其尝苦心于斯也。"《松峰说疫·瘀疫》："吾愿世之大方家，阅是书者，不鄙薄焉，而以为刍荛之尚堪询也，则厚幸矣！"

[2] 乔梓（qiáo zǐ）：父子，亦作"桥梓"。儒家以为父权不可侵犯，似乔；儿子应卑躬屈节，似梓。后因称父子为"乔梓"。《尚书大传·周传·梓材》："伯禽与康叔见周公，三见而三笞。康叔有骇色，谓伯禽曰：'有商子者，贤人也。与子见之。'乃见商子而问焉。商子曰：'南山之阳有木焉，名乔。'二三子往观之，见乔实高高然而上，反以告商子。商子曰：'乔者，父道也；南山之阴有木焉，名梓。'二三子复往观焉，见梓实晋晋然而俯，反以告商子。商子曰：'梓者，子道也。'二三子明日见周公，入门而趋，登堂而跪。周公迎拂其首，劳而食之，曰：'尔安见君子乎？'"《经义述闻序》："余平日说经之意，与王氏乔梓投合无间。"王氏乔梓，指王念孙、王引之父子。《济阳纲目·重印济阳纲目序》："入清，张楠张尔炽乔梓，又发现其《济阳纲目》手稿，乃为刻版印行。"

[3] 原作"海蛇"，据文义改。

[4] 羚羊角尖：羚羊角尖，为切片时剩下的尖部，习认为品质最佳。《本草纲目》："羚之性灵，而筋骨之精在角。"《汉药良劣鉴别法》："羚羊角之大，恰如竹之根节，其尖端一二寸之所在为最上等，其次则为节处外屑之部分。"

良窳[1]故在佐使得宜与否，以及分量合法与否，如蒙采纳，则节制所关，似不宜有所损减，想明远必韪斯言也。［越按］严毅甫为严幼安长子。

●案六　庄蓬仙[2]妻，丙辰（民国五年）十二月十四日

结婚未及两年，陨胎乃至三度，既昔丰而今瘦，复阳扰而阴虚，带浊绵绵，虚风习习，盖漏卮之不已，实砥柱之无凭。考古人治风重于养血，论此证滋肾宜佐凉肝，清上摄下，乃治流穷源之谋。执两用中，为培根俟实之计，略抒末议，尚乞明裁。

大熟地四两，切　山萸肉二两　云茯苓神各一两　黄浙菊一两五钱　明天冬二两五钱　炙鳖甲四两，杵，先煎　生牡蛎四两，杵，先煎　霜桑叶一两五钱　西洋参五钱，另煎　枸杞子一两五钱　茺蔚子一两五钱　淮山药二两　绵杜仲一两五钱　杭白芍二两　川续断一两五钱　白蒺藜一两五钱，去尖　紫石英四两，先杵，先煎　建泽泻一两　肥知母一两五钱，去皮　湖芡实一两五钱　明天麻一两　丹皮参各一两　当归身二两　建莲子一两五钱，杵，连心

上药加海蜇[3]四两（漂切）、鲜地栗四两（连皮洗，杵）、干切佛手一两，用天水泡一宿，入铜锅煎取净汁三次，榨去渣，俟熬渐稠，加白蜂蜜十余两收膏。每日清晨空心开水化服，逐日勿间。

●案七　陆吟枝，丙辰（民国五年）十二月二十二日

营气虚乏变化内风，乃劫铄阴津，酝酿痰热，络脉被阻，致成痱中[4]。针刺为宣络导气之良法，故针之获效。但四肢麻缓，步履蹒跚，以体丰脉数参

---

[1] 窳（yǔ）：（事物）恶劣，粗劣。《增订伪药条辨·绪言》："在大铺则但求形色雅观，进值高昂，不别性质良窳，如半夏用蜀产，而不用浙产；橘红用川产，不用建产。"《全国名医验案类编·秦序》："既为治病工，则其责任但求能治病，治病结果之良窳，即为其价值，初不必斤斤于流派之争也。"

[2] 庄蓬仙：（1890—？）安丰医家，民国时于安丰四仓坝河边业医。1930年，任东台县中医协会第二届执行委员。

[3] 原作"海蛇"，据文义改。

[4] 痱中（féi zhōng）：痱义同废，是一种中风后遗症。《金匮要略》称作中风痱，一般叫风痱，类似偏枯。临床表现主要为肢体瘫痪，身无痛，或有意识障碍。以手足痿废而不收引，故名。《灵枢·热病》："痱之为病也，身无痛者，四肢不收；智乱不甚，其言微，知可治。"《临证指南医案》："高年颇虑风痱，宜清上宣通。"《吴鞠通医案·中风》："中风，神呆不语，前能语时自云头晕，左肢麻，口大歪，不食，六脉弦数。此痱中也，与柔肝法。"

之，病情正未有艾，总之标似有余，本实不足，不足补之，有余平之，阴阳苟不造偏，大气自可包举，又不徒沾沾焉仅治风痰热已也。

膏方：大生地三两五钱　炙鳖甲四两　川贝母一两五钱　枸杞子一两五钱　明天冬二两五钱　生杭芍二两　肥知母一两五钱　茺蔚子一两五钱　玄参二两五钱　全当归二两　左秦艽一两　制豨莶草一两五钱　银条参[1]二两　旋覆花一两　法半夏一两五钱　炒枳壳五钱　制首乌二两　怀牛膝二两　橘红络二两，各半　白附子五钱，淡姜水制透　霜桑叶一两五钱　天仙藤一两五钱　明天麻一两　胆南星五钱，切　黄浙菊一两五钱　宣木瓜一两五钱　制全蝎五钱，去毒　白蒺藜一两五钱　茯苓神二两，各半　双钩藤二两　炙僵蚕一两　原红花一两　生粉草[2]八钱　湖丹皮一两　炒山栀一两五钱　络石藤一两五钱　二青竹茹[3]一两五钱　嫩桑枝四两　海蜇[4]四两　鲜地栗八两

上药水泡一宿，煎取净汁三次，去渣，合并熬稠，加白蜜十余两收膏，每日清晨开水化服五钱。另服再造丸，每晚一粒，十日后每三日服一粒，再十日后每五日服一粒。

陆吟枝，丁巳（民国六年1917）十二月廿六日

致陆先生复函（摘录）：适奉大札[5]，并家兄代述各节，敬聆一夕。上年弟诊尊恙，即深知病在经隧，绝非水煎药所能济事，自觉稍具苦心，继续服之，当可收效。方中所用羚角不拘原尖，盖角与尖虽异兮，其效无异。若必欲够用原尖，则局奇心害大矣。如此办理似较切实，借箸而筹，敬希裁夺。此膏服完后可将恙情示之，再图善后之法可也。膏方附后。

炙鳖甲四两，杵，先煎　大怀生地三两，切　煨明天麻一两五钱　制首乌二两　天麦冬三两，各半　制豨莶一两　北沙参二两　白蒺藜一两，去尖　白知母一两五钱　当归身二两　生薏仁一两五钱　桂枝尖八钱　杭白芍二两　左秦艽一两　川雅连三钱，吴茱萸八分，同煎　黄浙菊一两　象贝母一两五钱，去心，切　羌独活一两，各

---

[1] 银条参：北沙参*Glehnia littoralis* F. Schmidt ex Miq. 之别名。

[2] 生粉草：生甘草之别名。为豆科植物甘草*Glycyrrhiza uralensis* Fisch. 的干燥根及根茎。

[3] 二青竹茹：即竹茹，又名"竹二青"。取青竹，锯成4～5尺或120～150厘米长，除去表皮后，刮取内层，此第二层俗称"二青

竹茹"，质量佳，形如丝条状，皱缩成团。其内层黄白色者质次，一般不用。亦有利用竹器生产时刮下的竹丝作竹茹用，质次。

[4] 原作"海蛇"，据义改。

[5] 大札（dà zhá）：尊称他人来信。如《伤寒解毒疗法·海门翟剑如来函》："昨奉大札指教，对于病人之措施，照服后已见良效。"

半　钩藤一两　怀牛膝一两五钱　威灵仙一两　羚羊角汁二钱，开水磨成，收膏后和入　云茯苓二两　宣木瓜一两　玄参心二两五钱　法半夏一两　炙僵蚕八钱　生粉草八钱　薄橘红一两　炒枳壳五钱

上药选品，加嫩桑枝四两（切断）、活地鳖虫五钱（炙脆）、白芥子八钱（炒）、二青竹茹一两五钱，同熬去渣，加白蜜约十两收膏，俟冷再将羚羊角汁和入。每日清晨开水调服五钱。

● 案八　陈骅字仲纯，丁巳年（民国六年）正月

病情简述：陈君年方十六七岁，患目疾一年数发，两目通红，屡生星翳[1]，屡治而退，但性燥善怒，兼感风寒，客腊[2]之发，由此二端，服煎药多剂虽已大退，但白珠[3]淡红，非若前此深红，乃虚像也，而且其光渐散，不能远视，近则稍远亦不见，若不汲汲治本，丧明之虑亦在意中。其家不知之，予知之，不忍不言之，既言之，复为立膏方以赠之，口苦而药良，行吾心之所安而已。

膏方：滋水涵木，刮垢磨光。

天麦冬四两，各半　密蒙花五钱　当归身一两五钱　蝉肚八钱　大生地四两　蕤仁[4]霜五钱　生杭白芷一两五钱　茺蔚子一两　玄参心二两　春柴胡五钱　生石决明四两，杵，先煎　北沙参二两　枸杞子二两　明天麻五钱　象贝母一两五钱　五味子五钱，杵　桑叶皮各一两五钱　木贼草五钱　炒山栀一两　白蒺藜一两　黄浙菊一

---

[1] 星翳（xīng yì）：病证名。症见黑睛生翳，呈星点状，或大或小，或聚或散。通常以稀疏的一两点浮现于黑睛，不扩大、不溃陷者为轻；数颗密聚，或互相连缀，或溃陷者为重，甚至可溃破黑睛。《眼科锦囊·星翳》："星翳者，即云翳中之一种也，惟不角膜生昙暗而发污点者是也。其形如星之悬青霄然矣，故有星翳之名……角膜上生白翳一点或三四点乃至十余点，恰如秤星，涩涩多泪，或赤脉疼痛，其色青白，或淡白如烟如雾。"

[2] 客腊（kè là）：去年腊月。《王孟英医案·肿》："沈雪江光禄年五十岁，于客腊偶患头晕，既而右手足麻木。"

[3] 白珠（bái zhū）：又名白眼、白仁、白轮、眼白，眼的部位，出《诸病源候论·卷

二十八》。包括今之球结膜与巩膜，前端与黑睛紧连，共组成眼珠外层，彼此病变常牵累。白睛内应于肺，为五轮中之气轮，肺与大肠相表里，故白睛疾患常与肺或大肠有关。《一草亭目科全书》："气之精为白珠。"《医灯续焰·目》："白眼属肺，肺主气，故曰气轮。肺在行为金，金至坚，故白珠独坚实。"

[4] 蕤仁（ruí rén）：蔷薇科植物单花扁核木 Prinsepia uniflora Batal. 的干燥成熟果核，味甘温，气微寒，无毒，归心、肝经。疏风散热，养肝明目，安神。主治目赤痛伤，泪出，目肿眦烂，夜寐不安。《医林纂要·药性》："蕤仁，功略同酸枣仁，生则咸辛，布散神明之用；熟则甘多，安定神明之主。人知其治目疾，而不知其能补心久矣。"

两五钱　生粉草五钱　湖丹皮八钱　肥白知母一两

上药加鲜荸荠四两，用天水熬，去渣，加白蜂蜜十两收膏，每日清晨开水化服五钱。

● 案九　韫琴，丁巳（民国六年）正月十六

自小营卫两虚，夏令多汗，冬令易感，此其证也。阴虚者必多内热，牙龈血而齿多动摇，据云自上年六月间痧[1]后即有见端，入冬更甚，坚脆之物久不能食，治标在胃，治本在肾，若不亟治愈可，则区区弱龄，妨害发育之机，为患匪浅。爰订膏方。

明天冬一两　大麦冬一两　大生地二两　玄参心一两　青蒿珠五钱　霜桑叶一两　湖丹皮三钱　炙鳖甲二两，杵，先煎　肥知母五钱　炒山栀五钱　百部五钱　乌梅肉三钱　生粉草三钱　生白芍一两　北沙参一两　象贝母八钱　茺蔚子五钱　桃仁泥五钱

上药加白茅根四两，同煎取汁，去渣，再熬渐稠，加藕汁一宫碗[2]并白蜜五两收膏。每日清晨以开水化服五钱。

［**越按**］是儿体质甚薄，五岁之内每夏必病，病且殆，近数年来稍好，然疰夏[3]之患虽不能免，所幸祖母爱护备至，得力于后天甚大。今自夏至冬齿微

---

[1] 痧（shā）：病名，指感触秽浊不正之气而出现腹痛、吐泻等症，多见夏秋二季。《痧胀玉衡·卷上》："痧症先吐泻而心腹绞痛者，从秽气痧发者多；先心腹绞痛而吐泻者，从暑气痧发者多；心胸昏闷，痰涎胶结，从伤暑伏热痧发者多；遍身肿胀，疼痛难忍，四肢不举，舌强不言，从寒气冰伏过时，郁为火毒而发痧者多。"《急救痧症全集·卷上》："痧者，厉气也，入气分则作肿作胀，入血分则为蓄为瘀，遇食积痰火则气阻血滞，最忌热汤热酒。"《古方选注》："痧者，寒热之湿气，皆可以为患，或四时寒湿，凝滞于脉络；或夏日湿热，郁遏于经隧；或鼻闻臭气，而阻逆经气；或内因停积，而壅塞府气，则胃脘气逆，皆能胀满作痛，甚至昏瞆欲死。"

[2] 宫碗（gōng wǎn）：口沿外撇，腹部宽深丰圆，造型端正。明正德时烧制最为著名，有"正德碗"之称。多为青花制品，此种造型世代相传，民窑竞相仿制，产量大，也称"正德民式碗"。在相同高度口径的常见的碗形里，正德碗的容积最小，只有罗汉碗（类似鸡缸杯）的2/3。

[3] 疰夏（zhù xià）：病名，又名注夏，指有明显夏令季节发病特点的一种病证，见《丹溪心法·卷一》。《时病论》："疰夏者，每逢春夏之交，日长暴暖，忽然眩晕，头痛，身倦，脚软，体热食少，频欲呵欠，心烦自汗是也。"治宜益气阴，消暑热。又夏痿之别称，《医碥·卷三》："痿发于夏者，俗名注夏。"《杂病源流犀烛·暑病源流》："疰夏，脾胃薄弱病也。然虽由脾胃薄弱，亦必因胃有湿热及留饮所致。昔人谓痿发于夏，即名疰夏。以疰夏之证，必倦怠四肢不举，羸瘦不能食。"

宣血，肌肉之丰已不及上年矣，不急制之，则阴分日伤，一交夏令，不足牙疳[1]可虑，而销铄之余必有不堪设想之患，此次膏方，实不仅治目前牙宣[2]之病，所全于将来盖不知凡几也。

膏丸方存底A册选稿

● **案一** 巴叔平，乙未（民国八年）十月十八日

肾虚肺燥，肝木既无治而又失水涵，营卫涸流，虚风内动，两三月来恒于日晡恶寒，寒起四末[3]，有时或作干亢两太阳经锥痛，肢酸脘闷，膻中悬悬难以名状，小劳辄发，作辍无常，诊得脉虚气怯，神乏色悴，根蒂不固，即属痿厥[4]之萌，亟宜养阴益胃，疏风和阳，郑重以治之，盖造因甚远，非此不足以善其后也。

大生地三两　明天冬二两　制首乌二两　银条参二两　野於术二两，生炒，各半　柏子仁二两　怀牛膝二两　黄菊花一两五钱　钩藤钩一两五钱　鸡血藤膏一两五钱，烊化收膏　左秦艽一两五钱　生鳖甲四两，另煎、先煎　元武版四两，另煎、先

---

[1] 牙疳（yá gān）：病名，以牙龈红肿，溃烂疼痛，流腐臭脓血为主症。《儒门事亲·卷五》："牙疳者，龋也。龋者，牙断腐烂也。"又据发病情况分为风热牙疳、青腿牙疳、走马牙疳三种。其中以风热牙疳较为多见；青腿牙疳因其下肢兼见青色肿块，故名；走马牙疳多发生在小儿，因发病急骤，故名走马，是一种较危重的急性口腔病，临床可见于急性溃疡性口炎、坏死性龈、口炎。治以清泄毒火为主，内服凉膈散加减；外用锡类散，时时敷涂。

[2] 牙宣（yá xuān）：病证名，又名龈宣、牙断宣露。症见齿龈先肿，继而龈肉日渐萎缩，终致牙根宣露，或齿缝出血或溢脓汁。《疮疡经验全书·卷一》："牙宣，谓脾胃中热涌而宣露也。此证牙齿缝中出血。上牙属脾，下牙属胃。"《医宗金鉴·卷六十五》："牙宣初起肿牙龈，日渐腐颓久露根，恶热恶凉当细别，胃经客热风寒侵。"常见以下几种类型：① 阳明经积热与风寒之邪相搏，致热欲宣而不得，邪欲行而复止，壅滞牙龈，则龈肉日渐腐颓，久则宣露其根。治宜表散寒邪，清胃泻火。可选清胃散、玉女煎等加减化裁。② 肾气虚衰致齿龈萎缩，齿牙动摇欲落者，老人常见之。如《医学入门》："齿龈宣露动摇者，肾元虚也。"治宜培补肾元，方用肾气丸加减。本病相当今之慢性牙周炎、牙龈萎缩等。此外，亦有谓齿衄为牙宣者，如《证治准绳·杂病》："血从齿缝中或齿龈中出谓之齿衄，亦曰牙宣。"

[3] 四末：四肢。《管子·内业》："饱不疾动，气不通于四末。"尹知章注："四末，四支（肢）。"《绛雪园古方选注·当归四逆汤》："故用酸甘以缓中，则营气得至太阴而脉生，辛甘以温表，则卫气得行而四末温，不失辛甘发散之理，仍寓治肝四法。"

[4] 痿厥（wěi jué）：病证名，指痿病而致气血厥逆的病证。《灵枢·邪气藏府病形》："脾脉……缓甚为痿厥。"《类经·刺四支病》："痿厥者必体废，张其四支而取之，故血气可令立快也。"《张氏医通·厥》："痿厥者，痿病与蹙杂合而足弱痿无力也。"

煎　生石决明四两,另煎、先煎　生黄芪二两　黑芝麻二两　白蒺藜一两五钱,去尖,同炒　制半夏一两五钱　薄橘红一两五钱　枸杞子二两　全当归二两　大白芍二两　羚角汁一钱五分,收膏加入,和匀　原红花一两五钱　宣木瓜一两五钱　明天麻一两五钱　川桂枝一两五钱　川黄连三钱,吴茱萸一钱,同另煎汁加入收膏　粉甘草八钱

上药加嫩桑枝四两、青竹枝四两,以天水或新汲江水浸一宿,用桑柴火煎,去渣,将另煎之各汁,鸡血藤膏并加白蜜八两收膏,膏成入羚羊角汁和匀。每日早晚各服四钱,开水调下。

● **案二**　汪纯甫,辛酉(民国十年 1922)九月廿三日

眩晕经年,脉弱色悴,营气两伤,虚风不戢。拟方镇养兼施,肝肾同治。

盐水煮熟地二两　盐水煮天冬一两　盐水煮杞子一两　制首乌一两　潞党参一两　灵磁石一两　黄菊花一两　霜桑叶一两　山萸肉一两　大白芍一两　清阿胶一两　杜煎[1]龟胶一两　黑芝麻一两　怀牛膝一两　酸枣仁一两　朱砂五钱

以上各药研粉,冬、地、杞子捣泥,二胶熔化,同杵极匀为丸绿豆大,朱砂为衣。每日清晨空心服三钱,淡盐汤送下。

● **案三**　佛缘弟,壬戌(民国十一年 1922)二月五日

禀赋不充,根蒂素薄,一夕偶因恐惧所触,遽尔[2]眩晕仆地,昏不知人,肢凉遗尿,一时并见,元海既虚,封藏全失,乃厥而且脱之危候,所幸未经出汗,否则孤阳上冒,阴气下走,将何维系。惟其虚也,故无拘挛口噤[3]等状,

---

[1] 杜煎(dù jiān):即自煎。《蕙风簃小品·杜煎考》:"沪上药肆,辄大书其门曰'杜煎虎鹿龟胶'。或问余'杜煎'之意,弗能答也。泅尹言:杜煎犹杜撰,即自煎,吴语也。苏州踬科菜有两种,本地自种曰杜菜,自常州来曰客菜。客菜佳于杜菜。以'杜'对'客'而言,可知与'自'同意。"

[2] 遽尔(jù ěr):骤然,突然。《赠郑余庆太保制》:"天胡不仁,遽尔歼夺,而今而后,谁其屏予?"《推拿抉微·咳嗽门推法》:"乍暖脱衣,暴热遇风,汗出未干,遽尔戏水,致令伤寒咳嗽。"

[3] 口噤(kǒu jìn):症状名。指牙关紧急,口不能张开的症状。见《金匮要略·痉湿暍病脉证治》。可因内有积热,外中风邪,痰凝气滞,瘀阻经络所致。《医碥·内风证》:"口噤即牙关不开也。由气血凝结于牙关筋脉,不能活动,以苏合丸或生南星为末擦牙,或以郁金、藜芦末搐鼻或针人中颊车。"《张氏医通·口噤不开》:"口噤不能开,肝风乘胃故也……风邪乘虚入其筋则挛,故令口眼㖞斜,牙关急而口噤也。秦艽升麻汤。"本症可见于中风、痉病、惊厥等疾患。

即苏之后，除当时头部空洞外，并未有若何之痛苦，此其所以异于中风也，但此证可一而不可再，至于人事之补救，药物尚已。见证虽属足三阴，而病根实偏于肝肾，治法莫重于温水涵木，冀得少火生气为之主宰。三才[1]、复脉等滋而不泽，固而不涩，温而不燥，益以填精安神之品，以助聪明而收耗散，俾造乎阴平阳秘之域，庶几可耳。

大熟地四两　枸杞子一两五钱　山萸肉一两五钱　炒杜仲一两五钱　龟阿胶各一两五钱，皮酒[2]熔化收膏　明天冬一两五钱　潞党参一两五钱　沙苑子一两　大白芍一两五钱　酸枣仁一两五钱，炒杵　远志一两　茯神一两五钱　黄菊花一两五钱　明天麻八钱　桂枝五钱　炙甘草五钱　煨姜二两

上药以天水熬，去渣，化入青盐五钱，加白蜂蜜四两，连同龟胶、阿胶倾入收膏。最好每日侵晨[3]开水化服六七钱后安睡一小时，以资传布，如其不能，即每晚食远服、临卧服亦佳。

此方服后甚安，将来调治仍需加重补力，如黄芪、附片、於术、桂圆肉等。（越人又注）

● 案四　钱星伯，男，七十岁，壬戌（民国十一年）六月十七日

病者午饭后行走外出，归而身体觉凉，晚间勉强进餐，益觉不安，甫入卧所，神气全非，斯时忽欲更衣，泻后起身，昏晕仆地，家人掖之上床，半晌不能言语，急足邀予至。则见其神呆目闭，舌苔厚滑，脉浮弦，望而知为重候，旁有问是否中风故，或答中、中风，予未置一词，盖欲审查其证之所自来。其子少白又赴皖南，左右仅少白之妻及其儿女数载耳。予审之至再，谓众曰：此证酷似中风，但实系伏邪兼受新感所致，时当酷暑，肤郁无汗，而身热熇

---

[1] 三才汤：《温病条辨·卷三》方。人参三钱，天门冬二钱，干地黄五钱。水煎，分二次服。功效益气养阴清热。主治暑温气阴两伤，睡卧不安，不思饮食，神志不清。若欲复阴者，加麦门冬、五味子；欲复阳者，加茯苓、炙甘草。

[2] 皮酒：疑为东台陈皮酒。以糯米甜黄酒为酒基，配有以陈皮为主，辅以党参、当归、红花等十多味补药汁液而成故名。色泽橙黄，酒度较低，常饮能祛风活血，理气开胃，壮筋健体，尤对妇女产后、病体虚弱，有促进康复之功。

[3] 侵晨：天色渐亮时。《薛案辨疏·脾胃亏损停食泄泻等症》："不必定五更侵晨，方为脾肾泻也。"《本草纲目·使君子》："凡大人小儿有虫病，但每月上旬侵晨空腹食使君子仁数枚，或以壳煎汤咽下，次日虫皆死而出也。"

熇[1]，面色通赤，又酷似戴阳[2]，但闻晚餐时曾经饮酒，酒后又兼发热，是以面赤，最幸者无汗而肢末不冷，表邪遏抑，在势应先发表，未可以年高气弱，状似中风，遽作中风治，惟舌苔如此腻厚，乃痰湿兼有宿食之象，未来变化正未可料，遂书正气散加减合三仁葱豉[3]为方。

紫苏叶一钱五分　广藿香一钱五分　淡豆豉二钱　熟半夏二钱　新会皮一钱五分　蔻仁一钱　通草一钱　整杏仁三钱　生薏仁四钱　葱白三个　姜皮三分

六月十八日诊：昨日药后患者昏昏鼾息，下半夜周身有汗，而神志益复不清，呼之不能应。早晨已能言，又大泻一次。七点钟予来诊时则汗体浸润，身热大减，惟水泻连续，肠中雷鸣，此伏邪不能尽从表解，水湿下趋故也。脉较平，舌苔益厚，治泻宜五苓，宣中非平胃不可。处方用胃苓汤全方（内朴用一钱，官桂用八分）。早间服药，午后热全退，不食，余证如前，晚服二煎。

六月十九日诊：泻大减，早间呕吐一次，不欲食，舌苔极滞不宣。胃为受盛之府，有形之邪多在焉，胃府不洁，浊气上攻故呕，停食故不欲食，不必治泻，宜中化浊是要。

处方：制根朴一钱五分　采芸曲三钱　熟半夏三钱　焦麦芽三钱　砂蔻仁一钱五分，各半，杵　广橘皮一钱五分　焦楂肉三钱　白茯苓三钱　广藿梗一钱五分　紫苏梗一钱五分　生姜一钱　贡香[4]八分　两剂

---

[1] 熇熇（hè hè）：（火势）猛烈、炽盛的样子，如《诗经·大雅·板》："多将熇熇，不可救药。"《叶氏医效秘传·发热》："发热者，怫怫然发于皮肤之间，熇熇然散而成热者是也。与潮热、寒热、烦躁之热不同。"

[2] 戴阳：证候名。指寒盛于下，逼迫虚阳上越所致面部潮红的阴盛阳越证。语出《伤寒论》第366条："下利，脉沉而迟，其人面少赤，身有微热，下利清谷者……其面戴阳，下虚故也。""戴阳"的病机是阴盛阳虚，虚阳上越的假热证，与格阳证同为阳气浮越证。阳越于上者称"戴阳"，越于外者称"格阳"。"戴阳"的治疗，第314、第315条均议用"白通汤主之"。《伤寒悬解·厥阴阳阳回不死证》："其面之少赤，是谓戴阳。戴阳者，阳根微弱而下虚故也。"

[3] 三仁葱豉：疑为三仁葱豉汤。组成：鲜藿香二钱，杏仁二钱，苡仁四钱，白蔻一钱，厚朴二钱，法半夏二钱，白蒺藜三钱，菊花二钱，僵蚕二钱，豆豉三钱，葱白（后下）三寸，六一散（包煎）五钱，竹叶一钱半。功效祛风利湿，调和三焦。

[4] 贡香：疑为檀香。檀香科檀香属植物檀香树 Santalum album L.的干燥心材，味辛，性温，归脾、胃、心、肺经。行气温中，开胃止痛。用于寒凝气滞，胸膈不舒，胸痹心痛，脘腹疼痛，呕吐食少。檀香为珍贵之品，古时用以作贡品。另一说为祀神或沐浴斋戒时燃烧取香称为贡香。

六月廿一日诊：不欲食，食仅少许，舌边转淡绿色，非黄也，中部腻厚如旧，每昼夜两三次之溏泻不足虑，胃阳不能运化痰湿乃为可虑。有形为实，实者消之，在壮实人可下，今不能用也。

处方：制苍术一钱五分　制根朴一钱五分　焦楂肉三钱　炒莱菔子二钱　熟半夏三钱　广橘皮一钱五分　白茯苓四钱　旋覆花一钱五分　采芸曲四钱　制香附二钱　姜汁一匙，和服　菖蒲一钱

太乙紫金丹一钱，随药服，两剂。

六月□□日：泻止，食略增，苔少退。苦温之攻，芳香之力，殆兼有之。痞者否而不泰之象，病在中不在下，拟方苦降辛开。

干姜八分　广藿梗枝五分　郁金汁五分　熟半夏三钱　黄连三分　香附汁五分　伽楠香[1]汁一分　旋覆花一钱五分　蔻仁一钱　白芥子一钱五分　姜汁、白莱菔汁各适量和服　紫金锭[2]三分，磨，和服

六月廿六日诊：泻止，粥食仍不能多，舌苔不化，有形之邪鸠踞不散，仍在治实之时，未至理虚之时也。

---

[1] 伽楠香：为沉香一种，质较优。呈玲珑剔透之木段，系经加工雕琢而成。质结体重，发耐久之幽香。商品分为绿油伽楠香、紫油伽楠香、黑油伽楠香、伽楠角等。《本草纲目拾遗·伽楠香》："粤海香语，伽楠杂出海上诸山……伽楠本与沉香同类，而分阴阳，或谓沉牝也，味苦而性利，其香含藏，烧乃芳烈，阴体阳用也。伽楠牝也，味辛而气甜，甘香勃发，而性能闭二便，阳体阴用也。然以洋伽牝为上，产占城者，剖之香甚轻微，然久而不减。产琼者名土伽楠，状如油速，剖之香特酷烈，然手汗沾濡，数月即减，必须濯以清泉，膏以苏合油，或以甘蔗心藏之，以白萼叶苴之，瘗土数月，日中稍曝之，而后香魂乃复也。"

[2] 紫金锭：《百一选方·卷十七》方。原名太乙紫金丹，又名太乙紫金锭、紫金丹、太乙玉枢丹、太乙丹、玉枢丹、神仙追毒丸、神仙万病解毒丸、神仙解毒万病丸、万病解毒丸、万病解毒丹、解毒万病丹。山慈菇（去皮，洗，焙）、文蛤（即五倍子，洗，焙）各二两，千金子仁（研去油，取霜）一两，红芽大戟（去芦，洗，焙）一两半，麝香三钱（《外科正宗》方加朱砂、雄黄各三钱，其他方书多遵该二方，但有的组成药物与剂量略有出入）。上药研细末，用糯米煮浓饮和药，作一钱一锭，用井花水或薄荷汤磨服，取利一二行，再用温粥补养。功效解诸毒，疗诸疮，利关窍，治百病。凡一切饮食药毒，蛊毒瘴气，死牛马等毒，用凉水磨服一钱；痈疽发背，疔毒杨梅疮等，用凉水或酒磨涂患处；阴阳二毒，伤寒瘟疫，喉痹喉风，用冷水入薄荷汁数匙化下；心气痛并诸气，用淡酒化下；泄泻痢疾，霍乱绞肠，用薄荷汤下；中风瘫痪，筋挛骨痛，温酒送下；自缢溺水，心头尚温者，冷水磨灌；传尸痨瘵，凉水化服；疟疾将发时，东流水煎桃枝汤化服；女人经闭，红花酒化服；小儿惊风疳痢，薄荷煎汤送下；头风头痛，酒研贴两太阳穴上；诸腹鼓泵，麦芽煎汤送下；风虫牙痛，酒磨涂患处，仍吞服少许；打扑伤损，松节煎酒送下；烫火伤，毒蛇恶犬，一切虫伤，用冰水磨涂患处，并内服。

处方：姜汁炒蒌皮三钱　枳壳一钱　炒麦芽三钱　沉香曲[1]三钱　熟半夏三钱　蔻仁一钱　川贝母二钱　广橘皮一钱五分　炒冬瓜子三钱　姜汁炒枇杷叶二片

此方服两剂。

---

[1] 沉香曲：疑为《丸散膏丹集成》方。沉香、木香各二两，柴胡、厚朴、郁金、白豆蔻、缩砂仁各一两，枳壳、麦芽、青皮、防风、葛根、乌药、前胡、广皮、桔梗、槟榔、白芷、谷芽各四两，藿香、檀香、降香、羌活各三两，甘草一两五钱。生晒为末，面糊作块，重二三钱，每服一块，河水煎服。功用疏表化滞，舒肝和胃。主治肝胃气滞，胸闷脘胀，腹痛，呕吐吞酸。

《门人录存小匏庵医案》

医案旧抄A

二崔生旧录，吴、江二生转录。此册为数年前两崔生所录存，今又转录于此。

丙子[1]九月

小匏庵医方（己[2]巳年）

● **案一** □瑞有右，孟秋廿日

劳伤血崩，经月不止，汤药不甚收效，用堵截法。

百[3]草霜一钱　棕榈炭一钱五分　参三七一钱　明天麻一钱　莲房炭一钱五分　全当归一钱五分，烘脆，研　乌梅炭一钱，去核，炒研　蒲黄炭一钱五分　南木香一钱

上九味，研细，以山药粉打糊为丸，晒干。每服三钱，分早中晚，以后开水药送下。

潞党参一钱　野於术一钱　广橘皮一钱　粉甘草三分　木茯神三钱

上五味煎汤送丸。

又　孟秋廿九日：崩止络虚，治与培中益气。

北沙参三钱　大白芍三钱　炙粉草四分　云茯苓三钱　白扁豆皮三钱　夜交藤三钱　野於术土炒，一钱五分　熟枣仁三钱　广橘皮一钱五分　明天麻一钱　炒谷芽三钱

---

[1] 时当1936年。

[2] 此处原文脱，据上下文，应为己巳年（1929）。

[3] 原文脱，据文义应为"百"。

■● **案二** 曾效仙子，十六岁，仲秋廿日

体质木少水涵，厥阳偏胜，疏泄之令太过，遗泄之患时作。据述秋后患目，继发鼻衄，小便常带黄色，肺燥既久，相火又旺。拟方清金平木，略参补北泻南之法两治之。

大生地四两，熬膏　南沙参一两，生研　川黄连一钱五分，盐水渍、晒干研　霜桑叶一两，生研　黄菊花一两，生研　天麦冬四两，熬膏，各半　丹皮参一两，生研，各半　山栀子一两，炒、研　茺蔚子一两，生研　女贞子一两，生研　白知母一两，熬膏　象贝母一两，生研　莲子心三钱，生研　广郁金七钱，生研　山旱莲草一两，生研

上药以生地、天冬、麦冬、知母四味，用天水熬，去渣，收清膏，若欲便于为丸，只可加炼蜜四两收膏，能不用蜜更好。余药研细粉入膏，同杵为丸，颗粒以小为妙。每晚服二钱五分，开水送下，茶服亦可。冬间如合第二料，照方加生鳖甲四两加入熬膏，白芍一两（生研），酸枣仁一两（炒），去郁金、菊花。

■● **案三** 宋汉章子，十六岁，仲秋二十九日

两年前患疟失调，肝脾两伤，中脘起耕[1]，按之有形。近以夏秋湿热内阻，腹部作胀，身面色黄如瘅，宜标本兼治之。

炒茅术一钱五分　绵茵陈一钱五分　小青皮一钱五分　炒黑山栀二钱　建曲三钱　枯荷根一尺　炒黄柏一钱　旋覆花一钱五分，绢包　熟半夏一钱五分　赤白茯苓三钱，各半　焦麦芽二钱

季秋二日：服药颇投，黄渐退，胀渐消。惟暮夜肌肤觉亢，营分不和可知。仍宜兼治肝脾，以祛湿热。

炒茅术一钱五分　香青蒿一钱五分　山苦参一钱五分　小青皮一钱二分　赤茯苓三钱　葵花瓣二十片　炒黄柏一钱　白知母三钱　川黄连四分　旋覆花一钱五分，绢包　建曲三钱

季秋四日：黄退七八，腹胀全消。治宜两调肝脾原法。

---

[1] 起耕：即耕起往来。《成方切用·集效丸》：“治虫啮腹痛，作止有时，或耕起往来。腹痛有作止者，虫啮则痛，不啮则止也。耕起往来者，虫不安其位也。”《脉理正义·评腹痛脉法第二十七》：“其痛有块耕起往来，而吐清水者，是虫也，万应丸。”

制首乌三钱　全当归一钱五分　白茯苓三钱　旋覆花一钱五分，绢包　小青皮一钱二分　葵花瓣二十片　南沙参三钱　炒於术一钱五分　广橘皮一钱　炒山栀三钱　炒麦芽二钱

又季秋七日：宣达木郁，疏补中州。

南北沙参一两，生研，各半　川黄连五钱，姜汁炒透，研　旋覆花五钱，生晒，研　川黄柏五钱，炒焦，研　谷麦芽一两五钱，各半，炒研　野於术一两五钱，炒研　怀首乌一两五钱，制熟，晒研　南山肉一两，去子，炒焦，研　春柴胡三钱，生晒，研　云茯苓一两，生研　青广皮一两五钱，各半，烘研　法半夏一两，晒研　大白芍一两，生研　粉甘草三钱，生研　炒枳壳三钱

上药依法各研细粉。用陈香橼皮三钱、煨生姜三钱煎汤，加入原醋一两，泛丸椒目大。每晚服一钱五分，开水送下。煎此方约可服两月。

● **案四**　颜幼卿东台儒学巷，二十一岁，父号洧卿，季秋四日

体质木少水涵，重以情怀抑郁，肝木疏泄失[1]职，因而妄行。梦遗频频，经年不已。气液两伤，按脉弦细而数。拟方通摄兼施，补北泻南候正。

大生地五钱　南沙参三钱　川黄连三分，盐水炒　木茯苓四钱　南牡蛎六钱，生研，先煎　熟枣仁三钱　明天冬三钱　女贞子三钱　山旱莲二钱　白知母三钱　丹皮参各一钱　莲心须一钱五分　宁紫淡菜[2]三钱，洗

● **案五**　高致鸿，仲秋八月

蠲[3]饮，流气，散结，开痹。

款冬花炙　紫苏子炒，取净霜　小桂枝生研　绿海粉研入渣内　熟半夏制过　川雅连干姜一钱五分，同生研　净蒌仁去壳油，取霜　云茯苓生研　炒白芥子去油，取净霜　旋覆花生研　北沙参生研　猪牙皂去核子，研，取头末　吴射干生研　化橘红

---

[1] 失，原作"之"，据文义改。

[2] 淡菜：疑为厚壳贻贝 *Mytilus coruscus* Gould 或紫贻贝 *Mytilusgallo provincialis* Lammarck 煮熟去壳的干制品。为介类之一，产近海，壳为三角形，外黑色，内珍珠色，长一寸、高二寸。足根有丝状茸毛，附着于岩石。肉紫红色，其肉体前肉柱小，后肉柱大。味佳，也为珍品。味甘咸，性温，无毒，归肝、肾经。功效补肝肾，益精血，消瘿瘤。主治遗精、虚劳、腰痛、腹中冷气、眩晕、阳痿、盗汗、吐血、崩漏、带下、瘿瘤。

[3] 蠲（juān）：祛除、除去。《素问遗篇·刺法论》："泻盛蠲余，令除斯苦。"《针灸大成》："蠲邪扶正。"

络生研，各半　净麻黄生研　炒熟杏仁去油，取净霜　大白芍生研　粉甘草生研

上药依法研细粉，用生姜汤泛丸绿豆大，晒干密收。每晚临卧服二钱五分，清茶送下。

● 案六　□有吾宝约三岁，季秋廿二日

血海素荡，汛事[1]先期，劳倦郁勃[2]，都足以使肝木有太过之疏泄，淋露久而不止，腰酸脉涩。治先养营领肝镇摄法。

熟地黄五钱　菊花炭五钱　荆芥炭三钱　蒲黄炭三钱　煨明天麻八分　好醋一匙　大白芍三钱　清阿胶三钱，化，和服　粉甘草四分　白归身一钱五分　佛手柑一钱　震灵丹一钱五分，随药服。

季秋二十五日：两进安营镇定，淋露止，余证亦佳。唯阴气不足，带脉为患，是其宿疴，以致腰肢酸痛。治与通摄兼施。

大生地□炭，五钱　大麦冬三钱　白茯苓三钱　丹皮一钱五分　西洋参七分，切片，另煎　桑寄生一钱五分　山萸肉二钱　淮山药三钱　生牡蛎六钱，杵，先煎　泽泻一钱五分　白知母三钱，黄柏八分，盐水同炒　宁紫淡菜三钱

● 案七　戴启安如皋，约廿岁

体质木少水涵，虚风易溏[3]。胃液因而不充，形瘦气喘，饮食不丰，眩晕易作，腰骨不时作痛。舌光，脉小数。此非旦夕可以图奏功，拟先清上益下徐图。

南沙参三钱　川贝母一钱五分　生石决明六钱，杵，先煎　耳环斛[4]一钱五分

---

[1] 汛事：月经。《王氏医案绎注·卷二》："李氏女素禀怯弱，春间汛事不行，胁腹聚气如瘕，减餐肌削，屡服温通之药，至孟秋加以微寒壮热，医仍作经闭治。"

[2] 郁勃：郁结壅塞。《类证治裁·眩晕论治》："良由肝胆乃风木之脏，相火内寄，其性主动主升，或由身心过动，或由情志郁勃……以至目昏耳鸣，震眩不定，甚则心悸舌辣，肢麻筋惕，寐不成寐，动则自汗，起则呕痰。无痰不作眩。此《经》所谓诸风掉眩，皆属于肝也。"《程杏轩医案·鲍禹京翁夫人厥证治法节略》："厥证妇人常有之，其为情志郁勃，致病显然。"

[3] 溏，原作"搪"，据文义改。

[4] 耳环斛：耳环石斛，又称铁皮兰、铁皮石斛、枫斗，为兰科植物铁皮石斛 *Dendrobium officinale* Kimura & Migo 的鲜品或干燥茎。民国时期，在北方一般称枫斗为耳环石斛，上海、江浙等地多用来自各地的铁皮石斛制成枫斗。加工时，拣长约4厘米的鲜石斛，修去部分须根，洗净，晾干，然后放入铁锅内，均匀炒至柔软，趁热搓去薄膜状叶鞘，放置略通风处，两天后置于有细眼的铅皮盘内，下面用适当的微火，在离盘约一尺处，微微加温，用手使之弯成螺旋形或弹簧状，再晾干，如此反复进行2～3次，至干燥为止。

杭菊花一钱五分   海蜇三钱，切洗   宁紫淡菜三钱   霜桑叶二钱   粉甘草四分   生大

白芍二钱   酸枣仁三钱   炒黑山栀三钱   蒲荠三枚，洗煎

● 案八   沈左十六岁，孟冬廿六日

力作致伤，营气瘀阻上脘。有形如掌，其痛拒按，业经两旬，身半以上亦

酸痛，日晡寒热。治先宣络散结。

旋覆花一钱五分，绢包   制延胡索一钱五分   左秦艽一钱二分   川黄连三分，干姜

二分，同杵   当归须一钱五分   紫金锭二分，磨汁和服   紫苏叶一钱五分   法半夏一钱

五分   桃仁泥一钱五分   化橘红一钱   制乳香一钱五分   天仙藤一钱五分

● 案九   王又安，孟冬二十日

痢疾后中气大伤而宿垢未净，每更衣必带有少许白垢。舌苔满布厚腻，上

罩浮灰。胃腑清阳之气显有障碍，脉右弱左部不静，亟应上祛痰热，中祛湿

热，以免浸渍日久，变化䐜胀[1]之弊为要。

绵茵陈一钱五分   赤白茯苓四钱，各半   新会皮一钱五分   焦楂肉三钱，去子

炒黑山栀三钱   长须麦芽三钱   生白苡仁四钱   采云曲[2]三钱   熟半夏一钱五分

白蒺藜三钱，去尖   炒焦黄柏一钱五分   车前子一钱五分

孟冬二十四日：□进宣化湿浊，调和脾胃法，甚合机宜，舌腻大退，惟脉

细小弱，中气未能遂复，原法进步。

南沙参三钱   淮山药三钱   炒焦麦芽三钱   扁豆皮三钱   炒冬瓜子三钱   炒苡

仁三钱   云茯苓三钱   新会皮一钱五分   土炒野於术一钱五分   粉甘草四分   炒焦

黄柏一钱五分

---

[1] 䐜胀（chēn zhàng）：胸膈胀满之意。《素问·阴阳应象大论》："浊气在上，则生䐜胀。"《类经》："浊阴主降，阴滞于上而不能降，故为䐜胀。"多由脾失健运，消化不良，气机阻滞所致。

[2] 采云曲：建神曲的一种，源于福建漳州的采云居神曲。采云曲与百草神曲、老范志万应神曲等，皆统称为"建曲"，系六神曲的基础上发展而来，但炮制工艺及组方存在差异。《广东文史资料·第38辑》："药肆所售，悉依福建省范志斋、采云居两家方法配造，于古方六味外加入发表攻里等药十数味……"组成：白术、薄荷、六神曲、枳壳（炒）、麦芽（炒）、厚朴（制）、山楂、广藿香、紫苏、肉桂、青皮、羌活、桔梗、木香、白芷、片姜黄、槟榔、甘草、陈皮、草果（炒）、檀香、半夏（制）、茯苓、白芍（炒）等，粉碎成粗粉，过筛，混匀；另取适量麦粉调成稀糊，与以上粗粉混匀，制成颗粒，干燥，即得。功效祛风散寒，健胃消食。主治感受风寒，饮食停滞，胸闷腹胀，呕吐嗳酸，消化不良。

● **案十**　□效仙二妹，孟冬二十三日

郁伤肝络，营气为痹。腹胀有形，将成气鼓[1]之候，暂与宣消徐图。

当归须一钱五分　大丹参一钱五分　金铃子一钱五分　制香附一钱五分　柏子仁三钱　芝麻荄[2]四寸，切　制延胡索一钱五分　旋覆花一钱五分，绢包　老式琥珀五分，擂细，和服　茺蔚子三钱　醋炒柴胡五分　天仙藤一钱五分

季冬五日：疏肝宣络，佐以益气安中。

南沙参三钱　川黄柏一钱，炒　旋覆花一钱五分，绢包　制香附一钱五分，杵　炒金玲子一钱五分　芝麻荄四寸　云茯苓三钱　油桂心二分　肥知母三钱　制延胡一钱二分　土炒於术一钱　路路通二钱

● **案十一**　翟仲宜子，十六岁，大樊庄仲，冬八日

温邪十余日，身热无汗。舌红，中部沙黄，口干脉数。痰热在上，湿热在中，三焦皆为阻痹。证情颇非轻候，拟方希冀速解。

连翘瓣三钱　象贝母三钱　杏仁泥二钱　淡豆豉二钱　炒黑山栀二钱　干荷络一钱　净银花三钱　生苡仁三钱　黄郁金一钱五分　绵茵陈一钱五分　鸡苏散五钱　芦牙八钱

红灵丹[3]一分，随药服。

---

[1] 气鼓：鼓胀之一。指气机郁滞所致的鼓胀。症见胸腹膜胀，中空无物，外皮绷急，叩之有声。甚则腹大皮厚，一身尽肿，青筋暴露，肤色苍黄等。治宜健脾行气为主，如调中健脾丸、消气散（《石室秘录》：白术、薏仁、茯苓、人参、甘草、枳壳、山药、肉桂、车前子、莱菔子、神曲）等方加减。《推拿抉微·气鼓血鼓》："夫气之功用，全赖脾土为之转运，土旺而气乃周流四体；土衰而气遂停中洲，贯注躯壳，充盈腠理，郁而为热，气鼓成焉。"

[2] 芝麻荄（zhī má gāi）：麻秸，为胡麻科芝麻属植物脂麻 Sesamum indicum DC. 的茎。《沈仲圭医书合集·李冠仙黑芝麻荄治肝胃气疼之奇效》："余尝治肝气胀痛，气逆呕吐……但肝为刚脏，治之宜柔。前医所用，皆有刚

意，故肝不受治。宜甘以缓之，兼养阴以平肝，然非兼通气之品，亦难速效，惟通气之药，难免刚燥。偶思芝麻荄外直内通，其色黑，可径达肾，其性微凉，毫无刚意，遂用一枝，助以金橘饼三钱，一服而效，数服全愈。嗣后凡遇肝气必用之，尤不应手，所谓软通于肝最宜也。"

[3] 红灵丹：即绛雪，《霍乱论》方，又名八宝红灵丹。朱砂、牙硝各一两，明雄黄、硼砂各六钱，礞石（煅）四钱，冰片、当门子各三钱，飞真金五十页。研极细末，混匀，瓷瓶紧收，熔蜡封口，毋使泄气。每服一分，凉开水送下，小儿减半。治霍乱痧胀，肢厥脉伏，转筋昏晕，瘴疠时疫，暑毒下痢等症；并治喉痹、牙舌诸病，汤火、金刃诸伤，均搽患处。

●案十二　姜小保新灶，孟冬廿一日

痛痢，赤白后重，肛脱证已经旬，势非轻候。

川黄连三分　银花炭一钱五分　炒枳壳七分　芽桔梗一钱二分　粉甘草三分
南木香五分　莱菔英[1]八分　全当归一钱二分　荆芥穗一钱二分　大白芍一钱八分
关防风一钱二分　炒枯芩一钱　大红鸡冠花一钱二分

●案十三　汪文藻右，孟冬六日

恶寒呕逆均止，瘕聚攻冲，不时结痛。治与辛通苦泄，但非静养徐图
不可。

当归尾一钱五分　云茯苓三钱　制延胡索三钱　紫苏叶一钱五分　制香附一
钱五分，杵　熟半夏二钱　金沸草一钱五分，绢包　炒金铃子二钱，杵　川黄连三
分，肉桂心一分，同煎　广橘皮核三钱，炒杵，各半　大白芍三钱　葱白三茎　新绛[2]
四分

又，孟冬十三日：瘕聚渐小，痛止，冲逆亦平。与通补兼施法。

旋覆花一钱五分，绢包　全当归一钱五分　广橘皮一钱五分　土炒於术一钱五
分　川黄连三分，肉桂一分，同煎　天仙藤一钱五分　云茯苓三钱　香炒仁八分，杵
南洋牡蛎六钱，杵，先煎　大白芍三钱　小香附一钱五分，杵　皂荚弦两条

孟冬十八日：通补获效，原法进步。

生沸草一钱五，绢包　土炒於术一钱五分　云茯苓三钱　川雅连三钱，肉桂心一分
同煎　生牡蛎六钱，杵，先煎　皂荚弦两条　卷柏三钱　全当归二钱　柏子仁三钱
粉甘草四分　大白芍三钱　广橘皮一钱五分　天仙藤一钱五分

---

[1] 莱菔英：即十字花科莱菔 Raphanus sativus L.的基生叶。性味辛、苦、平。归脾、胃、肺经。功效消食理气，清咽和胃，消肿。主治食积气滞，咽痛音哑，下痢赤白，呃逆吐酸，乳房肿痛。

[2] 新绛：即指茜草 Rubia cordifolia L.等初染之丝织品。现今可用茜草以代新绛。《金匮要略·旋覆花汤》："旋覆花三两，葱十四茎，新绛少许。"旋覆花汤在叶天士《临证指南》及清代诸家医方中常见使用，治络瘀肝着之症确有疗效。《本经疏证》："新绛，诸本草皆不载此味，惟《本草拾遗》于虫鱼部下品附有故绯帛。绯帛等味所主，大率多疮肿诸患，盖取其出自蚕，故入虫部，而染绯必以红蓝花，故能入血，合而绛之，则通络之物也。新绛之义应不外此，其所以协葱与旋覆花主妇人半产漏下，则以其本系血肉而染绛，为能行络中之血而不伤矣。"

● **案十四** 毛晋侯，仲冬廿三日

盗汗经旬，衣被尽湿，能食，脉弦细而数。营阴不足，气火妄行。仿当归六黄[1]法为治。

全当归一钱五分　大生地五钱　川黄柏一钱五分　炒黄芩一钱五分　大白芍三钱　浮小麦四钱　熟枣仁三钱　小川连四分　麻黄根八分　粉甘草一钱　绵黄芪三钱　红枣三枚

仲冬廿五日：两进泻火补肝法，寝汗渐收，脉仍细数。今日齿龈且觉浮痛，其为肝虚火升，奚拟原方参镇养。

大生地五钱　熟枣仁三钱　生牡蛎六钱　片子芩一钱五分　山旱莲三钱　浮小麦四钱　女贞子三钱　木茯神三钱　川雅连三分　生鳖甲六钱　大白芍三钱　莲心八分　宁紫淡菜三钱，洗

● **案十五** 周右，仲冬八日

外寒里湿，腹鸣气坠，自利不爽，舌白。

广藿香一钱五分　紫苏叶一钱五分　焦山楂三钱，去子　福泽泻一钱五分　范志曲[2]三钱　制根朴一钱五分　新会皮一钱五分　云茯苓三钱　大腹绒一钱五分　炒苍术一钱五分　粉甘草五分　姜皮三分　莱菔英一钱

● **案十六** 徐左，仲冬卅日

感后余热，留于胆胃之间，眠食皆失其常度，宜兼治之。

---

[1] 当归六黄：《兰室秘藏》方。当归、生地黄、熟地黄、黄柏、黄芩、黄连各等份，黄芪加一倍。研为粗末，每服15 g，食前服。小儿减半。功效滋阴清热，固表止汗。主治阴虚有火，盗汗发热。

[2] 范志曲：即建曲。《本草纲目拾遗·卷五》："范志斋蔡协德住泉州府城西街东塔前，向造百草神曲，即今建曲。每个重半斤或四两。乾隆辛卯五月蔡氏正造曲，忽有一客至，视百草而叹曰：当今男妇老幼秉气衰薄，百草恐伤元气。予有奇方，共药九十六味，配合君臣佐使，另加十二味青草、紫苏、薄荷等物，

捣烂煎汤，合共一百零八味。制为小方块，每块一两，按端午及六月六日诸神会聚，皆可依法制造。药性平和，气味甘香，远行者宜备。可以代茶常服，大人每服三钱，水一碗煎七分。小儿每服一钱五分，水一茶盅，煎六分半，饥饱时服，忌生菜。惟孕妇不可服。此药切片煎汤，药渣不散，须认形色淡黄者为真。"《医药学家曹炳章方药论著选》："范志曲（本制者名建神曲，又名百草曲，尚可通用。装花纸盒者伪造，禁用）［炳章按］范志曲者，乃福建省泉州县城西东塔前范志斋药铺蔡协德先生发明，采集药草研末造曲，气味清香，销行各省。"

冬桑叶一钱五分　法半夏二钱，拍　炒山栀三钱　酸枣仁三钱，杵　肥白知母三钱　鲜竹茹一钱五分　丹皮参各一钱二分　木茯神四钱　炒枳壳八分　粉甘草四分　薄橘红八分　莲子心八分

又，季冬二日：前方获效，仍宜泄胆热和胃阴。

南沙参三钱　浙贝母三钱　木茯神四钱　酸枣仁三钱，杵　炒山栀三钱　鲜竹茹一钱五分　大麦冬三钱　丹皮参各一钱二分　白知母三钱　薄橘红一钱二分　粉甘草四分　莲子心八分

庚午年[1]

● 案十七　曾效仙大姑娘，季春十日

心虚停，痰与热相搏。怔忡失寐，脉至弦数，仿寿星丸[2]法徐图。

胆南星一钱　京元参四钱　小川连三分　白知母三钱　丹皮参各一钱　熟枣仁三钱　莲心八分　木茯神四钱　法半夏三钱，拍　薄橘红一钱二分　粉甘草四分　大生地四钱　鲜竹茹一钱五分

● 案十八　□仁昌右，季春十四日

劳伤久嗽，营气两伤。近日痛泻虽减，寒热寝汗，脉虚涩。拟用分投法两治标本。

大白芍三钱　全当归一钱五分　水炙桂枝三分　法半夏一钱五分　红枣三枚　饴糖三钱　黄芪皮[3]三钱　云茯苓三钱　薄橘红一钱二分　粉甘草四分　煨姜二片

代茶方：熟杏仁泥一钱二分　荆芥穗八分　芽桔梗八分　粉甘草三分　广橘红八分　炙款冬花四分　法半夏八分　前胡片八分

---

[1] 庚午年：时当1930年。

[2] 寿星丸：《太平惠民和剂局方·卷一》方。天南星（先用炭火三十斤将地坑烧通红，去炭，将酒五升倾坑内，候渗酒尽，下南星于坑内，以盆盖坑，周围用灰拥定，次日取出为末）一斤，朱砂（另研）二两，琥珀（另研）一两。为细末，生姜汁煮面糊为丸梧桐子大。每服三十至五十丸，食后、睡前石菖蒲、人参煎汤送下。主治因惊而神不守舍，手足抽掣，恍惚健忘，举止失常，神情昏塞。

[3] 黄芪皮：《本草正义·黄芪》："补益中土，温养脾胃，凡中气不振，脾土虚弱，清气下陷者最宜。其皮味浓质厚，力量皆在皮中，故能直达人之肤表肌肉，固护卫阳，充实表分，是其专长，所以表虚诸病，最为神剂。"《麻疹全书·第四卷》："黄芪皮，止盗汗，固肌表，蜜炙最良。"

用开水泡入茶壶，每隔三分钟饮一口，徐徐噙下，由早至晚勿间断。

又，季春廿一日：进建中及开上分投法，咳呛虽减，下午仍有寒热，侵晨汗泄，肠鸣易泻。肺阴既伤，脾阳又薄，乃虚劳证，上损及中之重候。病情甚深，不易调治。

大白芍三钱　香蒿梗一钱五分　小桂枝三分　黄芪皮三钱　云茯苓三钱　煨姜三片　粉甘草四分　生鳖甲五钱，杵，先煎　肥玉竹三钱　法半夏一钱二分，拍　薄橘红一钱二分　饴糖三钱，化服

又，季春念六日：进两调阴阳法，寒热竟退，寝汗亦止，虽属好象，但劳嗽便溏，中虚气弱，久延殊为恶候耳。姑从中治，速就高明好幸。

大白芍三钱　水炙桂枝二分　淮山药三钱，生　南沙参三钱　粉甘草四分　莲子心六枚　白扁豆皮三钱　炒黄玉竹三钱　云茯苓三钱　生谷芽三钱　生冬瓜子三钱，杵

●案十九　蒋藩伯室，季春二十一日

临娩受寒，娩乘阳明之虚而为呕吐。曾经恶寒，继则心摇，头眩，目闭，神怯。视其舌苔光滑润，按脉细濡，此属虚中夹实之象。暂拟标本两治，希冀呕眩速止为要。

熟半夏一钱五分　西洋参八分，切片　云茯苓三钱　紫背苏叶一钱五分　鲜生姜三片　代赭石四钱，杵，先煎　旋覆花一钱二分，绢包　广橘皮一钱　灶心土五钱

●案二十　袁亮臣子，季春廿六日

壮热有汗，头痛呕逆，病起骤暴。应从时疫中之所谓脑膜炎治。

黄菊花一钱二分　龙胆草五分　冬桑叶一钱二分　淡豆豉一钱八分　薄橘红八分　鲜竹茹五分　鲜荷尖一钱　炒黑山栀一钱五分　川黄连三分，姜汁炒　粉甘草三分　苦丁茶八分

季春廿七日：气火已平，诸证皆退，舌燥口干。治宜润降。

瓜蒌皮一钱五分　冬桑叶一钱二分　炒枳壳五分　黄郁金一钱二分　浙贝母二钱　湖丹皮一钱　鲜竹茹五分　嫩芦芽五钱　川黄连三分，入煎　炒黑山栀一钱五分　鸡苏散三钱

●案二十一　■左，孟夏十二日

时气乘于厥阴之络，其淋先血后溲，溲则剧痛，外为寒热头疼，脉息浮

弦，非轻候也。

黄菊花一钱五分　龙胆草一钱五分　春柴胡一钱　大贝母三钱　小生地五钱　丹皮参各一钱五分　灯心一分　炒山栀三钱　淡豆豉二钱　净银花四钱　净连翘三钱　鸡苏散四钱　连须葱白三个　当归龙荟丸六钱

今明日分两次，每服三钱，茶下。

● 案二十二　丁奶奶，孟夏十二日

进清营泄湿法。痛减，溲血亦减。惟肝肾久病，道路深远，只合通摄徐图，少佐清上，以兼有风热在脑之见证故也。

大生地五钱　白知母三钱　黄柏一钱，盐水同炒　白茯苓三钱　丹皮参各一钱五分　淮山药三钱　车前子三钱，绢包　福泽泻一钱五分　山萸肉二钱　怀膝炭三钱　黄菊花一钱五分　冬桑叶三钱　莲子心八分　当归龙荟丸三两，每晚服三钱，开水送下

又，季夏一日：水亏木旺之躯，淋浊新愈，湿热未清，风阳易起。应与标本两治之。

南北沙参一两五钱，生研　冬桑叶一两五钱　云茯苓一两五钱，生研　小川连三钱，生研　粉甘草五钱，生研　制首乌一两五钱　肥知母一两五钱，焙脆，研　丹皮参一两，各半　秋槐花一两，炒研　大小生地[1]四两，炒脆，研，各半　大白芍一两五钱，生研　薏苡仁一两五钱，生研　川黄柏八钱，炒研　小料豆八钱，生研　肥玉竹二两，切研　黄菊花一两五钱，焙研

上各药依法制细粉，以广橘皮一两煎汤，泛丸绿豆大，晒干密收。每晚临卧服二钱，开水送下。

● 案二十三　仇奶奶，孟夏十七日

风木用事，口眼㖞斜，肢麻头眩，脉弦，不静。老年痹中，恐其倾跌致变，慎之，慎之。

---

[1] 小生地：小生地系取地黄 *Rehmannia glutinosa* Libosch. 之细小而长的根茎，经洗净润透，切成约三分厚片而入药者。因原药材个体细小如根，故称细生地、根生地。功效同干地黄，然气味较之为薄，宜用于当滋阴养血而又恐胃弱易腻者。《本草便读》："细生地柔细和营，在外证可以养阴不腻。"《温病条辨》增液汤中与玄参、麦冬配伍，用治阳明温病，无上焦证，其人阴素虚、数日不大便、不可用承气者。

黄菊花一两五钱　钩藤钩三钱　生粉甘草五分　白知母三钱　京元参四钱　熟枣仁三钱　大生地五钱　生鳖甲五钱，杵，先煎　生大白芍三钱　浙贝母三钱　炙僵蚕五钱　藕皮一两　海蜇三钱，洗切　蒲荠二枚

● 案二十四　■，季夏六日

赤白痢[1]将近一载，舌苔腻布，胃腑不清。非旦夕可却之候，姑且先从气分治。

焦楂肉三钱　制川朴一钱五分　白桔梗一钱五分　赤白茯苓一两，各半　熟半夏一钱　干莱菔英一钱　采云曲三钱　炒枳壳一钱　水炙防风一钱五分　广橘皮一钱五分　粉甘草四分　炒焦麦芽二钱　煨南木香五分

另服寸金丹[2]三钱，开水服两付。

● 案二十五　□□溪子，仲夏六日

牛痘在上浆[3]回靥[4]之际，痘毒上攻入目，致成白内障，肌体时热，腹部时胀，神态诸多不安，应从肝肺两经治之。

---

[1] 赤白痢：病名。指下痢黏胨脓血，赤白相杂。《素问》中称"注下赤白""泄注赤白"。《诸病源候论·痢病诸候》："赤白痢候，然其痢而赤白者，是热乘于血，血渗肠内则赤也；冷气入肠，搏肠间，津液凝滞则白也。冷热相交，故赤白相杂。重者，状如脓涕而血杂之，轻者白脓上有赤脉薄血，状如脂脑。"亦有以伤气伤血分赤白者。《医林绳墨·痢》："痢虽有赤白二色，终无寒热之别。白者湿热伤气，自大肠来；赤者湿热伤血，自小肠来；赤白相杂，气血俱伤，亦兼气血两治可也。"治宜清热化湿，消导积滞，调气行血。常用白头翁汤、洁古芍药汤、香连丸、枳实导滞丸等方。

[2] 寸金丹：《医方一盘珠·卷八》方。藿香、苍术（土微炒，去油）、川厚朴（去粗皮，锉片，姜水炒）、陈广皮、吴神曲（炒黄色，勿令焦）、紫苏叶、生白芍、赤茯苓、桔梗、白芷、法半夏各五钱，砂仁（微炒）三钱，广木香（不见火，研为末）三钱。上为细末，外

用钩藤钩一两，薄荷一两，浓煎去滓，酒水为丸，每丸重五分。姜汤送下。

[3] 上浆：《儿童传染病·天花》："天花乃急性传染病，其特征即于皮面发生痘疮，其疮始为丘疹，次成疱疹，继则上浆而变脓疱，卒乃结痂，经过一定之程序。"《温病条辨·治痘明家论》："痘本有毒可解，但须解之于七日之前，有毒郁而不放肥，不上浆者，乌得不解毒哉！"《知医必辨·杂论》："即如治天花，果能升透如花之发旺，自然上浆结痂，无不顺吉。"

[4] 回靥（huí yè）：即收靥。痘至收靥，为毒尽将愈的征象。《痘科类编释意》："痘至九日、十日之间，脓浆满足而色苍蜡者，必发热熏蒸，此回浆之候也，俗名谓之烧浆，又谓之干浆。盖真阳运化，其水自消泺而收靥矣。若及时回浆，当靥而不靥，其人身凉而手足冷，脉来沉迟者，此元气不足，虚寒证也。"须大补气血而助之收结，用八珍汤；如当靥不靥，其人壮热，烦渴，脉来洪数，为热毒熏蒸而不靥，宜清凉退热，则痘自收靥。

黄菊花一钱二分　大白芍三钱　密蒙花四分　芫蔚子一钱二分　冬桑叶一钱五分　鲜枸杞叶[1]廿片　炒黑山栀一钱　浙贝母一钱五分　鸡苏散三钱　龙胆草五分　木贼草五分　灯心半分　羚羊汁一分, 和服

案二十六　沈照延女, 大尖, 仲夏十二日

鼻衄与肿胀, 互为起伏, 肿胀消而鼻衄后作。内热骨燔, 有时寒热交发, 舌干, 脉弦数。治取足三阴经。

生鳖甲八钱, 杵, 先煎　山萸肉一钱　川黄连五分, 入煎　白茯苓三钱　京元参四钱　丹皮参三钱, 各半　香青蒿三钱　大生地五钱　淮山药三钱　福泽泻一钱五分　肥白知母三钱, 川黄柏一钱五分, 盐水同炒　淡和石三分, 和服　莲心八分

又, 仲夏念二日: 进补水泄木降火法, 衄血竟止, 形神亦转阴伤阳浮之候。拟从原意为之。

大怀生地五钱　山萸肉二钱　丹皮参三钱, 各半　福泽泻一钱五分　炒天麦冬二钱, 各半　清阿胶三钱, 和服　生鳖甲八钱　京元参三钱　云茯苓三钱　知母肉三钱, 黄柏一钱盐水炒, 同煎　川黄连四分　宁紫淡菜七分　莲心八分

案二十七　曹肩吾室, 季夏十八日

肝为藏血之脏, 血不足而燥起, 燥既久而风生, 疏泄之令妄行, 当汛经旬不已, 腑泌, 脉小数。治宜润降中佐柔养。

大怀生地五钱　小川连四分　清阿胶三钱, 化服　黄浙菊花一钱五分　炒焦黄柏一钱五分　夜交藤一钱五分　生大白芍二钱　明天麻一钱　炒槐花炭三钱　肥白知母三钱　郁李仁三钱　宁紫淡菜三钱

案二十八　张右, 季夏廿七日

肝阴不足, 冲气有余, 汛不及期。拟方刚柔相济, 升降兼调之。

大生地五钱　大白芍三钱　川黄连三分, 吴萸一分, 同煎　春柴胡一钱　白茯苓

---

[1] 枸杞叶: 茄科植物枸杞 *Lycium chinense* Mill. 及宁夏枸杞 *Lycium barbarum* L. 的嫩茎叶。味苦、甘, 性凉。归肝、脾、肾经。功效补虚益精, 清热明目。主治虚劳发热、烦渴、目赤昏痛、障翳夜盲、崩漏带下、热毒疮肿。

三钱　月月红[1]三朵　当归身一钱五分　丹皮炭一钱　淮山药三钱　福泽泻一钱五分　山萸肉二钱　佛手八分

● 案二十九　□□，孟夏三日

叠次患病，未能肃清，加以时感外乘，湿热内蕴，身热吐利，头倾神靡，证情非小，湿温可虑。

云茯苓一钱八分　法半夏一钱二分　薄橘红一钱　炒黑山栀一钱五分　箱通草五分　绵茵陈一钱二分　香佩兰一钱五分　天水散三钱　淡豆豉一钱五分　鲜藿香叶五片

另服红灵丹一分。

● 案三十　■保，孟夏四日

证情郁而不达，上半汗多，下半无汗，神烦气促，乃结胸重证，速退乃幸。

川黄连三分，姜片炒　香佩兰一钱　薄橘红一钱　绵茵陈一钱二分　炒山栀一钱五分　浙贝母二钱　小木通一钱　黄郁金一钱　淡豆豉一钱五分　鲜竹茹一钱

另服清心牛黄丸[2]一粒。

● 案三十一　刘左，孟夏卅日

曲蘗[3]伤中，湿热以聚，郁怒伤肝气，日以痹，致成单胀[4]重候。病已百日，年逾五旬，不易获效，殊可虑耳。

旋覆花一钱五分，绢包　川黄连四分，肉桂三分，同煎　白茯苓四钱　炒黄柏一钱

[1] 月月红：即蔷薇科月季花 Rosa chinensis Jacq.。《本草纲目·月季花》："月月红……处处人家多栽插之，亦蔷薇类也。青茎长蔓硬刺，叶小于蔷薇，而花深红，千叶厚瓣，逐月开放，不结子也。"性温，味甘、微苦，归肝经。功效活血调经，消肿解毒。常用于治疗月经不调，胁痛，身痛，闭经；也可用于瘰疬，跌打损伤，瘀血肿痛，痈肿，烫伤等。

[2] 清心牛黄丸：《证治准绳·类方》第八册方。胆南星、黄连各一两，牛黄二钱，当归身、甘草、朱砂各半两。为细末，汤浸蒸饼为丸绿豆大，每服五十丸，临卧唾津咽下。功效消心开窍豁痰。主治舌纵口角流涎不止，口目

喎斜，手足痿软。

[3] 曲蘗：指酒。《晋书·孔群传》："尝与亲旧书云：'今年田得七百石秫米，不足了曲蘗事。'"《冯氏锦囊秘录·伤食大小总论合参》："曲蘗者，以米与水在瓷缸中，必藉曲以酿成酒，必藉蘗以酿成糖，脾胃在人身非瓷缸比，原有化食之能，今食不化者，因其所能者病也。"

[4] 单胀：即单腹胀大。独腹部肿大，而躯体四肢皆消瘦，称为单腹胀大。《医门法律》："凡有癥瘕积聚痞块者，即呈胀病之根，日积月累，腹大如箕，腹大如瓮，是为单腹胀。"

五分　山苦参三钱　陈香橼皮三钱　制根朴一钱　香砂仁八分　紫苏叶一钱五分　白知母一钱　大腹皮一钱五分　田字草[1]四钱

小温中丸[2]一两，每日早晨服二钱五分，开水送下。

● **案三十二**　吴虎川，凤凰垛，仲夏四日

寒热经旬，有汗不解，每日朝轻暮重，头痛肢酸，舌苔白润。治先宣解，毋使湿热缠绵致害。

杏仁泥三钱　生苡仁四钱　淡豆豉三钱　薄橘红一钱五分　寒水石四钱，桂枝尖二分，同杵　鸡苏散五钱　干荷络一钱五分　老蔻仁一钱五分，杵　法半夏三钱，拍　炒山栀三钱　绵茵陈三钱　片通草八分　晚蚕沙三钱

二帖加佩兰三钱，去通草、桂枝、寒水石。

● **案三十三**　王左，仲夏十二日

饮邪射肺，触感而发。半月以来，寒热咳嗽，喜饮沸汤。治与通阳化饮兼解表邪。

制半夏三钱　旋覆花一钱五分，绢包　大豆卷三钱，生用　小桂枝七分　前胡片一钱二分　干莱菔英一钱　云茯苓四钱　天水散四钱　炒熟杏仁泥三钱　紫苏叶一钱五分　化橘红一钱五分　干荷络一钱五分

□三日加淡豆豉三钱、炒山栀三钱、佩兰叶一钱五分，去前胡、紫苏、大豆卷。

---

[1] 田字草：蘋科植物蘋*Marsilea quadrifolia* L.的全草。《本草纲目》："蘋本作薲。《左传》：蘋蘩蕴藻之菜，可荐于鬼神，可羞于王公。则薲有宾之之义，故字从宾。其草四叶相合，中折十字，故俗呼为四叶菜、田字草、破铜钱，皆象形也。诸家本草皆以苹注水萍，盖由苹、萍二字，音相近也。"味甘，性寒。归肺、肝、肾经。功效利水消肿，清热解毒，止血，除烦安神。主治水肿，热淋，小便不利，黄疸，吐血，衄血，尿血，崩漏白带，月经量多，心烦不眠，消渴，感冒，小儿夏季热，痈肿疮毒，瘰疬，乳腺炎，咽喉肿痛，急性结膜炎，毒蛇咬伤。

[2] 小温中丸：《证治准绳·类方》卷二引丹溪方。组成：陈皮、半夏（汤泡，去皮脐）、神曲（炒）、茯苓各一两，白术二两，香附子（不要烘晒）、针砂各一两半（醋炒红），苦参（炒）、黄连（炒）各半两，甘草三钱。上为末，醋、水各一盏，打糊为丸如梧桐子大。每服七八十丸，白术六钱、陈皮一钱、生姜一片煎汤送下。病轻者服此丸六七两，小便长；病甚服一斤，小便始长。主治胀因脾虚不能运化。

● 案三十四　■保，仲夏十九日

痧斑[1]内伏，毒不外透，下为自利频仍，上则咳嗽声哑，身热肢冷，神烦，舌光，证象危险。亟拟古方羚羊角散合败毒汤[2]治之，能于一周之内转机乃幸。

羚羊角四分，先煎　芽桔梗一钱二分　关防风一钱二分　前胡片一钱　净银花三钱　干荷络一钱　荆芥穗一钱二分　粉甘草三分　煨葛根一钱五分　净连翘一钱五分　熟杏仁泥一钱五分　干浮萍四分

● 案三十五　■仲夏十六日

以肝血不调之躯，着暑湿杂感之邪。发热经旬，暮尤为甚。头微痛，脉浮弦，治先解外。

苏荷尖一钱二分　淡黄芩一钱二分　淡豆豉二钱　天水散四钱　象贝母三钱灯心一分　熟半夏三钱，拍　炒山栀一钱五分　薄橘红一钱五分　春柴胡一钱二分青荷叶一角

二帖加丹皮一钱、木通一钱，去豆豉。

● 案三十六　周左，仲夏十八日

中虚气弱之体，近感风暑湿杂合之邪。寒热头痛，肢体酸楚，肠鸣腹痛，咳嗽有痰。应与先治其标。

绵茵陈一钱五分　薄橘红一钱五分　法半夏一钱五分　白茯苓三钱　生苡仁四钱　姜皮一分　小桂枝七分　黄菊花一钱五分　前胡片一钱五分　天水散四钱　大豆卷三钱　干荷络一钱五分

---

[1] 痧斑：即瘰痧。痧即疹，《临证指南医案》邵新甫按："痧者，疹之通称，有头粒而如粟象，瘰者，即疹之属，肿而易痒。"瘰痧，病证名，痧证之一。《杂病源流犀烛·痧胀源流》："瘰痧，头眩眼花，恶心呕吐，身有紫斑，痧在血肉，急用刮放，迟则渐入于里，必生变症。"宜清凉至宝饮等方。

[2] 败毒汤：《喉痧症治概要》方。荆芥穗、板蓝根各一钱半，薄荷叶一钱，炙僵蚕、赤芍药、益母草、浙贝母、连翘、生蒲黄各三钱，熟石膏四钱，炒牛蒡子二钱，生甘草六分。水煎服。功效透疹解毒，散结消肿。主治痧麻未曾透足，项颈结成痧毒，肿硬疼痛，身热无汗之症。如大便泄泻，去牛蒡子、石膏，加葛根、黄芩、黄连。

● **案三十七　陈姑娘，仲夏念四日**

营气逆乱，脘痛鼻衄，汛事不至，内热。宜善调之。

旋覆花一钱五分，绢包　醋炒箱黄炭一钱五分　青蒿梗二钱　白知母三钱　黄郁金一钱五分　熟桃仁泥一钱五分　金铃子一钱五分，炒杵　丹皮炭一钱五分　泽兰叶一钱五分　延胡索一钱五分　大生地四钱　白茅根四钱　茜根一钱五分

● **案三十八　程左，仲夏念六日**

前进辛散凉泄，疟时较小热升，鼻衄。治取少阳，阳明两经。

生熟石膏六钱，杵粉　湖丹皮一钱　炒山栀一钱五分　法半夏一钱五分　冬桑叶一钱五分　青竹叶三十片　白知母三钱　象贝母三钱　益元散三钱　黄郁金一钱五分　青蒿珠[1]一钱五分　白茅根三钱

廿七日：加姜汁炒黄连三分、小木通一钱、荷梗一尺、佩兰一钱五分，去石膏、竹叶、白茅根。

● **案三十九　单仲图，仲夏念六日**

积劳伤中，兼感外寒，反胃旧疾，因而举发，形寒腹痛，呕吐神疲，脉息弦迟。治先通阳化浊。

旋覆花一钱五分，绢包　淡吴萸珠八分　四制香附米一钱五分　云茯苓四钱　公丁香五分　开口川椒目二分，炒出汗　新会皮一钱五分　醋煮半夏三钱　醋制五灵脂三钱　淡附片一钱　路路通三钱　千捶花[2]八分　鲜生姜一钱，杵

● **案四十　■小保，仲夏念九日**

襁褓患疟，失于调治，加感新邪，神情陡变，气急呻吟，机窍欲闭，证情

---

[1] 青蒿珠：即青蒿子，为菊科植物黄花蒿 Artemisia annua L.的果实。原植物全国大部分地区有分布。本品味甘，性凉。功效清虚热，凉血，明目。主治劳热骨蒸、盗汗、积热眼涩等证。《本草纲目》："功同叶"。《日华子本草》："明目，开胃，炒用；治劳，壮健人小便浸用；治恶疮、疥癣、风疹，杀虱，煎洗。"临床尤多用于劳热骨蒸，单用煎服或童便浸渍后用。

[2] 千捶花：即木工的凿柄木。《卫生易简方·难产》："用千捶花，即凿柄蓬头烧灰存性，为末，急流水调下。"《奇效简便良方·卷二》："反胃噎疾，千捶花（即凿柄木），烧灰酒服。"《本草纲目·卷三十八》有"凿柄木"，一名千椎草，其附方所引亦为《卫生易简方》。

重险可虑。

　　浙贝母一钱五分　炒山栀一钱五分　淡豆豉一钱五分　法半夏一钱　杏仁泥一钱　姜皮一分　茶叶八分　黄郁金一钱　益元散三钱　薄橘红八分　黄菊花一钱

　　飞龙夺命丹一分，开水另服。

● **案四十一　□子云，季夏九日**

　　春间患痢，夏月始行调治。既未能慎戒口腹，而服药又或断或续，以致病根日深，营气日耗。近来红痢虽减，痛坠虽轻，而头眩神靡，每晚腹部且觉膜胀。脾土虚而肝木来乘，此岂小恙。舌苔白，脉弦细，似此通则拟虚，补则助壅，均有未妥。惟有采疏补兼施之法以应之，尤应谢绝□劳，慎重餐卫[1]，庶可与药物兼功。忝叨爱末[2]，故不惮烦而屡进忠告。然而管窥之见未免狃[3]于一偏，深愿就正有道，俾获良方，以图补救，幸速图之。

　　炒茅术一钱五分　白茯苓五钱　制根朴一钱　川黄连五分，吴萸五分，同研　焦楂肉三钱　炒於术三钱　大白芍五钱　紫苏叶一钱五分　关防风一钱五分　焦麦芽三钱　广橘皮一钱五分　焦黄柏一钱　南木香一钱　香砂仁五分　粉甘草五分

　　上药约重三两，依法研细粉和匀，置瓷器中勿泄气。每日清晨与晚间临卧，各服药粉一钱五分。俱开水调下，逐日勿间，可服十天。

● **案四十二　曹晋卿侄，卅岁，名世荣，仲秋念七日**

　　曩年曾患失血胸痛之病，月前触发迄未得止。心营既伤，内风突起，幻为

---

[1] 餐卫：饮食调养。《答王褒书》："餐卫适时，寝兴多福。"《文十六卷·与叶丈调生论刘悉防温热病书》："今岁暑气早来，惟餐卫珍重是祷。"

[2] 忝叨爱末：即忝在爱末，表示自己能幸运承蒙对方的垂爱。《刘坤一集·致李与吾宫保》："当此奉谕整顿之际，忝叨爱末，敢不直陈。"

[3] 狃（niǔ）：因袭，拘泥。《增订通俗伤寒论·调理诸法》："今之为父母者，不知伤寒食复之利害，但狃于平昔之爱好，止记伤寒之不吃粥饭，而床头果品，枕边酸甜，一概不禁，不知此等滋味，一入胃肠，则稠黏胶结，反助胃火里邪，其害甚于谷气。"《医方考·虚损劳瘵门第十八》："以故历朝名哲，撰述劳瘵方论，往往狃于隅见，大都未纯，求其发理精确，以为来学之准则者，盖无全书焉。今考四十三方，聊实诸证云尔，扩而充之，则变化百出，在人心而已。"

痉厥，作辍无常[1]，入夜烦躁，寤[2]不成寐。按脉极细，左寸独不静。前人所谓厥心痛[3]，又有所谓心厥者，此类是矣。证经匝月，收效诚非易易。姑贡所知，仍候原手订正。

鹿衔草一钱二分　白知母三钱　炒熟枣仁三钱　远志肉一钱二分，炒炭　柏子仁三钱　九节石菖蒲五分，杵　延胡索八分　制乳没各五分　老式琥珀四分，擂细，和服　醋炒川连炭三分　青龙齿五钱，先杵，先煎　朱染灯心半分

廿八日：加生鳖甲六钱（杵，先煎）、大小[4]生地四钱（各半），去鹿衔草。

又，仲秋廿九日：服药以来，夜分已能入寐，痉厥较轻。惟胸痛，吐血未能即已。病居营络，本非旦夕可拔，应从原意徐图。

生鳖甲八钱，杵，先煎　浙贝母三钱　青龙齿五钱，杵，先煎　制乳没各一钱　白知母三钱　九节菖蒲一钱　大小生地五钱，各半　川黄连三分，醋炒　延胡索一钱五分　远志炭一钱二分　钩藤钩三钱　红海蜇三钱，切，洗　蒲荠三枚，拍

卅日：加绿海粉一钱、元参心三钱、丹参一钱，去菖蒲、延胡索。

卅一日：加天麦冬三钱（各半）、瓜蒌仁三钱、莲子心八分，去乳、没、远志、绿海粉。

又廿九日丸方：醋炒五灵脂三钱　真百草霜一钱五分　远志炭一钱五分　姜汁炒川连一钱　青果核炭一钱　九节菖蒲一钱五分　制乳没二钱，各半　制延胡索三

---

[1] 作辍无常：时作时歇、不能持久。《法言·孝至》："或曰：'何以处伪？'曰：'有人则作、无人则辍之谓伪。观人者，审其作辍而已矣。'"《章次公经典医案赏析·头痛》："气血凝滞王女头痛达十年之久，作辍无常，痛剧则呕吐频作，彻夜不寐，痛苦不可名状。"

[2] 寤（wù）：睡醒。《难经本义·下卷》："四十六难曰：老人卧而不寐，少壮寐而不寤者，何也？然：《经》言少壮者，血气盛，肌肉滑，气道通，荣卫之行不失于常，故昼日精，夜不寤也。老人血气衰，肌肉不滑，荣卫之道涩，故昼日不能精，夜不能寐也。故知老人不得寐也。"《医宗必读·汗》："睡则汗出，醒则倏收，曰盗汗。不分寤寐，不因劳动，自然汗出，曰自汗。"

[3] 厥心痛：病证名，出《灵枢·厥病》。因五脏气机逆乱而致的心痛。包括肾心痛、胃心痛、脾心痛、肝心痛、肺心痛等多种心窝部疼痛之疾病。症见心痛彻背，如有物从后触其心，痛如锥刺，休息时减轻，动作时加剧。并可见手足逆冷汗出，面色青黑无神，善叹息，胸腹胀满，眼目直视等症。有寒厥心痛、热厥心痛之分。《校注医醇賸义·厥心痛》："厥心痛者，中寒发厥而心痛也。虽在包络，然已是心之外腑，故手足厥逆，身冷汗出，便溺清利，甚亦朝发夕死，白术四逆汤主之。"《活法机要·心痛证》："热厥心痛者，身热足寒，痛甚则烦躁而吐，其脉浮大而洪，当灸太溪、昆仑，谓表里俱泻之，是为热病。汗不出，引热下行，表汗通身而出者愈也。灸毕，服金铃子散则愈。痛止，服枳术丸，去其余邪也。"

[4] 小：此处原作"生"，据文义改。

钱　老式琥珀一钱　西牛黄三分，另搨，和匀　青龙齿三钱，另研，愈细愈妙　天竺黄一钱五分

上十三味各研细粉。用二冬膏[1]加四□丸做成小种子大，晒干密收。每日三服，每服一钱，茶下。

又，季秋一日：养阴熄风，清营宣络。

大小生地五钱，各半　白知母三钱　醋炒川连三分　元参心三钱　生鳖甲八钱，杵，先煎　灯心五厘　天麦冬四钱，各半　浙贝母三钱　三角胡麻三钱，绢包　瓜蒌仁三钱，杵　莲子心八

● 案四十三　崔小保，西场，季秋十九日

伏邪转痢，大寒大热。曾经发痉，神志昏瞀。病情由经而脏，在势甚非小可。仿喻西昌逆流挽舟[2]法投之，兼佐芳香化浊，以通气滞。

炒银花炭三钱　前胡片一钱　关防风一钱五分　粉甘草三分　荆芥穗一钱二分　干荷叶一钱五分　干莱菔英一钱　白茯苓三钱　芽桔梗一钱二分　炒枳壳一钱二分　川独活一钱

飞龙夺命丹二分，以一半另服，一半贴脐。

● 案四十四　吴右，孟冬，廿八日

素患头风，近染间疟，面黄微浮，脉弦带滑。此风饮内舍，时感外袭所致，宜兼治之。

制南星片一钱五分　法半夏三钱，拍　杏仁泥三钱　紫背苏叶一钱五分　化橘红一钱二分　葵花瓣廿片　制白附子片一钱五分　生粉草四分　黄菊花一钱五分　吴萸珠二分，黄连二分，同煎　姜皮一分　茶叶一钱

---

[1] 二冬膏：《摄生秘剖·卷四》方。天门冬（去心）、麦门冬（去心）各等分。水煎浓缩，加蜜收膏，不时噙咽。主治肺胃燥热，痰涩咳嗽。

[2] 逆流挽舟：对外感夹湿型痢疾的治法。本证除有痢疾主症外，兼有恶寒、发热、头痛、身痛、无汗等表证。用人参败毒散治疗。本方疏表除湿，寓通于散，使表解而里滞亦除。亦即前人所谓从表陷里者仍当由里出表，如逆水中挽船上行之意，故称逆流挽舟。《医门法律·痢疾论》："下痢必从汗，先解其外，后调其内。首用辛凉以解其表，次用苦寒以清其里，一二剂愈矣。失于表者，外邪但从里出，不死不休，故虽百日之远，仍用逆流挽舟之法，引其邪而出之于外，则死证可活，危证可安。"

● **案四十五**　曹晋卿室，孟冬念九日

五旬又三，汛事不去。又不能循行经常之道，至则始胀而微痛。注血甚多，经旬不已。血海既亏，气机又滞。拟方通摄兼施，营气两调。

炒黑大生地炭四分　炒黑蒲黄炭三钱，绢包　大白芍三钱　白当归一钱五分　清阿胶三钱，化服　莲房炭一具，拭去灰，入煎　炒黑荆芥炭一钱五分　煨明天麻一钱　新会皮炭一钱五分　泽兰叶一钱五分　焦楂肉炭三钱，去子　好醋一小匙，和服

六日：加西洋参五分（切片另煎，和服）、黑姜炭五分、炙粉草四分，去蒲黄炭。

● **案四十六**　■，庚午仲冬廿五日

丸方：■地三两　煨明天麻一两　柏子霜一两五钱，去净油　怀牛膝炭一两五钱　粉甘草五钱，炙熟，焙脆，研　■参一两五钱，切■，焙脆研　左秦艽一两，烘研　云茯苓一两五钱，生研　新会皮一两五钱，烘脆，研　炮姜炭三钱　大白芍一两五钱，桂枝一钱五分，同生研　绵黄芪一两五钱，焙脆研　当归身一两五钱，烘脆研　蒲黄炭一两　野於术一两五钱，切研　焦楂炭一两，去子

上药选品依法各制细粉，以凉开水和入米醋二两，泛丸如绿豆大，晒干密收。每晚临卧服三钱，开水送下。照方可服七十余天。

● **案四十七**　杨□梅大媳，季秋十八日

肝气有余，肝血不足。当汛寒热头痛呕逆，此由情怀郁勃而起。造因已久，宜徐图之。

黄菊花一钱五分，炒炭　大白芍三钱，沉香水炒　明天麻八分，煨　代赭石四分　云茯苓三钱　小麦三钱　佛手八分　生石决明八钱，杵，先煎　法半夏一钱五分，拍　金沸草一钱五分，绢包　柏子仁三钱　化橘红一钱　左金丸五分，分两次随药服

又，季秋十九日：血不足易生风，气有余便是火。今日头痛虽减，而干哕仍作。内热舌光，脉至涩数。治宜养肝熄风，佐以苦辛降逆。

制首乌三钱　生大白芍三钱　黄菊花炭一钱五分　广橘皮一钱二分　熟枣仁三钱　炒山栀三钱，杵　小麦三钱　南沙参三钱　生石决明八钱，杵，先煎　冬桑叶一钱五分，炒　川黄连三分，吴萸半分，同煎　木茯神四钱　鲜竹茹一钱二分

又，季秋廿八日：汛事已至，风火已平。近日头眩吐食，带下绵绵，营气

两虚，胃为肝乘。治宜兼调之。

西洋参七分，切片，另煎，和服　大白芍三钱　法半夏一钱五分　云茯苓三钱　北沙参三钱　佛手八分　好醋一匙，和服　吴萸珠四分　炒玉竹一钱五分　广橘皮一钱　佩兰梗一钱五分　旋覆花一钱五分　震灵丹三钱，分两日服

又，庚午季秋八日：调肝胃而资生气，益冲任，以固奇经。

银条参一两五钱，生研　紫石英一两五钱，另研，愈细愈妙　黄菊花一两五钱，焙研　旋覆花五钱，生研　大白芍一两五钱，生研　南洋牡蛎一两五钱，生用，另研，愈细愈妙　西洋参五钱，生研　野於术一两五钱，土炒　云茯苓一两五钱，生研　淡吴萸珠三钱，生研　熟半夏八钱　明天麻八钱，煨熟　当归身一两五钱，烘脆，研　肥玉竹一两五钱，炒，研　广橘皮八钱　粉甘草五钱，生研

上药选品，各研细粉，用凉开水加好醋二两泛丸绿豆大，晒干密收。每晚临卧服二钱五分，开水或清茶送下。约可服七十天。

● 案四十八　刘子云，庚午重阳日

痢疾起于季春至夏月，调治而服药间断，病根益深。及入秋后煎丸兼进，亦颇获效。无如奔走操劳，又不戒口腹，以致诸证退而复进。今则秋气日深，中阳日薄。脾虚肝乘，腹胀日甚，时泻红水。诊脉弦涩，舌苔厚白。似此一误再误，年衰病久，消补两难。兹为亡羊补牢计，惟仍营气两调，肝脾兼治而已。当世不乏名贤，望速就正，以匡不逮[1]，至要至嘱。

土炒於术一钱五分　伽楠香汁二分，和服　大白芍三钱　焦楂肉三钱　奎砂仁八分，杵　薄橘皮一钱五分　红鸡冠花一钱五分　制根朴一钱　炒枳壳一钱　旋覆花一钱五分，绢包　炙防风一钱五分　云茯苓三钱　荷叶烧饭四钱，拭去灰，入煎

又，季秋念五日：叠进苦温，宣化脾阳。稍后腹痛大减，红渐止，惟大便仍溏，时生䐜胀。病经数月，营气重伤。亟须两调肝脾，以杜反复。

野於术一两五钱，□炒　制根朴五钱，选　生苡仁一两，炒研　煨南木香三钱，砂仁三钱，同杵　炒焦麦芽一两五钱　白茯苓一两五钱，生研　茅苍术八钱　全当归一

---

[1] 以匡不逮：在自己能力不足时，请求他人伸出援手。为请人帮忙的谦辞。《湿温时疫治疗法》："今将研究所得，编为四章，条列如下，愿阅者随时赐教，以匡不逮，本会幸甚。"《厘正按摩要术·赤游丹》："然予不敢谓采辑各法，足以告备，俟将汤液方法，蒐集成书，以补是书之阙，就正海内诸方家以匡不逮，斯则纂述之愚忱，不能自己者尔。"

两，土炒　炮姜炭三钱　关防风八钱，焙研　大白芍一两五钱，桂枝水炒　焦楂肉八钱，炒研取头末　苏叶、橘皮一两六钱，烘焙，各半　粉甘草三钱　广藿梗八钱，生研

上各研细粉，以凉开水泛丸，晒干密收。每早晚各服二钱，开水下，约服卅余日。

● 案四十九　陈星斋，庚午小春廿日

积劳太过，中气先伤。经血并耗，清阳不振，浊阴上乘，致有气冲，呕逆，形同噎膈[1]之证。前进通阳镇逆，益气安中，呕止能食，面肿随消，固为大幸。无如真元久匮，根本已摇。脉至弦大，殊乏胃气。而近月以来，鼻流红水，即属脑漏[2]之候。目光锐减，视物不明，更为气脱之兆。命火寝衰[3]，肾水就涸，乃见冲气易升，虚风易动，病根深远，反复堪虞[4]。补救之道，应从三阴设法，然非分别治疗不可。拟方以填摄下元为本，以培中调肝为佐，俾成分工合作之方，冀获殊途同归之效。至于避免忧劳，开展怀抱，尤当十分留意

[1] 噎膈：病名，见《济生方·卷二》。《内经》作隔、鬲、隔中、隔塞、鬲咽。《备急千金要方》称噎塞。又名膈噎、噎、膈、膈气。① 指食入阻隔，未曾入胃即吐出者。《医贯》："噎膈者，饥欲得食，但噎塞迎逆于咽喉胸膈之间，在胃口之上，未曾入胃即带痰涎而出。" ② 指饮食不得下，大便秘结者。《医学入门》："饮食不下而大便不通，名膈噎。" ③ 亦指反胃。《丹溪心法》："翻胃即膈噎，膈噎乃翻胃之渐。" 本病有虚实之分。《金匮翼》："噎膈之病，有虚有实。实者或痰或血，附着胃脘，与气相搏，翳膜外裹，或复吐出，膈气暂宽，旋复如初。虚者津枯不泽，气少不充，胃脘干瘪，食涩不下。虚则润养，实则疏瀹，不可不辨也。" 因忧思而气结生痰，交阻胸膈所致者，治宜解郁化痰，可用五膈宽中散、香砂宽中丸、启膈散等方。因酒色过度，肾阴亏损所致者，治宜滋补肾阴，可用六味地黄丸。因阴虚火旺，瘀热交阻所致者，治宜养阴清火，活血化瘀，可用通幽汤、滋血润肠丸。因津液枯槁所致者，宜生津益胃，可用麦门冬汤。因脾气亏损所致者，治宜益气健脾，可用补气运脾丸。噎膈证古分五噎、五膈及外感噎膈、内伤噎膈。根据病情不同，又有隔食、格气、梅核膈等。

[2] 脑漏：病名。鼻渊的俗称。《景岳全书·鼻证》："鼻渊证，总由太阳督脉之火，甚者上连于脑，而津津不已，故又名为脑漏。"《医醇賸义·脑漏》："脑漏者，鼻如渊泉，涓涓流涕，致病有三：曰风也，火也，寒也。鼻为肺窍，司呼吸以通阳，贼风侵入，随吸入之气上彻于脑，以致鼻窍不通，时流清涕，此风伤之脑漏也。阳邪外烁，肝火内燔，鼻窍半通，时流黄水，此火伤之脑漏也。冬月邪寒，感冒重阴，寒气侵脑，鼻窍不通，时流浊涕，此寒伤之脑漏也。"

[3] 寝衰：逐渐衰减。《古今医统大全·瘿瘤候》："人之气血循环一身，常欲无滞流之患。倘喜怒不节，忧思过度，调摄失宜，以致气滞血凝，而成瘿瘤。既久，血气寝衰，不能攻击，其形坚实，无如之何。"

[4] 堪虞：可虑。《痘疹精详·结痂调治总论》："满面方浆，而天庭先靥，此是元阳剧萎，此症甚是堪虞。"《金匮启钥·证治歌》："阳气不荣于四末，孤阳不生最堪虞。"

为要。

清晨服膏方：大生熟地四两，各半　当归身一两　清阿胶一两五钱，入黄酒一两，溶化收膏　沙苑蒺藜一两　明天麻五钱，煨　天麦冬四两，各半　制首乌一两　肥知母一两五钱，黄柏五钱，同炒　远志筒一两，炙　菟丝子一两　淡苁蓉一两　潞党参一两　云茯苓一两　黄菊花一两　怀牛膝一两　山萸肉一两　绵黄芪一两　柏子仁一两　甘枸杞子一两　北五味子三钱

上药除阿胶外，以长流水泡一宿。煎取净汁，熬渐稠，加青盐三钱化水，并白蜜十两收膏。初服五钱，十天后改服八钱，每日黎明时开水调下。

晚服丸方：北沙参生研　代赭石　乌梅肉炒研　吴萸珠生研　肥玉竹炒研　野於术炒研　露天曲[1]炒研　云茯苓生研　粉甘草生研　旋覆花生研　大白芍生研　新会皮烘研

各研细粉，以凉开水加入米醋二两，泛丸绿豆大。每晚临卧服一钱五分，茶下。

● 案五十　陈星斋，仲冬念九日

操劳抑郁，肝木重伤，逆气因而不平。乘脾犯胃，时胀时呕，由夏入冬，饮食渐少，近至不能纳食。形色两惫[2]，面跗庞然[3]，不时吐出紫瘀。心嘈如饥，脉弦而舌光。显属中阳受挫，营气凋残，而成噎膈之重候。证属不治，姑拟仲圣法应之。

西洋参五分，切片　大白芍二钱　熟半夏二钱，拍　云茯苓三钱　生熟谷芽各三钱　旋覆花一钱二分，绢包　广橘皮一钱二分　代赭石三钱，杵，先煎　吴萸珠三分　煨生姜三片　好醋一小匙，和服

---

[1] 露天曲：由六神曲演变的曲制剂。由党参、露天胶、茯苓、白术、陈皮、甘草，依法制成曲剂。功效健脾和胃。主治脾胃虚弱，痰饮积滞。

[2] 惫（bèi）：衰竭，危殆。《杂病广要·健忘》："健忘者，陡然而忘其事也。皆主于心脾二经，盖心之官则思，脾之官亦主思。此由思虑过多，伤于心，则血耗散，神不守舍，伤于脾，则胃气衰惫而虑愈深，二者皆令人遇事则卒然而遂忘也。"《证治准绳·虚劳》："凡外感六淫，内伤七情，其邪展转乘于五脏，遂至大骨枯槁，大肉陷下，各见所合衰惫之证，真脏脉见则有死期。"

[3] 面跗庞然：即面胕庞然壅。症状名。指面部、足部浮肿，属水肿病常见症状之一。《素问·评热病论》："有病肾风者，面胕庞然壅。"王冰注："庞然，肿起貌；壅，谓目下壅如卧蚕形也。"马莳注："跗，足面也。"

● 案五十一　张恒丰女，　孟春廿三日

经痹起于去秋。疹缓失调，营卫两伤，汛事日少。舌光，脉细数。治与疏养，缓图。

黄菊花一钱五分　生鳖甲八钱，杵，先煎　左秦艽一钱二分　白苡仁四钱　川独活三钱　晚蚕沙三钱　八楞麻三钱　大生地五钱　宣木瓜八分　川怀牛膝三钱　全当归一钱五分　丝瓜络一钱五分

又，仲春一日：络痛渐止，营热未清，治宜柔养，佐以疏达。

大生地五钱　生鳖甲八钱，杵，先煎　炒焦黄柏一钱　川怀牛膝三钱，各半　黄菊花一钱五分　玫瑰花三朵　大白芍三钱　白知母三钱　明天麻一钱，煨　首乌藤三钱　白蒺藜三钱，去尖　藕节二两，切片

● 案五十二　王文勋，仲春一日

脉弱形瘦，神惫色萎，乃劳伤不逮之躯。遽尔口瘖[1]不能语言之，仅嗫嚅[2]而已。心营即耗，肾水又亏。值此春节将近，春气已萌之候，何以能胜其泄泻。危证虽挽，耑候[3]明裁。

柏子仁三钱　湖丹皮一钱二分　远志筒一钱五分，炙　南洋牡蛎八钱，杵，先煎　粉甘草四分　莲子心八分　大生地五钱　云茯苓四钱　大白芍三钱　西洋参五分　酸枣仁三钱，炒　败叫子[4]一枚

---

[1] 瘖（yīn）：同暗，哑，不能说话。《家用良方·治小儿各症》："凡遇经浆并行，而忽口瘖不能言者，此乃血去少阴之脉，不能上荣于舌也。宜先以当归养心汤主之，待其能言之后，再以十全大补汤治之，或以猪心血调服亦可。"《王孟英医案·诸痛》："至于音瘖不能出声，仰卧不能反侧，坐起则气逆如奔，便溺不行，汤饮不进者，已三日矣。"

[2] 嗫嚅：口动，吞吞吐吐，想说又停止。《侣山堂类辩》："卢晋公事粮道，患内闭溺不得下，势甚呃。诸医皆束手，晋公先生以人参、麻黄各一两定剂，诸医嗫嚅，不敢谓是。粮道不疑，而饮其药，不逾时溺下，粮道喜，以千金赠晋公。"

[3] 耑候：专候。书信用语，谓特地写信问候。

[4] 败叫子：唢呐上废弃叫子。《古今医案平议·感冒失音》："顾按治暗用败叫子、芦衣。固举世所谓叶派之新发明也，三家伪案之类，几以为奇珍。"

● **案五十三** 陈星斋，孟春廿六日。

脉左沉细，右弦数。真阴内竭，厥阳上升，肺金受其消铄[1]，治节无权，是以肢面消肿，不得卧。近日有咽喉溃痛之端，似此危机毕现，恐不待立春大节而生暴变。指日大雪将临，在势已不易渡过。若以治法而言，虚火非泻药能平，始仿古人壮水[2]成例以应之。取其热有化气之功，又不仅制火而已也。

知柏地黄丸二两，以一丸改为三丸，既便吞服且易消化。每日清晨及深更各服三钱，雪羹汤送下。

辛未年[3]

● **案五十四** □干臣子，孟春四日

客腊感冒，失于清理，痰滞闭结。后感新寒，寒热咳嗽，气息短促。舌苔厚腻，治先疏解。

紫苏叶一钱二分　熟杏仁泥一钱二分　法半夏一钱二分，拍　白桔梗八分　前胡片八分　葱白三个　淡豆豉一钱五分　薄橘红一钱　炒枳壳八分

灵宝如意丹[4]九粒，先服。

● **案五十五** 崔姑娘，卅四岁，西场，孟春八日

哮喘病根起于鬌齓[5]，伏饮结为窠囊，感寒即发。客腊至今，有加无已。

---

[1] 消铄：疑为消杀，消除，抵消。《内经博议·为运为气五六说》："于是五行物类之生成消杀，恒乘于六气之进退盛衰。"《医余·养性篇》："凡阳气生养，阴气消杀，和喜之徒，其气阳也。"

[2] 壮水：治则。出《素问·至真要大论》王冰注语。后人简称为壮水制阳或滋水制火、滋阴抑火。是治求其属的治法，即用滋阴壮水之法，以抑制阳亢火盛。肾主真水，肾阴不足，则虚火上炎，出现阳偏亢之象。症见头晕目眩，腰酸足软，咽燥耳鸣，烦热盗汗等，此非火之有余，乃水之不足，故必须滋养肾水，用六味地黄丸、左归丸治疗。

[3] 辛未年：时当1931年。

[4] 灵宝如意丹：疑为《理瀹骈文》方。《理瀹骈文·六淫》："瘴亦热病，即暑湿所蒸山岚之气也。灵宝如意丹吹鼻，用茅山术六两，真藿梗三两，真蟾酥、沉香、檀香、丁香、木香、麝香、明雄、朱砂各六钱，治一切感冒风寒、暑瘴、九种气疼、痰迷心窍、各种痧气、小儿急惊，并一切疑难杂症，俱效。"

[5] 鬌齓（tiáo chèn）：谓幼年。《奇效良方·看小儿三脉五脉法》："男子七岁曰鬌，生其原阳之气；女子八岁曰齓，其阴阳方成。故未满鬌齓之年，呼为淳阳。若鬌齓满后，呼为童儿，始可看脉。"

寒热咳逆，倚息不得卧，甚则呕吐。舌润脉滑，治先散寒蠲饮。

制半夏三钱　小桂枝五分　白茯苓四钱　净麻黄四分　淡干姜五分，五味子十三粒，同杵　干莱菔英八分　熟杏仁三钱　大白芍三钱　粉甘草四分　化橘红络各一钱　旋覆花一钱五分，绢包　银杏肉五枚，拍

万金丹[1]六粒，每日下午服三粒，开水送下。

又，孟春十三日：药后吐痰甚多，喘呕均止，寒热亦退。惟伏饮系多年宿疴，为有形之邪。脉弦数，舌苔极腻。仍应化饮开肺，仿导痰汤加味。

制南星片一钱二分　净麻黄四分　熟杏仁泥三钱　旋覆花一钱五分，绢包　云茯苓四钱　银杏肉五枚，拍　制附子片一钱二分　制半夏三钱　紫菀茸一钱五分　化橘红络一钱二分，一钱　粉甘草四分　丝瓜络一钱五分

又，孟夏廿日：喘平，咳亦渐止，夜分已能安卧。伏饮既化，升降复常，但须慎风寒，忌肥甘为要。

制半夏三钱　小桂枝七分　白茯苓四钱　大白芍三钱　炒白芥子一钱五分　化橘红一钱五分　生石膏六钱，杵粉　五味子三分，干姜五分，同杵　粉甘草四分　鹿衔草一钱五分　净麻黄四分　银杏肉五枚，拍

又，丸方：扶中阳，涤络饮。

白茯苓一两，生研　炒於术一两，晒研　旋覆花一两，生研　化橘红一两，生研　蕤仁泥八钱去壳，去油，取净霜　干姜三钱，生研　粉甘草五钱，生研　法半夏一两，生研　款冬花一两，炙　五味子三钱　焦麦芽一两五钱　仙鹤草八钱，生研　杏仁霜一两五钱，去油取霜　大白芍一两，生研　生苡仁一两，生研　小桂枝三钱，生研

上药依法各研细粉泛丸绿豆大，晒干密收。每晚卧时服三钱，开水送下。

● 案五十六　杜□龙，孟春八日

郁伤情志，肝血日衰，肝气日盛。胸脘腹之间有形触手，发则气逆撑痛，甚则大汗泄越，其苦莫状。病经数月，形容消瘦，按脉弦细不静，右部尤有革象。肝木横逆如此，久之恐有胀满或动风之变。亟宜改造环境，休养身心，非

---

[1] 万金丹：疑即《广嗣全诀》之万金丹。《广嗣全诀》："万金丹治大人、小儿疟疾，并痰涎哮喘。择圆黑豆四十九粒，五月初四日水浸至初五日午时，去皮研极细，又用信一钱，研细拌匀，作丸梧子大。哮喘者，冷茶吞一丸；疟疾者，井水吞一丸。忌热物、荤腥一日。"

可徒恃草木也。

炒山栀三钱　柏子仁三钱　南洋牡蛎五钱，杵，先煎　当归须一钱二分　南沙参三钱　佛手柑八分　丹参一钱　旋覆花一钱二分，绢包　广橘皮一钱二分　川贝母一钱　炒金铃子三钱

当归龙荟丸一钱，分两次随药服。

案五十七　杨文灿子，孟春八日

感证退后，遗热流于下焦。下焦为肝肾重地，肾之封藏不固，肝之疏泄有余，是以劳动气虚，有此喘促，寝汗时作。近增两足趾以及足跟掌心痛楚，入夜尤剧，久之恐有痿躄[1]之患，脉弦不静。拟乙癸法入手。

大生地五钱　淮山药三钱　云茯苓三钱　怀牛膝三钱　山萸肉三钱　桑寄生一钱五分　南洋牡蛎八钱，杵，先煎　白知母三钱　湖丹皮一钱五分　福泽泻一钱五分　宣木瓜一钱　青盐三分，分两次化服

案五十八　周德权父，正月十二日

脉弦右部较甚，脘闷微痛，呕逆酸涎，间带完谷。乃胃弱肝强，伏饮不化之候。年已六四，最虑延为噎膈，则关系大矣。

旋覆花一钱五分，绢包　乌饭子[2]一钱五分　制延胡索一钱五分　制半夏三钱　沉香水炒白芍三钱　千捶花一钱五分　金铃子二钱，杵　新会皮一钱五分　云茯苓四钱　吴萸珠五分　紫苏枝一钱五分　生姜两片

案五十九　施左，正月十三日

素质内虚，表邪退后，继以汗泄头眩。昨经述方镇养，虚风已回。惟胸次微痞，少寐，舌腻。乃留邪未清，痰热阻气之象。拟仿温胆出入。

法半夏一钱五分　大丹参一钱，加丹皮炭八分　薄橘红一钱二分　炒枳壳五分　云茯苓四钱　鲜竹茹一钱五分　冬桑叶一钱五分　粉甘草四分　鲜石斛四钱　夜交

---

[1] 痿躄（wěi bì）：病名。指痿病四肢痿弱，足不能行之症，又为五脏痿病之总称。《素问·痿论》："五脏因肺热叶焦，发为痿躄。"《顾氏医镜》："言五脏之痿，皆因于肺气之热，致五脏之阴俱不足而为痿躄。五痿虽异，总曰痿躄。"

[2] 乌饭子：为杜鹃花科植物乌鸦果

Vaccinium fragile Franch.的果实。别名：乌饭果、米饭果、纯阳子、冷饭果、沙汤果。性味：甘、酸，平。入肺、心二经。功效安神止咳。主治失眠怔忡，睡卧不宁，久咳不愈，干咳等症。《滇南本草》："怔忡睡卧不宁者，采子煎服立瘥。"

藤一钱五分　炒山栀三钱

● 案六十　王女八岁，张家垛，正月念四日

时疫暴起，呕逆头痛，神烦不宁，此即西医所谓脑膜炎之证。重险无比，能于一周内无变再议。

龙胆草一钱二分　生石决明八钱，杵，先煎　川黄连四分，姜汁炒　冬桑叶一钱五分　碧玉散三钱　鲜竹茹一钱　黄菊花一钱五分　鲜薄荷尖一钱　炒山栀一钱五分　黄郁金一钱五分　薄橘红一钱　青橄榄二枚，拍

清心牛黄丸二粒，分两次开水下。

● 案六十一　牛芷青[1]女，八岁，二月一日

疫毒深入，不待表邪之解。遽尔呕逆，继以痉厥，不省人事。一昼夜以来无小便，全属厥少二经见证，势甚凶险。公议苦寒直析，佐以芳香宣秽，务望痉止神清，乃有生路。

龙胆草一钱二分　黄菊花一钱五分　生石决明一两，杵，先煎　双钩藤二钱　川雅连四分　青橄榄二枚　冬桑叶一钱五分　象贝母二钱　薄橘红络各八分　碧玉散三钱　鲜竹茹一钱五分

紫雪丹三分，另服。

二月一日再诊：药后痉厥渐止，神志渐清，顷得小便一次，其机已经大转。惟时时烦热，面㿠戛齿[2]，风火升腾之势尚未得平，治宜清镇。

羚角汁三分　大麦冬三钱　湖丹皮一钱　石决明一两，杵，先煎　龙胆草一钱　鲜竹茹一钱五分　浙贝母二钱　冬桑叶一钱五分　碧玉散三钱　炒山栀一钱五分　双钩藤一钱五分　青果二枚

又，二月二日：痉厥止后，竟未复作。夜分得寐，大便自通，且能饮食，都是极佳之候。所有肌热未净，时复呻吟。舌有薄腻之苔，胸膈间显有痰热郁

---

[1] 牛芷青：牛束约，字芷青（1892—1962），安丰镇太平坊人，淮南政治学堂毕业，博闻强识，擅长诗文，精通医学。1946年，牛芷青个体业医。1956年，参与联合诊所，后调往东台县中医院。著有《芷青诗钞》。

[2] 戛齿（jiá chǐ）：常人或小儿睡中上下齿切磨有声，称为戛齿，也叫龄齿，多见于热证。《普济方·婴孩唇舌口齿咽喉门》："寻常小儿，睡中戛齿者，是肾经风热。"《顾松园医镜·举例》："服后寒战，戛齿有声，以重绵和头复之，缩手不肯与诊，阳微之状始著。"

阻。拟用苦辛开泄兼清少阳之络。

白知母　化橘红　冬桑叶　杜半夏　浙贝母　枇杷叶一片，去毛　炒枳壳　川雅连　湖丹皮碧玉散　青竹茹

另服清心牛黄丸一粒，以青蒿露二两化下。

又，二月初三日：身热绵绵，有汗不解，其热至晚更甚，有时头痛仍作，神烦不安，乃邪热留于肝胆之象。当兹痉厥之后，营液已伤，络热尤盛，内风蠢蠢，难保不痉厥再作。草木不足以尽安内攘外之责，仿青蒿鳖甲汤减冬地之阴柔，加温胆之开涤，以护气阴而清痰热。

生鳖甲六钱　小川连四分　浙贝母二钱　益元散三钱　香青蒿一钱五分　鲜竹茹一钱五分　杜半夏一钱　石决明八钱　炒山栀一钱五分　白知母二钱　薄橘红一钱

牛黄抱龙丸[1]一粒，开水另服。

又，二月四日：进青蒿、鳖甲加味，夜分漐漐有汗[2]，身热大退，病在肝胆，信不诬矣。宜宗前人，效不更方。前方加鲜钗斛四钱。

又，二月初六日：表邪退尽，里热亦平。治取养胃和中。

南沙参二钱　金钗斛二钱　香佩兰一钱五分　冬桑叶一钱二分　浙贝母二钱　枇杷叶一片，去毛　薄橘皮一钱　生熟谷芽三钱，各半　湖丹皮一钱

● 案六十二　女保三岁，大尖，二月初五日

时疫发热三，五日，曾经呕吐，神烦无寐，证象甚非轻候。治与清镇兼施，速解乃幸。

黄菊花一钱五分　制全蝎四分，去足翅　生石决明五钱，杵，先煎　冬桑叶一钱五分　川黄连三分，姜汁炒　青橄榄二枚，杵　炒山栀一钱五分　鸡苏散三钱　法半夏

---

[1] 牛黄抱龙丸：疑为《古今医鉴·卷十三》方。组成：南星（为末，腊月纳牛胆中，阴干，百日取研）一两，天竺黄五钱，雄黄二钱，辰砂二钱半，麝香一钱，珍珠一钱，琥珀一两，牛黄五分，金箔（为衣）十片。上为细末，水煮甘草膏和为丸如芡实大，金箔为衣。每三岁儿服一丸，五岁儿服二丸，十岁儿服三五丸，滚水待温磨化服，惊风薄荷汤磨化下。功效镇惊安神，宁心定智，除诸热，住痰涎，止嗽定喘。主治小儿急慢惊风，痰嗽潮搐，及伤风瘟疫，身热昏睡，气粗风热，痰实壅嗽喘急，一切发热，并痘疹首尾。

[2] 漐漐有汗：症状名，形容微微汗出之状。《伤寒论辑义·辨阳明病脉证并治》："此系胃弱素有积饮之人，兼膀胱之气不化，故邪热虽入，未能实结，况小便不利，则水并大肠，故第手足汗出，不若潮热之遍身漐漐有汗，此欲作固瘕也。"《温病通论·自汗》："凡瘟疫首尾，漐漐有汗者，为津液有余也。"

八分　湖丹皮一钱　鲜竹茹一钱

● **案六十三**　王右，张家垛，二月初五日

劳力致伤，营阴内耗，气火因而日旺。肌热，脉数，间常嗽血，且易吐食。然应量力节劳，否则有入损之虑。

生鳖甲八钱，杵，先煎　大白芍三钱　大生地五钱　茺蔚子三钱　香青蒿三钱鲜竹茹一钱五分　小川连四分，姜汁炒　肥白知母三钱　黄菊花一钱五分　丹皮参各一钱　钩藤钩三钱　佛手一钱

八日：加京元参四钱、天麦冬四钱（各半）、秋石四分（作两次化服）、冬桑叶二钱，去黄菊花、佛手。

● **案六十四**　赵右，二月十五日

阳气较和，阴津大耗，肝木疏泄之令失职，以致虚汗，止而头眩心悸。按脉小弱。仿保元合六黄汤出入治之。惟病延已久，非可速功耳。

绵黄芪三钱　大生地四钱　大白芍三钱　云茯苓四钱　北沙参三钱　熟枣仁三钱　龙眼肉三枚　麻黄根三分　小川连三分，姜汁炒　生粉草四分　紫丹参一钱二分　全当归一钱五分　浮小麦三钱　莲子心八分

● **案六十五**　陆静山，二月十八日

水不涵木，木叩金鸣，又后挟其伏饮而上行，所以呛咳多痰，睡眠不酣，风阳时时有扰越之象。脉左小弦，右滑数，明系虚中夹实。前人清火不如补水之论，与此似甚吻合。兹录用之。

大生地五钱　山萸肉二钱　北五味子九粒　湖丹皮一钱二分　南沙参三钱　红海蜇三钱，洗　大麦冬三钱　淮山药三钱　云茯苓三钱　福泽泻一钱五分，盐水炒白知母三钱　蒲荠三枚，洗杵

● **案六十六**　王楚卿，二月四日

肝阴不充，肺气素薄。值兹春木秉权，身中之气，升多降少，以致血从上溢，曾经头痛，其为风火可知，舌光红，脉微数。然宜静摄养身，佐以药治。

浙贝母三钱　冬桑叶一钱五分　京元参三钱　炒黑山栀二钱　白知母二钱　藕肉二两　山茶花三枚　丹皮参各一钱　黄郁金一钱五分　三角胡麻三钱　泽兰叶一钱

五分　鲜钗斛四钱

又，二月五日：血止，脉稍敛。治宜泄木清金，以肃降令。

浙贝母三钱　红茜根一钱　丹皮参各一钱　泽兰叶一钱五分　鲜石斛四钱　鲜白茅根四钱，洗杵　京元参三钱　黄郁金一钱五分　炒山栀三钱　霜桑叶一钱五分　大麦冬二钱

枇杷膏三钱，和服。

又，二月初七日：叠进清络导血，血止未曾后吐。惟肝阴不足，木火有余，是其本体。按脉数而不静，舌光而裂，都是亢阳为患。治应清之，养之，以讨其平。

大生地五钱　生鳖甲六钱　霜桑叶一钱五分　三角胡麻三钱　丹皮参各一钱二分　白知母二钱　白茅草根四钱，洗杵　南沙参三钱　浙贝母三钱　泽兰叶一钱五分　京元参三钱　红茜根一钱　鲜石斛四钱

枇杷膏三钱，和服。

又，二月十二日：清肺络，养肝阴。

大生地四钱　湖丹皮一钱二分　大麦冬二钱　茺蔚子三钱　京川贝母一钱五分　藕肉一两，切片　白知母二钱　泽兰叶一钱五分　鲜钗斛四钱，切　黄郁金一钱五分　冬桑叶一钱五分

又，二月廿四日：滋肾水，涵肝木，清肺气，凉心营。

大怀生地煮烂，捣研　川贝母生研　冬桑叶生研　大白芍生研　天麦冬天冬煮，捣泥；麦冬焙研　仙鹤草生研　酸枣仁炒研　泽兰叶生研　女贞子蒸熟后，焙研　南沙参生研　石决明生用，另研　丹皮参生研　茺蔚子生研　山旱莲草生研　京元参焙脆，研　肥知母焙脆，研

上药将生地、天冬二味煮捣泥，余皆依法各研细粉。两相和匀，加枇杷膏四两炼熟，白蜂蜜六两同杵为丸，颗粒以小为妙，晒干密收。每晚临卧服四两，开水或茶下。

●案六十七　周右，二月廿九日

寒痰闭结，血络被阻。右肋下痛经四五日，渐至拒按，其痛甚于夜分。舌苔满布，受病已深。高年气弱，速退乃本。

旋覆花二钱　炒延胡索二钱　金铃子一钱五分，炒杵　广橘皮一钱五分　制半夏

三钱　煨姜四片　金橘叶五片　小青皮一钱　炒白芥子一钱五分　紫苏叶一钱五分
小桂枝五分　白茯苓四钱

红雪丹[1]半分，入煎药服。

● 案六十八　周瘁卿，四月廿八日

中虚夹郁，腹胀经年，能食易饥。脉至左细涩，右弦小。证属内伤，药宜疏补，尤须勉力戒郁为要，是否候订。

旋覆花一钱五分，绢包　野於术一钱五分，土炒　均青皮[2]一钱五分　大白芍三钱　柏子仁三钱　焦麦芽三钱　锈针二两许，烧红，醋淬，先煎　南洋牡蛎八钱，杵，先煎　炒香附米一钱五分　全当归一钱五分　怀膝炭一钱五分　云茯苓三钱

滋肾丸[3]五分，开水另服。

● 案六十九　沈右，五月廿一日

病起去秋，胎咳[4]失于调治。肺伤及脾，便溏发热。咳呛时轻时重，已入虚劳一途，难期速效。

大白芍四钱　云茯苓一钱五分　法半夏一钱五分，拍　生苡仁四钱　小桂枝七分　煨姜三片　红枣二枚，去核　薄橘红一钱二分　白蒺藜三钱，去尖　粉甘草四

---

[1] 红雪丹：疑为《太平圣惠方·卷九十五》方，又名通中散、红雪通中散。朴硝十斤，羚羊角屑、黄芩、升麻各三两，人参、赤芍药、槟榔、枳壳（麸炒）、生甘草、竹叶、木香各二两，木通、栀子、葛根、桑白皮、大青叶、蓝叶各一两五钱，苏木六两。为粗末，水煎去渣，再煎沸，下硝，不住手搅，待水将尽，倾入器内，欲凝时，再下朱砂一两、麝香五钱，经宿成雪。每服一至二钱，新汲水送下。功效消宿食，解酒毒，开三焦，利五脏，除热，破积滞。主治伤寒狂躁，发斑，湿瘴脚气，黄疸，头痛目昏，及口鼻疮，喉痹，重舌，肠痈等症。

[2] 均青皮：青皮为多种橘类未成熟的果皮或幼果。个大者剖成四片称"四花青皮"，中等大者称"个青皮"或"均青皮"，最小者

称"青皮子"。

[3] 滋肾丸：疑为《兰室秘藏》方，即通关丸。黄柏（去皮，锉，酒洗，焙）、知母（锉，酒洗，焙干），以上各一两，肉桂五分。为细末，泛水为丸如梧桐子大。每服一百丸，空服白汤下，顿两足，令药易下行也。滋肾清热，化气通关。

[4] 胎咳：即百晬嗽。《幼幼集成》："凡乳子百日内有痰嗽者，谓之百晬嗽。"又称百日内嗽、百日嗽、奶嗽、乳嗽、胎嗽。指婴儿出生后百日内因外感风寒或湿热之邪，郁闭肺卫，津液失布，聚而成痰，痰热壅肺，失于宣降，气机逆乱所致发热、呕吐、烦躁、呃奶、呼吸迫促、气憋痰喘等病情急骤，变化迅速的病证。

分　南竺子[1]一钱五分　水炙关防风一钱五分　饴糖三钱

廿三日：加柏子仁三钱、全当归一钱五分，去竺子、苡仁。

又，五月念七日：用《金匮》法建中和营，发热痛利均大减，固属好机。惟由内伤而起，非有适当之起居，以调养之不可。幸勿徒恃药饵，但药饵亦不可或缺也。

绵黄芪一钱五分　云茯苓三钱　小桂枝五分　广橘皮一钱五分　大白芍四钱　煨姜三片　黄玉竹一钱五分，炒　法半夏一钱五分，拍　乌饭子一钱五分　粉甘草四分　炒谷芽三钱　饴糖三钱

● 案七十　单仲图，四月十五日

前病初回，因重劳以致反复腹痛，气冲呕逆不已，周身酸楚，脉沉弦，形寒汗泄，阴霾蟠集于中，寒饮泛溢于上。然应镇阳驱阴，希望呕吐速止，庶免枝节。

熟附片一钱五分　土炒於术一钱五分　姜半夏三钱　旋覆花二钱，绢包　大白芍三钱　鲜生姜五片　香砂仁八分　干切茯苓四钱　公丁香二分　伽楠香汁三分，和服　新会皮一钱五分　粳米三钱

又，八月三日：寒饮上逆，宿疾顿发，呕吐频仍。治先温化。

熟半夏三钱　香紫苏叶一钱五分　云茯苓四钱　化橘红一钱五分　旋覆花一钱五分　老蔻仁八分，杵　沉香汁二分，和服　范志曲三钱　炒茅术一钱五分　制根朴一钱五分　制香附一钱五分　生姜一钱二分　金柏叶五片

● 案七十一　王小保，四月念三日

痧斑色紫，四五日来，壮热无汗，息促舌光，温毒伏而不化。防其内攻致变。

杏仁泥一钱五分　牛蒡子二钱，杵　鸡苏散四钱　黄郁金一钱五分　生石膏五钱，杵　嫩芦芽五钱　浙贝母二钱　净麻黄四分　生苡仁四钱　生冬瓜子三钱　桃仁泥八分　杨柳叶廿片

---

[1] 南竺子：为小檗科植物南天竹 *Nandina domestica* Thumb. 的干燥成熟果实。味酸、甘，性平，有毒。归肺、肝经。功效敛肺止咳，平喘。主治久咳、喘息、百日咳。

抱龙丸[1]一粒，分两次随药服。

● 案七十二　□长祜子，四月念三日

风毒由肺传于大肠，寒热咳嗽，赤白痢，后重不爽，治宜疏开。

全当归一钱　青防风一钱　炒枳壳八分　前胡片八分　芽桔梗一钱　干莱菔英八分　荆芥穗一钱　赤芍药一钱五分　云茯苓一钱五分　粉甘草三分　广橘皮一钱　干荷络一钱

● 案七十三　周寿伯，夏月念二日

感寒致泻，泻止而宿喘举发，中阳不振，可知咳嗽息促，坐不得卧。舌白腻，脉弦滑。治先开肺化饮，冀其喘平咳畅为要。

旋覆花一钱五分，绢包　炙款冬花一钱　制半夏三钱　化橘红一钱五分　蜜炙牙皂八分，杵，去子　干莱菔英八分　川朴花八分　炒杏仁泥三钱　射干片一钱五分　白茯苓四钱　粉甘草四分　佛手八分

念三日：药后吐痰甚夥[2]，喘息全平，白苔半退，脉至转小，乃上瘀已开之佳象。仿仲圣外饮治脾成法治之。

干切茯苓四钱　旋覆花一钱五分，绢包　制半夏三钱　焦麦芽三钱　小桂枝七分　煨姜三片　蜜炙牙皂八分　土炒於术一钱五分　粉甘草四分　化橘红一钱二分　干莱菔英八分

---

[1] 抱龙丸：疑为《小儿药证直诀》方。《小儿药证直诀·抱龙丸》："治伤风瘟疫，身热昏睡，气粗风热，痰寒壅嗽，惊风潮搐，及蛊毒、中暑。沐浴后并可服，壮实小儿，宜时与服之。天竺黄一两，雄黄水飞一钱，辰砂、麝香各别研半两，天南星四两，腊月酿牛胆中，阴干百日。如无，只将生者去皮、脐，锉，炒干用。上为细末，煮甘草水和丸皂子大，温水化下服之。百日小儿，每丸分作三四服；五岁，一二丸；大人，三五丸。亦治室女白带。伏暑用盐少许，嚼一二丸，新水送下。腊月中，雪水煮甘草和药尤佳。"《育婴秘诀》："抱者，养也；龙者，纯阳之物。肝主风，小儿病则有热，热则生风，上二虑之，制此方以平肝木，防惊风，此抱龙之名义。"《小

儿药证直诀笺正》："是方胆星、竺黄不过为痰热而设，然方下主治不少，皆为实热痰壅言之，以小儿伤寒温热，每多痰热窒塞，故可通治。方下瘟疫，即今之所谓温病，然麝香开泄太重，此方太多，宜大减之。又谓壮实小儿可以时服，则言之太过，方后谓亦治室女白带，则带下每多湿痰凝滞，停积胞中所致，此能涤痰清热，所以可治。腊雪合药，清温甚佳。"

[2] 夥（huǒ）：众多。《文选·司马相如·上林赋》："鱼鳖謹声，万物众夥。"《经验奇方·序》："古今方书夥矣。或文理深奥，或议论纷纭。合览诸编，则备增其美。分观一集，只各尽所长。"

案七十四 宋汉卿次子，姜堰运粮河，六月十九日

肝郁结瘕，继患白浊。中阳先伤，肾阴亦耗。封藏既失，开合无权，致成单胀之证。形肉全消，咳而喘促。按脉双弦带数，根本已漓[1]，在法为不治之症。请速遄[2]归，至要，至要。

炒大生地炭四钱　淮山药三钱　南洋牡蛎八钱，杵，先煎　福泽泻一钱五分　山萸肉二钱　鹿衔草一钱二分　乌贼骨三钱　云茯苓三钱　湖丹皮一钱五分　川肉桂三分　白知母三钱，黄柏一钱同炒　车前草一钱五分

小温中丸一钱五分，清晨西洋参五分，切片，煎汤送下。

案七十五 孟长来，五月初六日

冒雨涉水，两感寒湿，脾胃受邪，表里兼病。恶寒壮热，腹痛吐利，舌滑脉大。治当辛温解表，芳香化浊。

紫苏叶二钱　赤白茯苓四钱，各半　香白芷一钱　新会皮一钱五分　法半夏三钱，拍　葱白三个　广藿香一钱五分　大腹绒一钱五分　淡豆豉三钱　砂蔻仁一钱，各半，杵，后下　炒焦神曲三钱　生姜三片

纯阳正气丸[3]五分，开水下。

案七十六 杨陟嵓右，五月十六日

郁结最伤情志，心气虚而痰热乘之，化风灼液，势所必至，然应设法排除，莫使神经受损也。拟方先祛尘障，盖因舌苔干黄故。

□菊花炭一钱五分　木茯神四钱　川贝母一钱五分　生石决明三钱，杵，先煎

---

[1] 漓（lí）：薄。《篇海类编·地理类·水部》："漓，浇漓，薄也。"《医方集解·人参败毒散》："外感体虚之人，汗之热不退，下之、和之热亦不退，大热呻吟，津液铄尽，身如枯柴，医者技穷。正为元气已漓，药不应手耳。倘元气未漓，先用人参三五七分，领药深入驱邪，何至汗和不应耶？"

[2] 遄（chuán）：快，迅速。《不居集·百病皆足以致虚损》："《易》曰：损其疾，使遄有喜，无咎。遄，速也，能遄治之，则有平复之喜也。"《本草正义·木通》："乳子而乳汁不通，虽云络脉之不利，实多血液之不充，如木通、王不留行诸物，迅速遄行，说者谓为通乳圣药，不知竭泽而渔，一往无前，不顾其后，体之实者犹难为继，而羸弱者，其奚以堪。"

[3] 纯阳正气丸：疑为《饲鹤亭集方》方。《饲鹤亭集方·纯阳正气丸》："专治时行疫疬，霍乱吐泻，绞肠腹痛等症。藿香、肉桂（桂枝可代）、陈皮、半夏、公丁香、小茴香、紫苏、云苓、制茅术、生白术各一两，八宝红灵丹五钱。共为细末，同红灵丹研匀，用鲜花椒叶煎浓汁泛丸如梧子大，纸囊封固，收藏燥处。每服五分，重者加倍，阴阳水送下。"

大丹参一钱五分　鲜竹茹一钱五分　□半夏一钱五分　辰砂一元散[1]三钱　橘红一钱二分　炒山栀三钱　双钩藤三钱　莲子心八分

● **案七十七　又■弟，五月廿五日**

水湿之邪伤于足之阴经，两膝至足胫以下皆肿痛，业经五六日，昨因无力而至仆地。此属脚气之候，即俗所谓软脚病也。拟方宣络化湿治之。

川独活一钱二分　宣木瓜一钱　带皮赤苓三钱　防己风各一钱五分　生白苡仁四钱　干荷络一钱二分　川萆薢三钱　怀牛膝三钱　广皮络一钱五，一钱　飞滑石三钱　晚蚕沙三钱

又，七夕：软脚病，月前服药获效，肿全消，痛大减。停药一月以来，病根未去，膝之下部仍复无力，不任步履，按之微痛，脉息弦象，湿热伤络，由浅而深矣。拟方徐图。

生鳖甲五钱，杵，先煎　生苡仁四钱　炒焦黄柏一钱五分　广皮络各一钱二分　白知母三钱　石楠叶一钱二分　油桂心三分　川怀牛膝三钱，各半　粉萆薢三钱　宣木瓜一钱五分　天仙藤一钱五分　嫩桑枝三钱

● **案七十八　樊叟五十六岁，五月廿四日**

劳伤久延，少阴之气不足，内则邪水不化，为胀为淋，外则营卫失和，怯寒身热，为时已逾一载，根株难拔。拟方徐图效机可也。

大熟地五钱　白茯苓四钱　怀牛膝三钱　山萸肉三钱　淮山药三钱　福泽泻一钱五分　油桂心三分　淡附片八分　丹皮炭一钱五分　车前子一钱五分，绢包

● **案七十九　吴左，七月念八日**

衰病侵寻[2]之身，所伤不止一脏，内风入络兼有久咳之患，形消色悴。入

---

[1] 辰砂一元散：又名辰砂六一散、辰砂益元散。《奇效良方·暑》："辰砂益原散治伏暑，烦渴引饮，小便不利，心神恍惚。辰砂三钱，滑石六两，甘草一两。上为细末，每服三钱，不拘时，白沸汤调下。"《医学传灯·注夏》："六一散有辰砂，能引光滑之凉，先入心经，使热与湿俱解，无朱砂者，但能利湿，不能解热，以其无向导之兵也。"

[2] 侵寻（qīn xún）：渐进，渐次发展。《史记·孝武本纪》："是岁，天子始巡郡县，侵寻于泰山矣。"《代张方平谏用兵书》："遂使侵寻及于诸国，岁岁调发。"也作"侵淫"。《靖庵说医》："在凡人皆可百岁也，其不能百岁者，理亦多端，酒食之肥秾，色欲之侵削，忧郁之伤损，寒暑之侵寻，医药之错误，调卫之过度，无一不足以戕生殒命，是以应百岁而不百岁。"

夏以后，全不思食，证象甚危，不易收效。姑与疏风养营，佐以化痰安中，扶过暑夏再议。

全当归一钱五分　蜜炙芥穗一钱　薄红络各一钱　黄菊花一钱五分　白茯苓三分　松子仁一钱五分　法半夏二钱，拍　炒熟杏仁泥二钱　夜交藤一钱五分　柏子仁三钱　粉甘草三分　生谷芽三钱

又，八月三日：营血亏不能胜风，胃气虚不能胜痰。形消色瘁，饮食甚微，生化之源几绝，随时皆可发生危险。姑拟小量丸法调之，亦法外法也。

北沙参五钱，生研　薄橘红四钱，烘研　杏仁霜三钱　生熟谷芽五钱，各半　小桂枝五分　制首乌五钱　肥玉竹五钱，炒研　大白芍五钱　柏子仁霜三钱　怀牛膝四钱　全当归五钱，烘研　黄菊花四钱，烘研　法半夏四钱　粉甘草二钱，生研　白茯苓五钱，生研　煨明天麻二钱

上药各研细粉。用白蜂蜜二两和入凉开水杵匀，捻为小丸晒干。每日清晨及晚间卧时各服二钱，茶送下。照方约可服二十天。

● 案八十　陆■，九月念二日

滞下两旬，未经清理。遂用兜涩，伏邪留而不去。每昼夜当有廿余度痛坠撑胀，其苦已甚。怀娠足月之躯，证情大有关系，能于分娩前治愈为幸。

炒银花炭四钱　荆芥炭一钱五分　水炙关防风一钱五分　广橘皮一钱五分　川黄连四分　干莱菔英一钱五分　赤白芍一钱五分，各半　炒枳桔一钱，一钱五分　炮姜炭八分　煨木香一钱　粉甘草六分　扁豆花两朵

● 案八十一　■相室，九月十七日

数载蒸热，汛愆[1]而少，近增痛利，每至夜分而又少腹里急，连及前后二阴。此属虚劳重候，调治殊苦不易耳。

大白芍四钱　白茯苓三钱　水炙防风一钱五分　广橘皮一钱五分　粉甘草五分　煨姜三片　生苡仁四钱　白蒺藜三钱，去尖　小桂枝七分　川怀牛膝炭三钱，各

---

[1] 汛愆（xùn qiān）：月经过期。《沈氏女科辑要·辨胎》："忆辛丑秋，诊周光远令正之脉，右寸关忽见弦大滑疾，上溢鱼际之象，平昔之脉，未尝见此，颇为骇然，及询起居，诸无所苦，惟汛愆半月耳。"《王孟英医案·噎》："其媳为阮芸台太傅之女孙，在都因丧子悲哀，患发厥，屡服补剂，以致汛愆。或疑为娠，孟英曰：脉虽弦数以滑，乃痰挟风阳而为厥也。"

半 炒谷芽三钱 红枣肉二个

● 案八十二 孙守仁母，九月廿三日

衰年类中[1]，左半身不用，肢节烦疼，腑气结痹。脉弦，苔布。痰火风互为因果，在势不易为力，暂拟疏风涤痰，先治其痹候酌。

旋覆花一钱五分，绢包 双钩藤三钱 制南星片一钱五分 制白附子一钱五分 瓜蒌实四钱，去壳，拍 黄菊花一钱五分 元明粉一钱五分，化服 八楞麻三钱 川象贝母三钱，各半 薄橘红络各一钱五分 明天麻一钱，煨 桑枝三钱，切 青竹枝三钱，扎 更衣丸[2]三钱，另以开水送服。

● 案八十三 吴右，许家河，十月十九日

秋燥秉权，风木无制，风痹举发，其痛历节。近日兼患火眼[3]，两目白珠赤痛。此兼感客邪所致，治先疏风泄热，两通营气。

黄菊花一钱五分 炒牛蒡子三钱，杵 炒黑山栀三钱 荆芥穗一钱五分 苏荷尖一钱二分 干荷络一钱五分 炒桃仁一钱五分 浙贝母三钱 湖丹皮一钱五分 碧玉散四钱 京赤芍一钱五分 晚蚕沙三钱 灯心一分

二帖加酒炒箱黄炭三钱；三帖加桑叶络三钱、钩藤三钱、白蒺藜三钱，去荆芥、箱黄、牛子、苏荷尖。

又，前方服三帖后接服此方。

[1] 类中（lèi zhòng）：即类中风。为风自内发，无外感表现，常先有中风先兆症状，如眩晕、耳鸣、头痛、肢麻、手颤、舌强等，随之出现喎僻不遂或突然昏仆、不省人事等症。《类中秘旨》："类中一病，猝倒无知，牙关紧闭，危在顷刻，或见痰，或不见痰。李东垣主气虚，刘河间主水不制火，朱丹溪主湿盛生痰，薛立斋、赵养葵主真水竭，真火虚，肝郁脾伤，及诸虚所致。"《知医必辨·论类中症不可妄用再造丸》："类中之症，多由肝虚生风，所谓内风，非外风也。间有外风引动内风者，然所见甚少。大抵风自内生也，故景岳直谓之非风症。"

[2] 更衣丸：《先醒斋医学广笔记》引张选卿方。朱砂五钱，芦荟七钱。为末，取酒少许和丸，每服一钱二分，好酒送下。功效泻火通便。治肠胃燥结，大便不通。方中芦荟泻火通便，朱砂重坠下达，用酒少许以辟秽和胃。

[3] 火眼：病名，见《肘后备急方·卷六》。又名风火眼、燥火眼、淫热眼，俗呼狗眵眼。由风热攻目而起。起病较急，双眼红赤疼痛，沙涩羞明，眵多泪热，可兼发热头痛等。治宜疏风清热为主。《推拿抉微·目疾门推法》："火眼究系何若，未免叫人难辨。实则火眼色极赤而干燥，风眼色鲜红而多泪也。然火甚可以生风，而风甚亦多含火也。"《医方集宜·眼目门》："火眼即热眼，因五脏积热上攻于目，其症乌轮突起，胞硬红肿，眵泪湿浆，里热刺痛，羞明隐涩，泪出不止。宜用洗心散、龙胆汤、芎辛汤、东垣救苦汤、黄连膏、珍珠散、羊肝丸。"

黄菊花一钱五分　钩藤三钱　白知母三钱　川怀膝三钱　煨明天麻一钱　制首乌三钱　宣木瓜一钱二分　血竭五分　秦艽一钱五分　生苡仁五钱　生鳖甲八钱，杵，先煎　制豨莶三钱　嫩桑枝三钱　地鳖虫三枚，酒渍，瓦上炙脆　天仙藤一钱五分　青竹枝三钱

活络丹逢三、六、九日服一粒。

● **案八十四**　■南室，东台，十月念八日

年前胎产肿胀之后，久亏不复。肝阴既耗，中气益伤。月事常乖或不及期，带下绵绵，经年不已，头眩易痛。腹部时觉有形，仿佛瘕聚，此情怀抑郁所致。脉至弦细而涩，乃体不足而用有余之象。扼要论之，应从足厥阴经设治。营养苟充，逆气苟平，经常之道，自能回复耳。末议候裁。

北沙参二两，生研　黄菊花一两五钱，烘研　大白芍一两五钱，生研　广橘皮一两五钱，烘脆研　制首乌一两　茯苓神各二两，生研　白知母二两，焙研　旋覆花一两五钱，晒研　野於术二两，炒　白当归一两五钱，烘　炒黄柏一两，□研　明天麻五钱，煨　肉桂心一两五钱，不见火　生粉草五钱，生研　柏子霜一两五钱，去油　湖丹皮一两五钱　白蒺藜一两五钱，炒　炒玉竹二两

生鳖甲研碎煎汤，加入原醋一两，泛丸绿豆大。每晚临卧服二钱，十天后每服三钱。此丸合成约服八十余日。

又，将来每届月事到时，可服此方一二剂。

大生地五钱　南洋牡蛎八钱，杵，先煎　白知母三钱　龙骨四钱　炒黄柏一钱　清阿胶三钱，加黄酒一小匙，和水化服　北沙参三钱　大麦冬三钱　大白芍三钱　小桂枝四分　炙粉草五分

● **案八十五**　林右，十月十四日

劳热腹痛，起于仲夏。生产以后，心嘈脉弱。仿《金匮》法亟治之。

大白芍三钱　小桂枝三分　绵黄芪三钱　粉甘草五分　白归身一钱五分　煨姜三片　白蒺藜三钱，去尖　夜交藤三钱　新会皮一钱五分　南竺子一钱五分　炒黄玉竹三钱　红枣三枚

● **案八十六**　吴连生小女，十月念八日

痧后痢疾，寒热往来，似疟非疟，咳嗽面浮，肢肿不欲食。风毒内陷，正

虚邪留，难治。

西洋参五分，另煎　荆芥炭一钱二分　前胡片八分　炒黄芩一钱二分　大白芍一钱五分　干莱菔英五分　煨葛根一钱五分　炒枳壳一钱五分　生粉草四分　青防风一钱二分　白茯苓一钱五分　干荷络一钱

●案八十七　陈右，十一月初三日

感证失于疏解，瘀热留于胃中，结为痛瘰。咳吐臭秽之痰浊与瘀血，不时寒热。久谢谷食，形瘦舌光。此证极危险，百日之内可虑。

金沸草一钱五分，绢包　浙贝母三钱　黄郁金一钱五分　冬桑叶一钱五分　生苡仁四钱　生冬瓜子三钱　芦芽八钱　□熟桃仁泥一钱五分　芽桔梗一钱　炒丹皮炭一钱五分　鸡苏散三钱　紫菀茸一钱二分　干荷络一钱五分

●案八十八　■卿，辛未黄钟月[1]五日

拟候裁酌。柔养辛金，助化源以兼收散越。滋培癸水，涵风木而并固封藏。

晨服膏方：大生地八两，切小片　酸枣仁二两　沙苑子二两　天麦冬八两，各半　怀山药二两　白知母四两　菟丝子二两　京元参四两　云茯苓一两　湖丹皮二两　女贞子二两　北沙参二两　山旱莲草二两　五味子一两　杜煎龟胶二两，加黄酒一两，熔化收膏　杜煎阿胶二两，加黄酒一两，熔化收膏

上药以水浸一宿，煎取净汁，加白蜂蜜二十四两，秋石五钱收膏。每日清晨服八钱，开水化下，服后安睡一小时尤妙。

晚服丸方：北沙参二两，晒研　大白芍二两，生晒，研　净牛蒡子一两五钱，炒研，取头末　□杏霜一两，炒熟，去皮油称准　白冬瓜瓣一两五钱，烘研　湖丹皮一两，□研　经霜桑叶二两五钱，烘研　薄橘红络一两，烘研，各半　白薏苡仁米一两五钱，生研　川象贝母二两，生研，各半　瓜蒌仁霜一两五钱，去壳，炒熟取霜　粉甘草五钱，烘研　长须谷芽二两，生研，取头末　马兜铃一两，烘研　肥白玉竹四两，熬膏为丸

上药各研，以玉竹煎汁加白蜜一两收膏，同杵匀，捻小丸。每晚临卧服三钱，茶下。

---

[1] 黄钟月：农历十一月。古代为了预测节气，将苇膜烧成灰，放在律管内，到某一节气，相应律管内的灰就会自行飞出。黄钟律和冬至相应，时在十一月。

● **案八十九** 崔右西场，小春念八日

肝气化风入络，久有行痹[1]之患。今番触感而发，其痛甚于手指，心嘈而洞[2]，消谷善饥，舌光脉弦，治先疏养。

生鳖甲　白蒺藜　川怀膝　双钩藤　桑叶络　黄菊花　蚕沙　白知母　左秦艽　制乳没　广橘皮　宣木瓜　生苡仁　竹枝

小活络丹[3]两粒，分两日开水送下。

又，辛未冬至前一日：养肝阴以熄风，滋肾水而祛热。

大小生地八两，煎汁熬膏为丸，各半　黄菊花一两五钱，烘脆，研　柏子霜一两五钱，去油后称足　川雅连五钱，烘研　怀首乌二两，制片，研　霜桑叶一两五钱，烘脆，研　白蒺藜一两五钱，去刺，炒研　明天麻八钱，煨熟，研　杜煎阿胶二两，熔化，入膏为丸　当归身一两五钱，烘脆研　钩藤钩一两五钱，生研　左秦艽八钱，烘研　杜煎鳖甲胶二两，熔化，入膏为丸　大白芍一两五钱，烘研　怀牛膝一两五钱，炒研　仙鹤草一两，烘研　肥白知母肉二两，烘脆研　湖丹皮一两五钱，烘研　广橘皮一两五钱，烘研　红木瓜一两，烘研

上药选品，各研细粉，将生地煎汁化入二胶收为薄膏，不加蜜，和同各药粉杵匀相得，捻为丸，晒干密收。每晚食远临卧服三钱，开水或茶送下均可。

---

[1] 行痹（xíng bì）：病名。又名风痹、筋痹。《素问·痹论》："风寒湿三气杂至，合而为痹也。其风气胜者为行痹。"《证治准绳·杂病》："风痹者，游行上下，随其虚邪与血气相搏，聚于关节，筋脉弛纵而不收。"《症因脉治·卷三》："风痹之症，走注疼痛，上下左右，行而不定，故名行痹……风痹之治：风寒攻痛，防风汤；表里有邪者，防风通圣散、和血散痛汤、大秦艽汤；风热痛者，四物二妙丸；风湿之邪，苍防二妙汤。"亦可用虎骨散加减。一说风痹即痛风，《景岳全书·杂证谟》："风痹一证，即今人所谓痛风也。"

[2] 洞（dòng）：空虚。《素问·四气调神大论》："逆夏气，则太阳不长，心气内洞。""心洞"即"心气不足"。《医门法律·络

脉论》："心气内洞，洞开也，心虚则洞然而开。"《饮膳正要·五味偏走》："辛味薰蒸，多食则上走于肺，荣卫不时而心困。咸味涌泄，多食则外注于脉，胃竭，咽燥而病渴。"

[3] 小活络丹：即活络丹。《太平惠民和剂局方·卷一》方。川乌（炮，去皮脐）、草乌（炮，去皮脐）、地龙（去土）、天南星（炮）各六两，乳香（研）、没药（研）各二两二钱。上为细末，入研药合匀，酒面糊为丸如梧桐子大。每服二十丸，空腹日午冷酒送下，荆芥茶下亦得。功效祛风散寒，化痰除湿，活血通络。主治风寒湿痹，肢体筋脉，麻木拘挛，关节屈伸不利，疼痛游走不定。亦治中风，手足不仁，日久不愈，经络中有湿痰瘀血，而见腰腿沉重，或腿臂间作痛。

● **案九十**　□宇清，仲冬十日

中虚气弱，每日濡泄，虽不多，但已数月之久，面黄形瘦，舌光脉细。拟方培中升清徐图。

北沙参三钱　煨葛根三钱　炒冬术一钱五分　广橘皮一钱五分　云茯苓三钱　炒冬瓜子三钱，杵　炙防风一钱五分　焦麦芽三钱　炙粉草五分　炒苡仁三钱　干荷叶一角

十三日：加大白芍三钱、炒银花三钱、荆芥炭一钱、乌梅炭一钱，去麦芽、苡仁。

又，仲冬十七日：叠进培中并酸甘化阴方法。相之每日泻两次多，近三四日来，每日仅泻一次，不可谓非获效。所惜为时太久，二气兼伤，恐非区区汤药所能杜绝根株耳。

北沙参三钱　煨葛根三钱　焦楂炭三钱　银花炭三钱　炒於术一钱五分　广橘皮一钱五分　杭白芍三钱　荆芥炭一钱五分　乌梅炭一钱五分　炙粉草五分　青防风一钱五分　荷叶烧饭四钱

又，廿三日：泻证竟止，气液重伤。拟方徐图恢复。

北沙参三钱　炒枯芩一钱　杭白芍三钱　广橘皮一钱五分　炒玉竹三钱　生熟谷芽四钱，各半　炒银花三钱　关防风一钱二分　乌梅炭一钱五分　淮山药三钱　粉草五分

廿七日：加荆芥炭一钱二分、焦炭一钱，去山药。

又，季冬三日：益气养营，升清和中。

北沙参三钱　粉甘草四分　煨葛根二钱　云茯苓三钱　炒玉竹三钱　炒银花四钱　广橘皮一钱五分　淮山药三钱　扁豆衣三钱　乌梅炭一钱五分　杭白芍三钱　荷叶烧饭四钱

又，季冬五日丸方：扶脾益气，敛肝和营。

北沙参一两五钱，生研　清阿胶一两五钱，炒珠，研细　荆芥穗一两，炒炭　川黄连三钱，烘　野於术一两五钱，炒研　肥玉竹一两五钱，炒　青防风一两，炙熟　炒谷芽一两五钱　大白芍一两五钱，生研　淮山药一两五钱，烘　云茯苓一两五钱，生研　乌梅肉五钱，炒　当归身一两五钱，烘研　白扁豆衣一两五钱，烘　新会皮一两五钱，焙　粉草五钱

上药各研细，以凉开水和入江醋二两泛丸。每晚临卧服三钱，茶下。

● **案九十一** 许子荣，富安高婿，嘉平初三日

咳喘宿疴，严冬举发。按脉洪弦带滑，乃水亏木旺之象。仿都气[1]法为治。

生熟地五钱，各半　福泽泻一钱五分　南洋牡蛎八钱，杵粉，先煎　云茯苓三钱　淮山药三钱　红海蜇三钱，洗切　□贼骨三钱，先煎　湖丹皮一钱五分　山茱萸肉一钱五分　白知母三钱，川黄柏一钱，盐水同炒　北五味子十粒　蒲荸四枚，洗杵

● **案九十二** ■仲冬九日

痛风历节，自春徂[2]冬，营弱气盛可知。拟方徐图。

黄菊花一钱五分　川怀膝三钱，各半　青防风一钱五分　制乳没一钱　白茯苓三钱　宣木瓜一钱二分　丝瓜络一钱五分　左秦艽一钱五分　熟半夏二钱　制川草乌二钱，各半　生苡仁四钱　川独活一钱五分　晚蚕沙三钱

小活络丹三粒，每晚服一粒，开水送下。

三帖加鸡血藤膏一钱五分（化服）、京赤芍一钱五分，去防风。

● **案九十三** 林□保，腊月九日

壮热多汗，时时作呕，神呆苔垢，温邪着于膜原，势甚凶险。拟方候酌。

浙贝母二钱　姜汁炒川连三分　绵茵陈一钱二分　苦杏仁泥一钱五分　瓜蒌皮一钱五分　鲜竹茹一钱二分　法半夏一钱二分　黄郁金一钱五分　鸡苏散三钱　淡豆豉二钱　炒山栀一钱五分　九节蒲八分

宣秽化浊，胡庆余紫金锭一锭，开水另磨服。

---

[1] 都气：即都气丸。《症因脉治·卷三》方。又名都炁丸、七味都气丸。熟地黄三两半，山萸肉、干山药（微焙）各一两七钱，牡丹皮、白茯苓、泽泻（去毛）各一两三钱，五味子一两。为细末，炼蜜为丸梧桐子大。每服五十至七十丸，空腹时淡盐汤或临卧时温酒送下。功效补肾敛肺。治肾虚咳喘；亦治呃逆，滑精等症。

[2] 徂（cú）：往。《绛雪园古方选注·姜桂汤》："戊午岁，少阴君火，太乙天符，自春徂秋，民病毋论三因，舌苔白者居多，有白滑、白屑、白粉之异。"《本草纲目·鹧鸪》："张华注云：鹧鸪其名自呼，飞必南向。虽东西回翔，开翅之始，必先南翥。其志怀南，不徂北也。"

● **案九十四**　季右，张家垛，仲冬十一日

素质中虚气弱，此为今番胎肿[1]之因。入冬后便泻红白，痛坠如痢。同时兼患子嗽，坐不得卧，夜分益剧。调治既苦，不易收效，自必为难。姑与行滞升清，先治其急。

焦楂肉三钱，去子　全当归一钱五分　白茯苓三钱　广橘皮一钱五分　芽桔梗一钱二分　银花炭三钱　炒枳壳一钱五分　荆芥炭一钱五分　前胡片一钱　赤白芍各一钱五分　炙防风一钱五分　粉甘草五分　干荷络一钱　焦麦芽一钱五分

壬申年[2]

● **案九十五**　吴绍武，孟春卅日

玉茎[3]为肝肾之外候，水源愈亏，木火愈横，所以玉茎剧痛，遇劳辄发，小溲涩疼。前日曾一度现似血之状，营阴内匮，恐有血淋之累。拟方补不足，损有余，徐图之。

大生地一钱五分　怀膝炭二钱　老式琥珀四分　焦黄柏一钱五分　北沙参三钱　丹皮参各一钱　清阿胶三钱，化服　炒金铃子二钱　福泽泻一钱五分　白知母三钱　明天冬三钱　莲子心八分　灯心五厘

仲春四日：加枸杞子三钱、杜龟胶三钱（化服），去琥珀、阿胶。

又，仲春十七日：补水泄木，效守原意。

大生地一钱五分　杜龟胶三钱，化服　川黄柏一钱五分，炒　怀牛膝炭三钱　明天冬三钱　秋石二分，化服　白知母三钱　福泽泻一钱五分　湖丹皮一钱五分　枸杞子三钱　莲子心一钱

---

[1] 胎肿（tāi zhǒng）：病名。《济阴要旨》："女人胎肿，乃有孕而手足或头面，通身浮肿是也。"《景岳全书·八阵方》："治妊娠面目虚浮，四肢肿如水气，名曰胎肿。"

[2] 壬申：时当1932年。

[3] 玉茎：即阴茎。《儒门事亲·疝本肝经宣通勿塞论》："睾丸，囊中之丸，虽主外肾，非厥阴环而引之，则玉茎无由伸缩。"《研经言·命门考》："男子精自石门离宫，至横骨约四寸而出于玉茎，能射者为有力，不能射者为无力。"

● **案九十六** 曹□吾室，仲春十八日

因服苦寒通便，身中阳气受挫于无形。时感乘虚而入，以致微寒，微热，头痛，络痹。气机皆阻，腑气亦复不畅。拟方治上。

黄菊花一钱五分　薄橘红一钱　杏仁泥二钱　法半夏一钱五分　象贝母三钱　干荷络一钱五分　桑叶络三钱　炒山栀三钱　青防风一钱　白蒺藜三钱，去尖　苦丁茶一钱

又■，血海素亏。适值春木疏泄之令，妄行如注。营络被阻，腰肢酸楚，面浮。按脉虚细微弦，血虚则风胜故也。拟方培涵。

大生地炭三钱　黄菊花炭一钱五分　醋炒荆芥炭一钱五分　生白芍三钱　北沙参三钱　藕肉一两　清水阿胶三钱　煨明天麻一钱　酥炙元武板[1]五钱　白当归三钱　桑寄生一钱五分

震灵丹每日服一钱五分，开水送下，不拘时。

● **案九十七** 马右，仲春十九日

病起去岁，产后失调。营络亏耗，肢体酸疼。稍一劳动则气虚如喘，面黄肌瘦，入夜口干。按脉虚数，系属劳伤之亏。能食，舌光。姑与疏养。

制首乌三钱　黄菊花一钱五分　大生地五钱　左秦艽一钱二分　北沙参三钱　嫩桑枝三钱，拍　全当归三钱　怀牛膝三钱　白知母二钱　生鳖甲五钱　钩藤钩一钱　佛手一钱

● **案九十八** 袁弼卿孙，仲春十九日

周岁婴孩大便从未聚肚，脾胃之弱，中气之伤可知。前以感寒，而泻益加甚。治愈不多时，复以微感，而注泻不止，色带青绿。近日又咳并作，形瘦色萎有自来矣。以纳乳不减与小溲清长证之，其为不足何疑。拟方疏补兼施治之。

紫苏叶一钱二分　法半夏一钱，拍　前胡片八分　白桔梗八分　西洋参五分，

---

[1] 元武板：即龟板。元武，即玄武，玄武为北方太阴之神，其形象为龟蛇合体。《楚辞补注》："玄武谓龟蛇，位在北方故曰玄，身有鳞甲故曰武。"《调疾饮食辩·龟》："其色黑，元也；其身介，武也。故北方龟、蛇，星象命名元武。而凡有生之物，生前有此躯壳，死则如蜕去之，龟则死犹恋形。故其朽甲，先王用以钻灼而卜，可以观兆决疑。"

切　灶心土四钱　云茯苓一钱五分　广橘皮八分　炒麦芽一钱五分　粉甘草三分　煨姜一薄片

●案九十九　朱佩之子，仲春念三日

风木乘脾，泄泻经旬。阴气已伤，五心亢而舌红无苔。拟方疏风泄湿。

水炙关防风一钱　绵茵陈一钱二分　芽桔梗一钱　广橘皮一钱　煨葛根一钱五分　干荷叶一钱　白茯苓二钱　小木通八分　生粉草三分　银花炭二钱　生苡仁三钱　灯心半分

●案一百　■左，季春十八日

劳伤之体，客热乘之。鼻衄如注，经旬不已，身热熇熇，头空[1]，脉数。仿气血两燔[2]之例治之，速止为妙。

小生地六钱　怀牛膝炭三钱　丹皮参三钱，各半　大麦冬四钱　象贝母三钱　白茅根三钱，洗，杵　生石膏粉五钱　京元参四钱　冬桑叶三钱　鲜钗斛四钱　肥知母三钱　茜根一钱

又，季春念日：气火略平，衄血得止。舌苔沙腻，头颠不清。治宜兼泄胃中湿热，仿清胃散[3]出入。

小生地五钱　绵茵陈一钱五分　丹皮参二钱，各半　冬桑叶三钱　寒水石五钱，杵　佩兰叶一钱五分　茜根一钱五分　象贝母三钱　碧玉散三钱　芫蔚子三钱　鲜钗斛四钱　白知母三钱　白茅根三钱，洗，杵

---

[1] 头空：即头空痛。病证名。指头脑空痛。《孙真人海上方·头空痛》："头空痛，脑痛悬空在顶高，急宜细碾马牙硝，好把酢来同捣合，誓安鼻上自逍遥"《医镜·诸气》："至若心气虚，则精神恍惚，梦寐不宁。肺气虚，则呼吸短浅，皮毛洒淅。肝气虚，则筋脉不和，头空少睡。脾气虚，则饥不欲食，溏泻自利。肾气虚，则腰痛不能转侧，大便与小便，前后牵引而微痛。此皆气之不足者也。"

[2] 气血两燔：证候名。燔，焚烧，指火盛。温热病气分的热邪未解，而营血分热邪已盛，以致形成气血两燔之证。症见壮热、口渴、烦躁谵妄、斑疹透露，甚或吐血、衄血、舌绛苔黄、脉数等。治宜气血两清，同时导热下行，兼顾津伤。《温病条辨·上焦篇》："太阴温病，气血两燔者，玉女煎去牛膝加元参主之。"

[3] 清胃散：疑为《脾胃论·卷下》方。当归身、黄连（夏日加倍）、生地黄（酒制）各三分，牡丹皮五分，升麻一钱。为粗末，水煎，候冷服。功效清胃凉血。治阳明热盛，致使上下牙疼，痛不可忍，牵引头脑满面，发热大痛，喜寒恶热，其齿喜冷恶热。方中黄连苦寒，直折胃腑之火，为君药；生地、丹皮凉血清热，为臣药；当归养血活血，可助消肿止痛，升麻散火解毒，并为阳明引经药，共为佐使。诸药合用，共成清胃火，凉血热之效。

又，季春念四日

血虽止，气液重伤。内热易汗，头眩心洞，至于莫可支持。按脉芤数，右部较大，证象仍非小可。拟方清络熄风徐图。

生鳖甲八钱，杵，先煎　木茯神四钱，朱染　大麦冬三钱　桑叶络一钱五分　大生地五钱　炒山栀三钱　朱灯心五尺　生石决明八钱，杵，先煎　南沙参三钱　酸枣仁三钱，炒，杵　肥白知母三钱　湖丹皮三钱　鲜藕节炭二枚

● 案一百〇一　陈右，六灶河，季春念五日

少阳之气易升，太阴之气不降。拟方徐图。

大怀生地四钱　香蒿梗三钱　白知母三钱　熟枣仁三钱　生鳖甲五钱　山旱莲草三钱　女贞子三钱　大麦冬三钱　南沙参二钱　藕肉一钱　佛手八分

● 案一百〇二　王瑞麟，十岁，季春八日

病后未复，中脏伤而肝木乘之，腹部膜胀不饥，不欲食，形瘦腑秘。治先辛开苦泄，以利升降。

炒金铃子一钱五分，杵　大腹绒一钱五分　炒山栀一钱五分　焦麦芽一钱五分　旋覆花一钱五分　炒冬瓜子三钱，杵　均青皮一钱二分　焦黄柏一钱　山苦参一钱五分　范志曲一钱五分　炒黄芩一钱二分　枯荷梗八寸

十六日：加土炒川连五分、生山楂肉三钱，去范志曲。

● 案一百〇三　石相生母，季春廿日

远年伏饮结为窠囊，咳喘宿疴，触感即发，中阳薄而肺气痹。拟方先与开泄。

制半夏一钱五分　熟杏仁三钱　化橘红络各一钱　紫苏枝一钱五分　紫菀茸一钱　北五味子十三粒，淡干姜三分，同杵　云茯苓三钱，□切　净麻黄三分　杭白芍三钱　粉甘草四分　小桂枝三分　银杏仁四枚，拍　丝瓜络一钱二分

又，季春念六日：化伏饮，开上痹。前方获效，原意进步。照前方加旋覆花一钱五分、生冬瓜子三钱（杵），去紫苏枝。

● 案一百〇四　陈右，孟夏四日

产后瘀阻，腹痛在右，久延不已，有形如掌大，拒按。不欲食，营阴燥极。姑与宣络治之。

　　旋覆花一钱五分，绢包　瓦楞子四钱，煅杵　延胡索三钱　川楝子三钱，炒杵　醋炒箱黄炭一钱五分　风化硝一钱二分，化服　桃仁泥一钱五分　沉香汁二分，磨，和服　丹皮参各一钱五分　原红花一钱　炮姜炭五分　苏木一钱

　　又，孟夏七日：痛止，有形未能即消。应与宣络徐图。

　　旋覆花一钱五分，绢包　延胡索二钱　金铃子三钱，炒，杵　炮姜炭五分，杵　小青皮一钱五分，醋炒　青葱管三茎　皂角弦两条　当归须二钱　广橘皮核一钱，一钱五分　大白芍三钱　丹皮参各一钱五分　昆布一钱五分　沉香汁二分，作两次和服

　　又，仲夏九日：宣络调气，佐以和中。

　　熟半夏二钱　谷麦芽三钱，炒，各半　天仙藤一钱五分　柏子仁二钱，杵　当归须二钱　新绛五分　旋覆花一钱五分，绢包　广橘皮核一钱，一钱五分　炮姜炭五分　金铃子二钱，炒杵　延胡索二钱　青葱管三茎

● 案一百〇五　陈右，六灶河，仲夏十一日

　　痛止后，因事怒张，震动血络，以致右腹肋间有形复起。其痛拒按，且有寒热，一再反复，殊属非宜。今神烦内热，阴气有偏伤之象。姑与养营通络治之。

　　生鳖甲六钱，杵，先煎　制延胡索二钱　怀牛膝炭三钱　炒金铃子二钱，杵　炒山栀三钱　白知母三钱　丹皮参各一钱　旋覆花一钱五分，绢包　香青蒿一钱五分　当归须一钱五分　天仙藤二钱　皂角弦两条　沉香汁二分，和服

　　化癥回生丹[1]一粒，分作两次磨服。

● 案一百〇六　吴锦禄妻，四十五岁，仲夏十日

　　血海久亏，风木无养。汛事不当期，疏泄而妄行。络痹骨热，苔腻脉数，防成崩证。

---

[1] 化癥回生丹：《温病条辨·卷一》方。人参六两、肉桂、两头尖、麝香、姜黄、川椒炭、虻虫、三棱、红花、苏子霜、五灵脂、降香、干漆、没药、香附、吴茱萸、延胡索、水蛭、阿魏、川芎、乳香、高良姜、艾叶炭各二两、公丁香、苏木、桃仁、杏仁、小茴香炭各三两、当归尾、熟地黄、白芍药各四两、蒲黄炭一两、鳖甲胶一斤、益母草膏、大黄各八两。先将大黄用米醋一斤半熬浓，晒干为末，如此三次，晒干后与余药研末，以鳖甲胶、益母草膏和匀，炼蜜为丸，每丸重一钱五分。每服一丸，空腹温开水或黄酒送下。功效活血化瘀，破积消坚。治燥气延入下焦，搏于血分而致的癥病，及疟母癥结不散；妇女痛经闭经，产后瘀血腹痛；跌打损伤，瘀滞疼痛。

生鳖甲八钱，杵，先煎　　肥知母二钱　　桑叶络三钱　　大白芍三钱　　清水阿胶三钱　　北沙参三钱　　乳小麦四钱　　黄菊花一钱五分　　大生地五钱　　川雅连三分　　明天麻一钱　　熟枣仁泥三钱　　炙粉草四分　　红枣二枚

● 案一百〇七　梅右，孟夏念四日

脾瘅[1]，头眩，胸痞，不饥不欲食，口甘，舌微腻，脉缓。宗《内经》除陈气法[2]治之。

绵茵陈一钱五分　　白蔻衣一钱　　黄菊花一钱五分　　小木通一钱　　法半夏二钱，拍　　佛手一钱　　飞滑石三钱　　淡黄芩一钱五分　　云茯苓三钱　　香佩兰三钱　　炒山栀三钱　　苦丁茶一钱

● 案一百〇八　■荣妻，仲夏十三日

去冬下体不用，经治愈后，失于培涵肾肝之气，久亏湿热，乘虚下注，遂致足膝酸痛，行动不便，赤白带下。脉息细弦而数，证属不治，治应徐图。

大生地五钱　　怀牛膝三钱　　川黄柏一钱五分　　怀山药三钱　　肥知母三钱　　山萸肉二钱　　嫩桑枝三钱，洗杵　　宣木瓜一钱五分　　川独活一钱五分　　湖丹皮一钱五分　　福泽泻一钱五分　　白茯苓三钱　　左秦艽一钱五分　　白茄根一钱

● 案一百〇九　单渭璜小姨，孟夏念一日

寒袭肌表，血阻胞宫。迁延复迁延，证情日深一日，而身热不已，腹大有形，其痛拒按。如此者已一星期之久，眠食俱废，内风时起，而大便尤复濡

---

[1] 脾瘅（pí dàn）：病证名，出《素问·奇病论》。指过食甘肥所致，口中发甜的病证。日久遂成消渴。《圣济总录·卷四十五》：《内经》曰：有病口甘者，此五气之溢也，名曰脾瘅。夫食入于阴，长气于阳，肥甘之过，令人内热而中满，则阳气盛矣，故单阳为瘅，其证口甘，久而弗治，转为消渴，以热气上溢故也。"《张氏医通·口》："口甘，《经》云：有病口甘者，此五脏之溢也，名曰脾瘅。治之以兰，除陈气也，兰香饮子；若脉弦滑兼嘈杂，属痰火，滚痰丸，此指实火时言。平人口甘欲渴，或小便亦甜而浊，俱属土中湿热，脾津上乘，久之必发痈疽，须断厚味气脑，服三黄汤加兰叶、白芍、生地；燥渴甚者，为肾虚，日服加减八味丸，可保无虞。"

[2] 除陈气法：陈气指脏腑经络失于调达，气血津液输布郁滞，反生壅滞之气即陈腐之浊气。除陈气法指将祛除体内郁积陈腐之浊气，维护脏腑气血调畅贯穿的治法。《素问·奇病论》："此人必数食甘美而多肥也，肥者令人内热，甘者令人中满，故其气上溢，转为消渴。治之以兰，除陈气也。"王冰注："言兰除久甘肥不化之气者，以能发散故也。"高士宗注："兰，香草也……除陈气者，推陈致新之意。"

泻[1]，通里之法又苦不适用，此诚危急存亡之秋也。姑拟营气两调，以质大雅何如。

老式琥珀五分，杵　炒金铃子三钱，杵　怀膝炭三钱　延胡索二钱　旋覆花一钱五分　青葱管三茎　泽兰叶一钱五分　辰砂一元散三钱　小木通一钱　南山楂三钱，去子，生杵　天仙藤一钱五分　新绛五分

又，孟夏廿二日：今日痛大减，脘以下脐以上之胀满渐平，且能略食稀糜，不可谓非佳象。所嫌二气皆伤，开阖无度，大便依然作泻，而口舌干燥不欲饮。仍拟宣络化水，能于营气得调，升降得复，再商进步。

老式琥珀五分，杵　炒焦黄柏一钱　延胡索二钱　白知母三钱　西藏红花一钱　车前草三钱，洗　紫油桂心二分　炒金铃子二钱，杵　丹皮炭一钱　怀膝炭三钱　泽兰叶一钱五分

又，孟夏廿三日：进宣络化水法。水气得化，发为透汗之后，白㾦粟起，身热退，腹胀大消，其痛亦大减。此病已一半由气分外达，惟便泄仍未全止。舌灰，口干而润。拟方开太阳，通气化。

寒水石四钱，官桂三分，同杵　土炒於术三钱　绵茵陈一钱五分　生苡仁四钱　福泽泻一钱五分　炒冬瓜子三钱，杵　结猪苓一钱五分　炒枳壳一钱五分　飞滑石三钱　白茯苓三钱　车前草三钱

● 案一百一十　杜春荣室，仲夏廿三日

感证之后，营虚风动，诸气皆闭，神昏，肢搐，频频发笑，按脉沉伏不见。汤饮无由得进，其势甚迫。暂拟熄风宁神，佐以芳香丸药以开之。

青[2]龙齿四钱，先[3]煎　大丹参一钱五分　熟枣仁三钱　黄菊花一钱五分　川

---

[1] 濡泻（rú xiè）：病证名。指湿盛伤脾的泄泻。出《素问·气交变大论》。又称濡泄、湿泻、洞泄、脾虚泄。《卫生宝鉴·泄痢门》：《内经》云：湿胜则濡泄……夫脾为五脏之至阴，其性恶寒湿。今寒湿之气，内客于脾，故不能裨助胃气，腐熟水谷，致清浊不分，水入肠间，虚莫能制，故洞泄如水，随气而下，谓之濡泄。法当除湿利小便也，对金饮子主之。"

《杂病源流犀烛·泄泻源流》："惟濡泄一症，又名洞泄，乃为湿自甚，即脾虚泄也。由土虚不能制湿，肠胃不固，湿反胜而成病，故脉迟而缓，小便不利，身重，腹不痛，肠鸣辘辘，所下多水。宜四苓汤加二术、胃苓汤加草蔻。"

[2] 青：原文脱，据文义补。

[3] 先：原文脱，据文义补。

贝母一钱五分　朱染灯心一分　石决明八钱　炒山栀三钱　钩藤钩三钱　胆南星一钱　木茯神四钱　莲子心一钱

● **案一百一十一**　吴左，季春念七日

清少阳，肃降令。

大生地五钱　黄菊花一钱五分　钩藤一钱　香蒿梗三钱　山旱莲二钱　红海蜇三钱，洗切　大白芍三钱　女贞子二钱　南沙参三钱　白知母二钱　蒲荠三枚，拍

麦秋十六日：加川黄连三分、鲜竹茹一钱五分，去蒲荠、海蜇、山旱莲、女贞子。

又，麦秋十八日：叠进清滋咳呛，蒸热均止，形气亦佳。惟汛事先期，未能按月。营阴不足，宜养冲任。仍从原法加味治之。

生鳖甲八钱，先煎　大生地五钱　炒焦黄柏一钱　黄菊花一钱五分　酥炙元武板五钱　宁紫淡菜三钱，洗　清阿胶三钱，化服　川黄连五分　大白芍三钱　煨明天麻一钱　香青蒿三钱　夜交藤一钱五分

● **案一百一十二**　蔡叔平大姊，午月十一日

宿患便血，肝不藏而脾不统，形气大亏，体削内热。近增腹胀，得食则加剧，彻夜不易入寐。舌光，脉弦细而数。久延极为可虑，拟方徐图。

制首乌三钱　新会皮一钱五分　白蒺藜三钱，去尖　炒黄柏一钱　大白芍三钱　焦麦芽三钱　南沙参三钱　全当归二钱，土炒　黄菊花一钱五分　熟枣仁三钱，杵　白知母三钱　葡萄干廿粒

又，午月十七日：便血止，腹胀消，眠食均佳。惟脾元太弱，肝阴久亏，虚风湿热，易于潜滋。治宜继续培养。

北沙参三钱　乌梅炭一钱五分，片子芩一钱同炒　煨明天麻一钱　木茯神四钱　大白芍三钱　淮山药三钱　阿胶珠三钱，化服　荆芥炭一钱五分　新会皮一钱五分　炙粉草五分　全当归二钱　扁豆衣三钱　葡萄干二十粒

廿日：加小桂枝三分、炒黄玉竹三钱、生熟谷芽四钱（各半），去明天麻、荆芥炭、乌梅炭、扁豆衣、阿胶珠。

又，午月念四日：脉象渐起，形神渐旺，饮食渐增。每日更衣剩二三次，带有白垢。著衣喜厚，少腹不时微痛。肝脾两亏之体，值此黄梅时节，湿胜阳

自弱。拟黄芪建中[1]合金水六君煎加味治之。

绵黄芪三钱　水炙桂枝四分　炒於术三钱　粉甘草五分　大白芍三钱　北沙参三钱　炒黄玉竹三钱　白茯苓三钱　广橘皮一钱五分　白当归二钱　煨姜三片　葡萄干廿粒　生熟谷芽四钱,各半

● 案一百一十三　□右，午月十八日

恶阻，脘痛，吐食。

熟半夏二钱　炒枳壳八分　佩兰梗一钱五分　薄橘红一钱五分　紫苏叶一钱二分　姜汁炒川连四分　白茯苓三钱　南沙参三钱　谷麦芽四钱　鲜竹茹一钱五分　枇杷叶一片　佛手八分

● 案一百一十四　刘姑娘，九里庵，午月十九日

营阴不足，肝火挟湿毒上升。黄水疮[2]发于顶巅，侵及发际，近则腿胕亦有发现，寒热时作，脉息弦数。拟方疏厥阴，泄郁热。

龙胆草一钱五分　春柴胡一钱二分　黄菊花一钱五分　湖丹皮一钱五分　连翘瓣一钱五分　炒黑山栀三钱　银花朵三钱　小木通一钱　象贝母三钱　黄郁金一钱五分　京赤芍一钱五分　粉甘草五分　灯心一分　干荷络一钱二分

● 案一百一十五　姚右，六月廿三日

中虚多郁，时疫乘之。吐利交作，肢麻而厥，目陷耳轰，脉左沉细近伏。诸恶证毕具，而腹胀并不觉痛。舌无苔，中气先亏，肝木横逆，内陷堪虞，毫无把握。拟方候正。

---

[1] 黄芪建中：即黄芪建中汤，《金匮要略》方。小建中汤加黄芪，温养中气。主治虚劳病，阴阳气血俱虚。《金匮要略论注》："小建中汤本取化脾中之气，而肌肉乃脾之所生也，黄芪能走肌肉而实胃气，故加之以补不足，则桂、芍所以补一身之阴阳，而黄芪、饴糖又所以补脾中之阴阳也。"

[2] 黄水疮：病名。生于皮肤的一种传染性脓疱性疾病。见《外科正宗·卷四》。又名滴脓疮、黄水黏疮。由于脾胃湿热过盛，兼受风邪相搏而成，初起皮肤患处先起红瘢，继之成粟米样水疱，逐渐增大，疱液初呈透明，后为混浊，基底红晕，随即变为脓疱，痒而兼痛，搔破黄水淋漓，蔓延不止，疮水干后结痂而愈。多发生小儿头面、耳、项等处，重者可延及全身。常在夏秋季流行。治宜祛风胜湿，清热凉血，内服升麻消毒饮加苍术、黄连；风邪胜者服消风散；湿热重者服平胃散加黄芩、黄连。外治热重者用青蛤散或青黛散外敷；湿甚者用碧玉散或三石散外敷。相当于脓疱病。

川黄连三分，吴萸一分同煎　广橘皮一钱五分　白茯苓三钱　土炒於术一钱五分　川桂枝五分　法半夏二钱　宣木瓜一钱五分　福泽泻一钱五分　沉香曲一钱　西洋参一钱　生姜一片　晚蚕沙三钱

五苓加参名春泽汤[1]。

● 案一百一十六　徐养廉母，午月念五日

腰痛宿疾，入夏剧发。肾督阳虚，治应温摄（此舍时从证之也）。

大熟地五钱，砂仁五分拌炒　淡附片一钱　菟丝饼三钱　油桂心五分　破故纸三钱，酒炒　怀牛膝三钱　沙苑子一钱五分　葫芦巴一钱　鹿角霜四钱　白归身二钱　白茯苓三钱　炒杜仲三钱　猪腰子一只，洗切　食盐一分，化服

时值酷暑，两服而愈。

● 案一百一十七　陈左，午月念五日

时感霍乱五六日。邪伏膜原，机窍不灵。目赤面红，舌苔粗厚。外达则生，内陷则殆。

姜汁炒川连五分　炒黑山栀三钱　熟半夏三钱　淡豆豉三钱　飞滑石五钱　薄橘红一钱五分　淡黄芩一钱五分　黄郁金一钱五分　九节蒲一钱　小木通一钱五分　车前草三钱　青荷梗尺许

飞龙夺命丹一分，开水服。白痧散[2]少许，搐鼻。

● 案一百一十八　吴右，午月廿一日

宿喘多年，加以过情之伤悼，阳络斲丧[3]，连呕血瘀三次，寒热肢凉，形消食少。证情危险万分，况暑火之令日迫一日，断非草木所能挽矣。

---

[1] 春泽汤：《证治要诀类方·卷一》方。白术、桂枝、猪苓、泽泻、茯苓、人参。水煎服。功效利水渗湿，益气生津。主治伤暑，泻定仍渴者。

[2] 白痧散：生半夏、川贝母、麝香、冰片、硼砂、蟾酥、人工牛黄。以上七味，分别粉碎成细粉，配研、过筛、混匀，即得。功效祛暑解毒，化痰开窍。主治中暑所致痰涎吐泻，发热神昏。

[3] 斲丧（zhuó sàng）：戕贼、伤害。《左传·哀公十五年》："天或者以陈氏为斧斤，既斲丧公室，而他人有之，不可知也。"《济阳纲目·虚损》："且人在少年，肾水正旺，似不必补。然欲心正炽，妄用太过。至于中年，欲心虽减，然少年斲丧既多，焉得复实。及至老年，天真渐绝，只有孤阳，故补阴之药，自少至老，不可缺也。"

南沙参三钱　炒黄玉竹三钱　冬桑叶一钱五分　大白芍三钱　熟枣仁三钱　川贝母一钱五分　薄橘红一钱　丹皮参各一钱　木茯神四钱　生粉草五分　生熟谷芽三钱，各半　藕肉二两

念五日：加青蒿二钱、鳖甲五钱、乌梅八分，去橘红、桑叶。

● 案一百一十九　鲍容甫，六月七日

积弱之躯重以极劳，营气受斤戕。内风鼓动，发为煎厥[1]，手足拘挛，神昏目斜。且有气急痰鸣之恶状。逾时虽略定，但根本已漓，危机岌岌，不可终日。拟方标本兼治候裁。

西洋参八分，切片　五味子九粒　生石决明八钱　黄菊花一钱五分　大麦冬三钱　生鳖甲八钱，杵，先煎　白知母三钱　辰砂一元散三钱　大生地五钱　钩藤钩三钱　秋石二分，化服　莲子心八分

● 案一百二十　刘□，女，六月八日

咳嗽经月，肺胃阴液大伤。骤染时疫，忽作暴泻，肢冷，目大神烦，口渴且曾作呕。当此疫势猖獗之际，变化不知胡底。姑拟蚕矢汤[2]。

川黄连三分，吴萸一分同煎　生苡仁三钱　小木通一钱二分　法半夏一钱二分　片子芩一钱五分　宣木瓜一钱　片通草四分　石菖蒲八分　炒山栀一钱五分　大豆卷二钱　晚蚕沙三钱，地浆水煎

红灵丹一分半，以一分开水服，以半分搐鼻。

---

[1] 煎厥（jiān jué）：病证名。厥证之一。指虚损、精绝所致昏厥的病证。《素问·生气通天论》："阳气者，烦劳则张，精绝，辟积于夏，使人煎厥。目盲不可以视，耳闭不可以听，溃溃乎若坏都，汨汨乎不可止。"《不居集·卷四》："人身肾与膀胱竭绝，于己午之月，故倦怠欲睡，痿弱无力，尔时则宜补益；若或劳役犯房欲，精血内耗，阴火沸腾，致目昏耳闭，举动懒倦，失其常度，五心烦热，如火燔灼，名曰煎厥，此亦虚损之类。"

[2] 蚕矢汤：《随息居重订霍乱论·卷下》

方。蚕沙五钱，薏苡仁、大豆黄卷各四钱，木瓜、黄连各三钱，制半夏、黄芩（酒炒）、通草各一钱，焦栀子一钱半，吴茱萸三分。地浆水或阴阳水煎，徐服。功效清湿热，升清降浊。主治霍乱转筋，肢冷腹痛，口渴烦躁，目陷脉伏等症。方中蚕沙、木瓜化浊和中，且除霍乱转筋，共为君药；臣以黄连清热燥湿，苡仁清热利湿；佐以栀子、黄芩助黄连清热燥湿，大豆卷利湿，配合木瓜化湿浊而能升清，制半夏、吴茱萸止呕吐而能降浊；使以通草导湿热下行。诸药合用，使湿热清，升降复，吐泻止，转筋除，实为治湿热霍乱之良剂。

案一百二十一　钱少白，三姑娘，六月十五日

营弱肝强，郁而生热。夏令湿土当旺，宿胀因之较甚。其胀必在早晨，颈核累累，皆厥阴风木为害。能食，便秘。拟方益肝体，泄肝用，以治之。

制首乌三钱　川黄连四分，醋炒　双钩藤三钱　白蒺藜三钱　炒山栀三钱　南沙参三钱　焦黄柏一钱五分　旋覆花一钱五分，包　夏枯草一钱五分　大丹参一钱五分　海蜇三钱，洗　蒲荠三枚

十八日：加火麻仁四钱、瓜蒌仁三钱（杵）。

案一百二十二　王瑞麟，六月十三日

初诊用新加香薷饮[1]加减。

又，王瑞麟，十五日：气阴内乏，暑火外蒸。此种肌体发热，势不得从表而解。入夜烦扰不得寐，大便作溏，小溲清而不黄。固由渴饮太多，亦因热郁在中，未能下趋[2]之故，应增苦泄。

济银花三钱　川黄连三分　益元散三钱　粉葛根一钱五分　淡黄芩一钱五分　炒枳壳八分　绵茵陈一钱五分　小木通八分　黄郁金一钱二分　青荷梗五寸　藿香叶五片

又，十八日：进苦泄法，烦热，泄泻均大减，惟腹膨食少。仍应化湿泄热，脾胃两调之。

川黄连三分　大腹绒一钱五分　益元散三钱　炒枳桔各八分　片子芩一钱五分　炒山栀一钱五分　连翘瓣一钱五分　生麦芽一钱五分　佩兰梗一钱五分　鲜藿香梗一钱二分　青荷梗五寸

又，二十日：各证渐退，惟头部独热。此由稚阴未充，外与暑火相感召使然。治宜清泄少阳而祛暑热。

---

[1] 新加香薷饮：《温病条辨·卷一》方。香薷、厚朴、连翘各二钱，金银花、鲜扁豆花各三钱。水五杯煮取二杯，先服一杯，得汗止后服，不汗再服，服尽不汗，再作服。功效祛暑清热，化湿和中。主治感受暑邪，发热微恶寒，无汗头痛，心烦口渴，舌红苔薄白，脉洪大者。方中香薷、厚朴散寒化湿；鲜扁豆花、金银花、连翘辛凉透达，涤暑清热。

[2] 趋（qū）：古同"趋"。趋向，归向。《诗·齐风》："巧趋跄兮。"《痘治理辨·夹疹》："愚谓痘出之际，毒趋百窍，被风寒封固腠理，兼气血壮盛，湿蒸火炽，击动府毒，而故并出，是皆不顺之候。"

川雅连三分　湖丹皮一钱　鲜钗斛三钱　济银花三钱　白知母二钱　冬桑叶一钱五分　大麦冬三钱　片子芩一钱五分　碧玉散三钱　青蒿露一两　苹果三钱　青竹心三钱

●案一百二十三　虞左，六月廿三日

劳工生活，阳气先伤，感邪外乘。多日以来，表邪未净，身热发黄，势属缠绵。治先疏开渗利。

绵茵陈三钱　飞滑石五钱　香佩兰二钱　小木通一钱五分　大豆黄卷三钱　生苡仁四钱　赤茯苓三钱　炒山栀三钱　象贝母三钱　连皮杏仁泥三钱　车前草三钱，洗　青荷梗一尺，去刺

●案一百二十四　石相公，七月九日

湿温久延，气分重伤，而膈膜募原[1]之邪仍留恋而未去。身热间作，似疟非疟，腿肿多汗，面色萎黄。舌光苔少，脉息小数。此种情形最易由外邪而施为内伤，殊非细事。拟方先与疏障碍可也。

香青蒿一钱五分　法半夏一钱五分　白蔻衣八分　生苡仁四钱　白知母二钱　佩兰梗一钱五分　炒山栀一钱五分　益元散三钱　生熟谷芽三钱　小木通一钱　鲜藿梗一钱二分　荷叶露一两，和服

十日：加黄芩一钱五分、薄橘红八分，去山栀。

●案一百二十五　王右，六月廿八日

吐泻转筋，退后失调，留邪格于中脘之偏，干哕，口渴，脉弦带数。数日以来，神靡气弱。证情尚在，可虑慎之。

川雅连五分，吴萸三分同煎　炒枳壳一钱　小木通一钱五分　益元散四钱　片子芩一钱五分　土藿梗一钱五分　九节蒲一钱　炒山栀三钱　绵茵陈一钱五分　法半夏一钱，拍　黄郁金一钱五分　枇杷叶一片，去毛，炙　鲜竹茹一钱五分

红灵丹一分，随药服。

●案一百二十六　蒋藩伯室，七月一日

旬日前染患时疫，霍乱中伤未复。湿邪自胜，风木乘之，入于四末，两手

---

[1] 募原（mù yuán）：即"膜原"。温病辨　证指邪在半表半里的位置。

两足时时麻楚，弯曲不便屈伸，尤以手掌指节为甚，面浮腿肿。清阳失其运行之机，久之恐致痿躄之虞，先与宣络。

八楞麻三钱　川牛膝一钱五分　桂枝尖二分　寒水石五钱　黄菊花一钱五分　宣木瓜一钱二分　川独活一钱五分　天仙藤一钱五分　生苡仁五钱　海桐皮一钱五分　晚蚕沙三钱　油松节一钱五分　丝瓜络一钱五分

● 案一百二十七　陈式金，七月一日

风痹三载，中气大亏。小溲癃闭，或竟不固而自遗。夏令湿热乘虚下流两腿，更迭肿痛而色红。近忽饮食大减，有时神志亦不灵活。病根深远，在在[1]可虑，已非草木所能讨，拟方弥缝[2]云尔。

制首乌三钱　法半夏二钱　生苡仁四钱　薄橘红一钱二分　南沙参三钱　黄菊花一钱五分　宣木瓜一钱二分　小木通八分　川独活一钱五分　忍冬藤二钱　晚蚕沙三钱　丝瓜络一钱五分

● 案一百二十八　周右，■月四日

营气素亏，暑热乘虚而入。日昨吐血骤发，血虽止，头目眩晕不支。因眩而呕，愈呕愈眩。所呕尽痰涎，汤饮不得入，神靡脉虚。亟拟镇养兼施，佐以苦寒泄降。能于呕逆速止，庶免化风致变。

煅赭石四钱　旋覆花一钱二分　川黄连三分，吴萸水炒　白茯苓三钱　西洋参五分，切　□半夏一钱五分　薄橘皮一钱五分　生谷芽三钱　大白芍三钱　鲜竹茹一钱五分　鲜藿梗一钱五分

药缓缓进服，服后呕吐即止，眩晕大减，至晚进食。

---

[1] 在在（zài zài）：到处，各方面。《随息居饮食谱·蔬食类》："按草木嫩时可茹者，在在有之。惟各处好尚不同，名谓不一，因限于篇幅，繁不胜搜。"《湿温时疫治疗法·传染》："其传染也，始则风为之媒介，或水为之媒介，继则病人之口气汗气粪溺之气，及其衣服器具，在在皆可以传播者也。"

[2] 弥缝：补合。《左传·僖公二十六年》："弥缝其阙，而匡救其灾。"《三指禅·产后不凭脉论》："病症百端，药饵肆应，非不经营惨淡，竭力弥缝，乃一病未已，一病旋生，卒至温补难施，不可救药，岂非专凭脉者，阶之厉耶？"

■■■● 案一百二十九　许宝善，七夕

暑温未解，邪热闭塞于络脉，致成柔痉[1]之重证。舌红苔少，拟方汲汲存阴，达邪能从少阳枢转，乃有生路，否则不治。

生鳖甲六钱　白知母三钱　黄郁金一钱五分　大麦冬二钱　香青蒿一钱五分　大生地四钱　川黄连三分　宣木瓜一钱　益元散三钱　双钩藤二钱　莲子心八分　鲜竹茹一钱二分

至宝丹一粒，银花露调服。

■■■● 案一百三十　过兄，孟秋十三日

劳伤久嗽，形消气弱，脘痞不欲食，近两三日复增便溏。已犯上损过脾[2]之忌，况按脉细弦而数，又当此秋暑未敛时耶，拟方弥缝云尔。

南沙参三钱　生白芍三钱　粉甘草四分　薄橘红一钱五分　生扁豆皮三钱　京川贝母一钱五分　法半夏二钱　生苡仁四钱　云茯苓三钱　鲜藿梗一钱五分　佩兰梗一钱五分　生熟谷芽四钱

■■■● 案一百三十一　吴右，孟秋既望

呕吐，胸次懊侬[3]，内热腹胀，汛[4]愆一月有半，已具梦罴[5]之征。只宜清轻剂调中可也。

---

[1] 柔痉（róu jìng）：病名。痉病的一种。与刚痉相对而言。一作柔痓。症见身热汗出，颈项强急，头摇口噤，手足抽搐，甚则角弓反张，脉沉迟。《金匮要略·痉湿暍病脉证治》："太阳病，发热汗出，而不恶寒，名曰柔痉。"《金匮要略心典·卷上》："太阳病发热汗出为表虚，则当恶寒，今不恶寒者，风邪变热，外伤筋脉为痉病也。"治用瓜蒌桂枝汤加减。亦有因暑热、湿热所致者。《医醇賸义·暑湿热》："柔痉者，身体重着，肢节拘挛，有汗而热。暑热为天之气，其来甚速，其去亦甚速。体重筋挛，乃热邪为湿所留，故有汗而热不退也，白术苡仁汤主之。"

[2] 上损过脾：《证治心传·虚劳说》："夫扁鹊云：一损肺，二损心，三损脾，过于脾则不可治矣，是上损之因也；盖下损之由，以一

损肾，二损肝，三损胃，过于胃则不可治也。"明清时期的医家常常引用此语来阐释虚损之证已经越来越严重，病及中焦脾胃，如果不及时治疗或者误治，则病证将难以治愈。

[3] 懊侬（ào nóng）：懊恼，烦闷。《古今医统大全·伤寒门》："吐下后心中懊侬，虚烦不眠者，栀子豉汤。"

[4] 汛，原作"讯"，据文义改。

[5] 梦罴（mèng pí）：梦罴乃生男之兆。罴，棕熊也。典出《诗经·小雅·斯干》："大人占之：维熊维罴，男子之祥；维虺维蛇，女子之祥。"前秦苻健乃其母梦大罴而生。《晋书·苻健载记》："苻健，字健业，洪第三子也。初，母羌氏梦大罴而孕之。"

家园紫苏一钱　法半夏一钱五分　广橘皮一钱二分　白蔻衣八分　白茯苓三钱　家园藿梗一钱五分　生熟谷芽四钱, 各半　炒枳壳八分　姜汁炒川连三分　合欢皮一钱五分　枇杷叶一片, 去毛, 炒黄

● 案一百三十二　吴小保, 孟秋十七日

伏暑吐利, 肢厥目陷, 延经有日, 势难挽回。

川黄连三分　益元散三钱　黄郁金一钱五分　片子芩一钱五分　法半夏二钱　宣木瓜八分　炒山栀一钱五分　淡豆豉一钱五分　济银花三钱　小木通一钱　紫雪丹二分, 另服　西瓜翠衣三钱, 地浆水煎

● 案一百三十三　郑文礼母, 仲秋四日

伏邪乘新寒而发。脾胃受邪, 腹暴痛, 继以水泻, 外有恶寒之候。舌白肢凉, 脉左弦细。平日素质中虚, 且届衰年, 千万不能再加呕吐, 否则变成霍乱可虑。

法半夏三钱　砂蔻仁一钱　白茯苓三钱　大腹绒一钱五分　香紫苏一钱五分　广藿香一钱五分　广橘皮一钱五分　卷官桂三分　福泽泻一钱五分　生姜八片　采云曲三钱

● 案一百三十四　沈绣章二郎从龙[1], 孟秋廿九日

湿热内伏, 风暑外乘, 兼之中焦停水饮, 下焦夹湿, 食积两三日来, 发热有汗未解。泛沤清水, 腹部剧痛拒按。舌苔薄而水白, 从不欲食, 脉至弦大。三焦俱病, 诸气皆痹。轻宣达表固所应尔, 然里症甚剧, 尤应疏消。疏消之法此时非寒下所宜。拟佐芳香磨积之药, 俾可直达病所, 亦即两解之意, 是否候酌。

醋煮半夏三钱　炒山栀三钱　杏仁泥三钱　老蔻仁一钱　炒枳实一钱五分　干切茯苓四钱　淡豆豉三钱　广橘皮一钱五分　香佩兰一钱五分　鲜藿梗一钱五分　鲜苏梗一钱五分

玉枢丹[2]三分磨服。飞龙夺命丹一分, 以膏贴脐眼上。

---

[1] 从龙: 沈从龙, 字崇农 (1913~1983), 东台安丰镇人。其父沈绣章 (1891~1953), 安丰名医, 师从富安王先聘, 尤擅喉科。民国时于安丰四仓巷业医。

[2] 玉枢丹: 即紫金锭, 见前文注。

又，孟秋三十日：昨晚药后，今晨得黑色大解二尺许，积滞因之下行。又曾一吐蛔虫，其为夹滞可知。惟腹部痛硬虽已大减，而其痛移至脐左近肋之旁，仍微有拒按之意，其为肝邪无疑。今逆气上冲，则呕吐涎水，宿垢固有未清，停饮尚未尽化。脉弦象，舌苔沙白。拟用苦辛开降，佐以宣通营络，从厥阴、阳明两经治之。至于朝轻暮重，有汗不解之身热，能于里证安详，其表热当可随之而解，此时无庸另砌炉灶也。

川雅连四分　干切茯苓三钱　金铃子三钱，炒杵　广橘皮一钱五分　炒枳壳一钱五分　金沸草一钱五分　醋煮半夏三钱　延胡索二钱　沉香汁四分　桃仁泥一钱五分　鲜藿梗一钱五分　鲜苏梗一钱五分

又，仲秋一日：夜半后至日午，身热全退，午后复热亦不甚壮，时时有汗。今日痛处又减去五六，惟涎水上泛仍连续不已。其积在肝，其饮在胃，有形之邪急当驱除，否则必与无形之热纠结为患矣。

川黄连四分　白茯苓三钱　金铃子三钱　广橘皮一钱五分　醋煮半夏三钱　延[1]胡索二钱　香佩兰一钱五分　土藿梗一钱五分　旋覆花一钱五分　桃仁泥一钱五分　鲜竹茹一钱五分　佛手一钱

又，仲秋二日：吐止痛亦止。今日午后身热甚轻，气机闷而不畅，频转矢气[2]。舌苔中黄，边尖红，脉息不静。势非通腑泄泻不足以廓清[3]结热。拟煎丸并投之。

瓜蒌实皮各二钱　炒枳壳一钱五分　薄橘皮一钱五分　香佩兰一钱五分　象贝母三钱　炒山栀三钱　杏仁泥三钱　片子芩一钱五分　土藿梗一钱五分　姜汁炒川连六分　枇杷叶一片，去毛

---

[1] 延，原文脱，据文义补。

[2] 矢气（shǐ qì）：矢气亦作失气。指从肛门排出气体。俗称放屁、出虚恭。《本草征要·金橘饼》："此饼能发胸中陈郁之气，食后，上则暖气，中则腹鸣，下则矢气，患者每觉有松快之感。"《退思集类方歌注·大承气汤》："'矢气'，屁气也，燥粪下攻之征。"

[3] 廓清（kuò qīng）：澄清，肃清，清除。《汉纪·高帝纪四》："征乱伐暴，廓清帝宇，八载之内，海内克定。"《本草思辨录·半夏》："要其所以结与逆者，由其有停痰留饮，乘阳微以为患，半夏体滑性燥，足以廓清之也。"

润字丸[1]三钱，开水另服。

又，仲秋三日：日作薄暮，服煎丸后，夜间隐隐腹痛，今晨更衣甚夥。自言内部异常宽畅。寅卯以后，忽大汗如浴，竟日未已。里气通而表气亦通，此种正汗发其所不得不发，盖有天然之机括在焉。身中白痦赤疹已见数日，今则赤疹愈益增多，湿温在经之邪亦可以一齐外发。舌苔大退，脉亦转静。治宜薄味清芬以泄气分余热可也。

济银花五钱　湖丹皮一钱五分　白蒺藜三钱　连翘壳三钱　炒山栀三钱　鸡苏散五钱　象贝母三钱　黄郁金一钱五分　香佩兰一钱五分　白知母三钱　青蒿露二两　芦芽八钱　丝瓜络一钱五分

此证复诊数日，不外上下方加减出入。又因腑气秘结，再进蒌贝，大便又得畅行，调理数日而愈。

此症初起恶寒甚微，发热身痛。其父与服香薷饮、栀豉[2]、二陈等两三剂不应，乃来相召。此证之所以异于寻常湿温者，即在腹痛拒按。幸而一见即断为下焦夹积，夹积非攻消不可。然病在初起未经化热，硝黄寒下固所不可。而病属温症，巴霜热下更所不能。妙在拈出玉枢丹一味，多是攻坚磨积之药。此药之妙尤妙在以芳香为向导，可以直达病所，不通而通。服后乃得解下二尺许之大便，可谓一击而中。设当时不从此处着眼，则邪火煎熬，燥粪日结，伤津耗液，必有不可思议之危险。纵使后来医治得法，亦必经过无限周章。迨后通便之法又经两用，皆获大效。可见此证先后得力于通腑者甚大，其不致传变入营，全赖乎此。否则该生，不免为焦头烂额之人矣！后闻其未病数日前，始而亲族接风，继则家庭饯别，盛暑归来，几番饕餮，寒暑杂感复不加慎，不三日遂病，此食积之候之所由起然。在初诊时不过据其见证以诊断，固然■知其底

---

[1] 润字丸：《医略六书·卷十九》方。大黄三两，前胡一两半，枳实（炒）一两半，杏仁二两，牙皂一两半，花粉三两，槟榔一两，楂肉（炒）三两，橘红一两半，半夏（制）一两半。上为末，水泛为丸。每服二三钱，空心白滚汤化下。功效疏痰通闭。主治实痞喘嗽，大便闭结，脉沉者。

[2] 栀豉：疑为栀子豉汤。《伤寒论·辨太阳病脉证并治中》方。组成：栀子十四个（擘），香豉四合（绵裹）。以水四升，先煮栀子得二升半，纳豉，煮取一升半，去滓，分为二服，温进一得吐者，止后服。功用清热除烦。主治伤寒发汗吐下后，或外感热病，邪入气分，郁扰胸膈，证见身热懊憹，虚烦不得眠，胸脘痞闷，按之柔软无硬痛，嘈杂似饥，但不欲食，舌质红，苔微黄，脉数。

里也。

● **案一百三十五** ■左，闸兑河人，孟秋十四日

湿温化燥，经饮冷得汗。表热虽解，里湿蕴结不清，仍须慎重调摄为要。

法半夏二钱　绵茵陈一钱五分　象贝母三钱　薄橘红一钱五分　香佩兰一钱五分　鸡苏散五钱　大豆卷三钱　炒山栀三钱　小木通一钱二分　白蔻衣一钱　青荷梗一尺

此症前经旬日不解，神烦大渴，自向家人索饮冷天水。饮之果佳，且饮且出大汗，一日之间，共饮冷天水数十碗，身中大汗淋漓不断，由此遂解，解后来诊。

又，孟秋二十三日：清夜至水滨，感受重寒，以致已出之痦痱突然内伏，湿邪散而复聚。恶寒发热，汗少，苔腻。证情反复，势恐缠绵。

清水蔻仁八分　淡豆豉三钱　熟半夏二钱　化橘红一钱五分　杏仁泥三钱　炒黑山栀二钱　绵茵陈一钱五分　制根朴八分　飞滑石五钱　生白苡仁四钱　干荷络一钱五分　丝瓜络一钱五分

红灵丹一分，开水另服。

● **案一百三十六**　毛左，四月二日

劳力致伤，营阴内耗，气火因而日旺。肌热，脉数，间尝嗽血且易吐食。亟应量力节劳，否则有入损之虑。

生鳖甲八钱　大生地五钱　大白芍三钱　茺蔚子三钱　京元参四钱　小川连四分　白知母三钱　秋石四分，分两次化服　天麦冬四钱，各半　丹皮参一钱五分　鲜竹茹一钱五分　佛手片一钱

● **案一百三十七**　崔右，西场，二月廿九日

进小青龙后，吐痰甚多，喘呕均止，寒热亦退。惟伏饮系多年宿疴，为有形之邪。脉弦滑，舌苔极腻。仍应化饮开肺，仿导痰汤加味。

制南星片一钱二分　净麻黄四分　熟杏仁泥三钱　旋覆花一钱五分，包　粉甘草四分　制白附子片一钱二分　云茯苓四钱　化橘红络各一钱二分　制半夏三钱　紫菀茸一钱五分　银杏肉五个　丝瓜络一钱五分

● **案一百三十八**　陈小保，仲秋廿三日

久泻中虚，阴液益耗，湿热自胜，形消肢冷，不食。舌光无苔，证属

不治。

南沙参一钱五分　白扁豆衣一钱五分　乌梅肉八分　炒焦术一钱　白茯苓一钱五分　银花炭一钱五分　广橘皮八分　煨葛根一钱二分　生粉甘草五分　荷叶烧饭三钱，拭去炭，入煎

案一百三十九　■右，六十余岁，仲秋十八日

郁结气逆，业有多年，近又与痰相搏，肺气为痹。胸次作痛，痛引肩胛臂，微咳，苔腻。证属内伤，不易收效，姑与宣肺络治之。

熟杏仁泥三钱　法半夏二钱　紫苏枝一钱五分　薄橘红络一钱二分，八分　小桂枝三分　生白苡仁四钱　紫菀茸一钱五分　白茯苓三钱　生冬瓜子三钱　旋覆花一钱五分，包　丝瓜络一钱　陈佛手一钱，干切

服三剂病退八九。

案一百四十　林□，孟秋廿七日

时疫霍乱。初由痛泄三五日，失于调治，以致病情陡变。呕吐，肢麻，转筋，厥逆，口渴引饮，烦扰不宁。寒暑湿错杂之邪深入厥阴部分，危险可虑。

川雅连六分，干姜一分同煎　九节蒲一钱　淡豆豉三钱　炒山栀二钱　宣木瓜一钱五分　片子芩一钱五分　飞滑石五钱　醋半夏二钱　白茯苓三钱　广橘皮一钱五分　晚蚕沙三钱　鲜藿梗一钱五分

红灵丹一分，随药服。

又，仲秋一日：前方服后，诸证皆效，祇呕泻未能全止。讵[1]知两三日来，复加寒热。此固留邪为患，亦由天气新凉加感寒邪所致。今无汗身痛，呕泻渴饮，证象极重。拟方通治表里，速解为幸，否则缠绵可虑。

川雅连四分，干姜一分同煎　炒黑山栀一钱五分　白茯苓三钱　福泽泻一钱五分　结猪苓一钱五分　淡豆豉三钱　制半夏二钱　绵茵陈一钱五分　飞滑石四钱　寒水石四钱，桂枝五分，同杵　香佩兰一钱五分　鲜藿梗叶各二钱

---

[1] 讵（jù）：岂，怎。《脉理求真·数脉》："是以人见数脉，多作热治。讵知脉有真假，数有虚实，仍须察其兼症兼脉（眼意周到），及脉有力无力，以为分耳。"《辨证录·胁痛门》："或疑药剂太重，凉药过多，讵知其人，素系有火，又加大怒，则五脏无非热气，苟不用大剂凉药，何以平其怒而解其火哉。"

此方一服，呕泻均止，身中亦渐有汗。惟肌热微觉酸痛，改用宣通络经，以桂枝、生苡仁、防己、蚕沙、丝瓜络及二陈等而愈。

● 案一百四十一　吴右，仲秋十一日

湿温八九日，寒热往来，得汗不透，耳聋身痛。近加自利，舌光润不渴，病情溷[1]处，三焦缠绵，难期速解。治与分消法，徐图外达则幸。

绵茵陈一钱五分　白蔻衣一钱　熟半夏二钱　寒水石五钱，桂枝尖四分，同杵
赤茯苓三钱　光杏仁三钱　淡豆豉三钱　炒黑山栀二钱　飞白滑石五钱　生白苡仁
四钱　广橘皮络各一钱　丝瓜络一钱五分　晚蚕沙三钱

● 案一百四十二　王俊生，四十多岁，季秋廿二日

足三阴不足之躯，重以思虑郁结，肝脾再伤。此种见证，由于外寒引动里湿。初仅濡泻，渐至五更晨泻，肠鸣微痛，饮食大减。脉弦而代，乃清阳不运，浊阴上逆之象。如多食易吐及腹部不宽，即其候也。证属内伤，偏于苦燥，岂是正治？且先培土，抑木和中升清。

土炒於术一钱五分　水炙桂枝一钱　范志曲三钱　水炙防风一钱五分　大白芍
三钱　新会皮一钱五分　白茯苓三钱　炒苡仁四钱　粉甘草四分

二帖加炒玉竹三钱、荷叶烧饭四钱、煨姜八分。

又，廿四日：营气和而腹痛除，清阳升而晨泻止。清阳既升，浊阴斯降，胃纳渐复，脉息渐调。惟年来营养已亏，苦燥在所当忌。按病后之冲和未复，甘温在所必需矣。

西洋参八分　水炙桂枝八分　广橘皮一钱五分　炒野於术一钱五分　大白芍三
钱　白茯苓三钱　炒黄玉竹三钱　焦麦芽三钱　粉甘草四分　煨姜八分　葡萄干卅粒

● 案一百四十三　吴媪，菊秋廿三日

风痹入秋，举发其痛，引至头巅，力不能，服羚羊角散。用药之法亦惟救求之于厥、少二经可也。

---

[1] 溷（hùn）：混杂，混乱。《一见能医·闭证脱证辨》："脱者，元气泄于外，邪气溷于内，口张心绝，眼合肝绝，手撒脾绝，声如鼾睡肺绝，遗屎肾绝，更有发直摇头上撺，面赤如妆，汗出如珠，此际须用理中汤加参两余，以温补元气。"《本草图经·乌贼鱼》："（乌贼鱼）能吸波噀墨以溷水，所以自卫，使水匿不能为人所害。"

黄菊花一钱五分　宣木瓜一钱五分　川怀膝三钱　生苡仁四钱　制豨莶三钱
左秦艽一钱五分　龙胆草一钱五分　白知母三钱　钩藤钩三钱　八楞麻三钱　广橘
皮一钱五分　青防风一钱五分　晚蚕沙三钱

二帖加大生地四钱、生鳖甲六钱，去胆草、防风。

● 案一百四十四　朱佩之母，孟冬廿一日

体丰痰盛，营弱风旋。痛起肘臂，近增麻楚。际此年事就衰，痹中可虑。

黄菊花一钱五分　制首乌三钱　三角胡麻三钱　制豨莶三钱　木瓜一钱　绿海
粉一钱二分　钩藤钩三钱　生白苡仁四钱　薄橘红一钱五分　川贝母一钱五分　桑枝
三钱　炙僵蚕一钱二分　黑芝麻三钱

● 案一百四十五　郁男，两周三岁，孟冬五日

痘形起胀，面部较繁。近时燥气太重，治宜营气两清之。

济银花二钱　湖丹皮一钱　炒牛蒡子二钱　净连翘一钱五分　大贝母二钱　小
生地四钱　黄菊花一钱二分　芽桔梗一钱　苏荷尖八分　蚌水[1]一杯，入煎　白茅根
二钱，洗杵

又，孟冬十六日：痘毒失于清理，未能尽从浆化。后旬日乳食太少，上部
翻疮，有时溏泻。证重。

南沙参二钱　芽桔梗一钱　生粉甘草三分　小料豆[2]二钱　川贝母八分　炒银
花炭二钱　生苡仁三钱　生扁豆皮一钱五分　黄菊炭一钱二分　生谷芽三钱　莲子
心四分

二帖加黄菊花一钱二分、炒山栀一钱五分、冬桑叶一钱二分、湖丹皮八

---

[1] 蚌水：蚌壳中所含之水也。性凉，无毒。功效清热，消痰，除湿。主治雀目夜盲、妇人胎动、小儿哑惊、疗汤火伤疮、解酒积、丹石药毒。《本经逢原·蚌》："蚌生淡水，色苍，入肝，故有清热行湿治雀目夜盲之力。盖雀目则肝肾之病也。初生小儿哑惊，活蚌水磨墨滴入口中，少顷下黑粪而愈。生蚌炙水治汤火伤甚效。古方用治诸水，清神定魄，以大蚌向月取水是也。"

[2] 小料豆：疑为豆科植物野大豆 Glycine soja Siebold & Zucc. 的干燥成熟种子。甘，凉。功效补益肝肾，祛风解毒。主治阴亏目昏、肾虚腰痛、盗汗、筋骨疼痛、产后风痉、小儿疳疾。《得配本草·黑大豆》："小者名马料豆。盐水煮，清水下，尤能补肾。"《本草纲目拾遗·稆豆》："逢原云：细黑豆，一名稆豆，俗名料豆。今人以饲马，故俗又呼马料豆。《杭州府志》：黑豆之细者曰稆豆，细而扁者曰零乌豆，俗名马料豆，可肥马……《药性考》：《本经》黑大豆，即今之马料豆也。其色黑，而形如人腰，故入肾经。"

分、茨菇一枚（洗拍），去黄菊花炭、扁豆皮、莲子心。

● 案一百四十六　■右，孟冬廿二日

■海空疏，营卫不和。汛至两旬不已，寒热身痛。舌光，脉涩。治宜疏之养之。

大生地炭四钱　阿胶珠三钱　大白芍三钱　煨明天麻一钱　炒黑荆芥炭一钱五分　夜交藤二钱　熟枣仁三钱　白知母三钱　络石藤一钱五分　炒黑蒲黄炭三钱　藕节炭二个　桑寄生一钱五分

又，孟冬廿九日：淋露止后，营阴亏而内热燔蒸。带下胁痛，入夜䐜胀，脉细弱。治与补肝体，泄肝用。

生鳖甲八钱，杵，先煎　大白芍三钱　焦黄柏一钱二分　川黄连四分　清水阿胶三钱　白知母二钱　怀牛膝三钱　大生地五钱　粉草薢三钱　香蒿梗三钱　莲须一钱　桑寄生一钱五分

● 案一百四十七　周炳之姊，孟冬廿四日

风毒上攻，双目赤痛，逾月未已，而胃气宿疴又触感而发。十余日来，脘部有形拒按，不能纳食，舌苔甚腻。此为标本兼病之候，拟方营气两调之。

桃杏仁泥三钱，各半　熟半夏二钱　延胡索二钱　新会皮一钱五分　川雅连三分，干姜一分同煎　炒黑山栀三钱　紫苏叶一钱五分　炒枳壳八分　黄浙菊花一钱五分　玉枢丹一锭，开水磨，和服。

● 案一百四十八　崔左，孟冬廿日

眩晕起于呕吐，呕吐止，而眩晕如旧。旬日以来，眠食失常，脉至弦象。宜蠲伏饮而展清阳。

制南星片一钱二分　白茯苓三钱　化橘红一钱二分　大白芍三钱　熟半夏二钱　制白附子片一钱二分　生石决明八钱　煨明天麻一钱　粉甘草四分　秫米四钱　震灵丹一钱，开水另服。

又，孟冬廿五日：□进涤饮法，头晕大减。惟营养素亏之体。为善后计，宜兼和阴。

□子仁三钱　法半夏二钱　熟枣仁三钱　薄橘红一钱二分　生石决明八钱　白茯苓三钱　炒黑山栀三钱　煨明天麻一钱　丹皮参一钱　生大白芍三钱　粉甘草四

分　藕肉二两　秫米三钱

又，孟冬廿九日：原方加北沙参三钱、木茯神三钱、稽豆衣三钱，去法半夏、薄橘红、白茯苓。

● 案一百四十九　陆□兰，小保，孟冬二日

时疫之气，发为痧斑，形色干紫，壮热息促。治先辛凉疏透，然于■云蒸雨施[1]，汗出邪达则幸。

炒牛蒡子三钱　黄菊花一钱五分　黄郁金一钱五分　鸡苏散三钱　淡豆豉二钱　象贝母二钱　炒黑山栀二钱　连翘壳一钱五分　济银花三钱　桃仁泥一钱二分　白茅根四钱　干浮萍五分

六神丸[2]十粒，另以开水化服。

又，孟冬五日：痧达表，热渐解。惟咳呛，舌光，肺热蕴结，治宜清开气分。

象贝母二钱　炒牛蒡子三钱　白桔梗一钱　鸡苏散三钱　杏仁泥二钱　黄郁金一钱五分　冬桑叶二钱　黄菊花一钱五分　湖丹皮一钱五分　生冬瓜子二钱　干荷络一钱　茨菇二枚，拍

● 案一百五十　乐振军，孟冬七日

劳郁太过，诸气皆痹。宿患反胃，因之举发腹胀便秘，骎骎[3]乎有关格[4]

---

[1] 云蒸雨施：云蒸腾上来，雨降落到地上。此处比喻人体阴平阳秘，津液的生成、输布和排泄正常。《老子指归》："万物资始，云蒸雨施，品物流形，元首性命，玄玄苍苍，无不尽覆。"《王九峰医案·眩晕》："再用福橘制熟地平补三阴，兼和阳明之气，阴阳配合，气血调和，云蒸雨施，成坎离既济之义。"

[2] 六神丸：由牛黄、珍珠（豆腐制）、麝香、冰片、蟾酥、雄黄（飞）组成。功效清凉解毒，消炎止痛。主治烂喉丹痧、咽喉肿痛、喉风喉痈、单双乳蛾、小儿热疖、痈疡疔疮、乳痈发背，无名肿毒。

[3] 骎骎（qīn qīn）：渐进貌。《故处士侯君墓志》："每激发，则为文达意，其高处骎骎乎有汉魏之风。"《孙氏医案·三吴治验》："次

日以安蛔汤与服，而疼随止，饮食进，遂骎骎有生意。"

[4] 关格：指呕吐而渐见大小便不通者为关格。《医醇賸义·关格》："患此证者，多起于忧愁怒郁，即富贵之家，亦多有隐痛难言之处，可见病实由于中上焦，而非起于下焦也。始则气机不利，喉下作梗；继则胃气反逆，食入作吐；后乃食少吐多，痰涎上涌，日渐便溺艰难。此缘心肝两经之火煎熬太过，营血消耗，郁蒸为痰；饮食入胃，以类相从，谷海变为痰薮，而又孤阳独发，气火升痰，宜其格而不入也。"因肝气犯胃，食入作吐，宜解郁和中，归桂化逆汤；痰气上逆，食入呕吐，人参半夏汤；孤阳独发，阻格饮食，甚则作呃，和中大顺汤。二气双调饮通治关格。

之势。岂是小恙，且先宣络降逆治之。

当归须一钱五分　旋覆花一钱五分，包　元胡索一钱五分　合欢花一钱五分　炒熟桃仁泥一钱五分　川雅连三分，姜汁炒　橘皮白一钱五分　郁李仁三钱　金铃子一钱五分　老式琥珀四分，捣细，和服　千锤花八分　佛手柑八分

又，孟冬九日：进辛润苦泄法，呕吐止，能纳谷食，腑气亦较畅。惟腹部仍胀，神疲力乏。此由负病经旬，气液两伤之故，宜善调之。

柏子仁三钱　南沙参三钱　姜汁炒川连三分　橘皮白一钱二分　桃仁泥一钱五分　旋覆花一钱五分　当归须一钱五分　乌饭子一钱五分　郁李仁三钱　姜汁炒枇杷叶一片　生熟谷芽四钱　炒冬瓜子三钱

又，孟冬廿三日：关格皆通，谷神[1]渐旺。仍宜两调厥阴阳明，以资生之。

南沙参三钱　广橘皮一钱二分　霞天曲[2]一钱　当归须一钱五分　桃仁泥三钱　炒黄玉竹三钱　姜汁炒川连三分　谷麦芽三钱　金铃子皮一钱五分　大白芍二钱　葡萄干十粒　枇杷叶一片　生冬瓜子三钱

● 案一百五十一　孙汉三，仲秋廿九日

体质素弱，此番感证久延，屡经重汗，表气虚而营液太伤，气力颇有不[3]支之象。寐中呓语，心神恍惚，势有化风之虞。应即汲汲[4]改弦更张。要以熄[5]风阳，涤痰热，俾免发生猝然之变化为要。

南沙[6]参三钱　石决明五钱　法半夏二钱　川贝母一钱五分　朱茯神四钱　大

---

[1] 谷神：指营养人体的水谷精气。《伤寒论·平脉法》："人病脉不病，名曰内虚，以无谷神，虽困无苦。"成无己注："谷神者，谷气也。"《内经博议·脉原》："脉为人之神，气血之本，而见于营之行。营之行也，其根原有二。一出于中焦之谷神，化精液以输肺，以治节施之隧道，故营血之能通流，实胃气为之充澈，此脉之本于胃气也。"

[2] 霞天曲：党参、霞天胶、茯苓、白术（炒）、陈皮、甘草（炙）、半夏（制）。以上七味，霞天胶加热水融化；其余党参等六味粉碎成粗粉，过筛，混匀，加上述胶液搅匀，制成块，干燥，即得。功效健脾，和胃，祛痰除湿。主治脾胃虚弱、痰饮积停引起的食少便溏，胸脘痞闷，恶心欲吐。

[3] 不，原文脱，据文义补。

[4] 汲汲（jí jí）：心情急切貌。《广瘟疫论·辨传经》："医家亦忽其客邪，惟汲汲于止血、清凉、滋补，多至危殆。"《类证治裁·虚损劳瘵论治》："土旺而金生，勿拘拘于保肺；水壮而火熄，勿汲汲于清心。"

[5] 熄：原文脱，据文义补。

[6] 沙：原文脱，据文义补。

丹参一钱五分　炒黑山栀三钱　姜汁炒川连四分　金钗斛三钱　炙远志一钱五分　鲜竹茹一钱五分　莲子心一钱　梨皮八钱

又，季秋三日：两进熄风阳，涤痰热，收效甚捷，诸症向安。惟气液重伤之后，心神无养，络脉被劫，少寐而身痛。按脉小数，应从阳明，厥阴善后治之症。

南沙参三钱　熟枣仁三钱　白知母三钱　薄橘红一钱五分　鲜钗斛四钱　木茯神四钱　川贝母一钱五分　炒山栀三钱　丹皮参三钱，各半　粉甘草三分　夜交藤二钱　鲜竹茹一钱五分　小麦四钱　莲子心一钱

● **案一百五十二**　崔实夫，郎郎成牒，双十节

风湿热合邪，腠理不易运行。肢面浮肿，腹部亦觉胀满。曾经寒热，小溲深黄。治宜开之泄之，俾其分消为是。

绵茵陈一钱五分　生白苡仁三钱　老蔻仁五分，杵，后下　汉防己一钱　大豆黄卷三钱，麻黄三分泡水，拌入同炒　杏仁泥二钱　飞白滑石三钱　带皮苓[1]三钱　小木通一钱五分　连翘瓣二钱　赤小豆皮二钱　田字草二钱

又，秋十八日：肢面肿消十之八九，腹部胀减十之五六。乃风去湿存之象，治宜两宣经腑。

汉防己一钱二分　生苡仁三钱　绵茵陈一钱五分　寒水石四钱，桂枝三分同杵　大腹绒一钱五分　炒枳壳八分　采云曲二钱　小木通八分　带皮苓二钱　广橘皮一钱　姜皮半分　冬瓜皮一钱五分

沅漼丹一钱，开水服。

● **案一百五十三**　吴茂如妻，季秋廿六日

□邪触感而发，咳嗽寒热，入夜有汗，两旬不已。治宜疏之化之。

旋覆花一钱五分，绢包　杏仁泥三钱　化橘红一钱二分　小桂枝三分　熟半夏二钱　白茯苓三钱　紫苏枝一钱　黄菊花一钱五分　前胡片一钱二分　粉甘草三分　干莱菔英一钱　丝瓜络一钱二分

廿九日：加大白芍三钱、焦麦芽三钱、款冬花八分、牙皂壳三分（炙），

---

[1] 带皮苓：茯苓为多孔菌科真菌茯苓 *Poria cocos*（Schw.）Wolf.带皮的干燥菌核，带皮的茯苓即为带皮苓。功效以利水为主，健脾作用较次，多治一般水肿而较重者。

去紫苏、黄菊，前胡。

医案旧抄 B

二崔生旧录，江生转录。此册■年■生■个又转■此。丙子[1]九月。

壬申年[2]

● **案一**　张宝铨妻，壬申季秋之望

■恙自夏间时疫后。脾阳未复，久泻痛坠，延为休息痢[3]之候。气液两伤，虚象如绘，将来恐有肿胀之虑。拟方且先和中升清。

土炒野於术一钱五分　新会皮一钱五分　炙关防风一钱　云茯苓三钱　煨葛根二钱　■水炒白芍三钱　焦楂肉三钱　炒黄苡仁三钱　炙粉草三分　焦麦芽一钱五分　荷叶烧饭三钱，拭去灰入煎　车前子一钱五分

寸金丹一钱，开水另服。

又，季秋十九日：服药颇投。惟久痢成积，薄于肠腑，痛坠时轻时重。治宜苦泄辛通，仍佐升清。

大白芍三钱　焦楂肉三钱　土炒川连五分　炙防风一钱五分　煨葛根二钱　炮姜炭八分　白茯苓三钱　土炒野於术一钱五分　广橘皮一钱五分　粉甘草四分　荷叶烧饭三钱　干莱菔英一钱

又，季秋廿二日：痢下已减，今日只解两行，诸症亦尚顺适[4]。苦辛通

---

[1] 丙子：时当1936年。

[2] 壬申年：时当1932年。

[3] 休息痢：病名。指痢疾时止时发，久久不愈者。见《诸病源候论·痢病诸候》。《症因脉治·卷四》有外感休息痢、内伤休息痢之别。多因治疗失宜，或气血虚弱，脾肾不足，以致正虚邪恋，湿热积滞伏于肠胃而成。发作时，治宜清热化湿为主，或兼补气血，或兼补脾肾，可选用香连丸、驻车丸、倪氏补理煎方等。缓解期，可见神疲乏力，食欲不振，形体消瘦四肢不温等症，治宜健运脾胃，补益气血为主，可选用补中益气汤、八珍汤等方；属肾

亏者，四神丸。《类证治裁》以屡发屡止，经久不愈，用诃黎勒散，因固涩太早，积滞未清，用香连丸加茯苓、枳实；因饮食失节，用香连丸加楂肉、神曲；中气下陷，用补中益气汤；因脏寒虚滑，用大断下丸。《医贯》载有一种休息痢，系寒积大肠，独用一味巴豆炒研，蜡丸杂服。

[4] 顺适：顺遂，舒适。《辨证录·胁痛门》："倘境遇顺适，则肝气少舒，其痛不甚。"《全国名医验案类编·鼠疫血瘀结核案》："人居阴阳气交之中，必二气均调，脏腑始顺适无病。设或二气有偏，其偏之极，更至于孤独，人处其间，即大为所累。"

泄，原意进步如是。

土炒川黄连五分　炒茅术一钱二分　云茯苓三钱　煨葛根二钱　粉甘草六分　土炒野於术一钱五分　大白芍三钱　炮姜炭三钱　焦楂肉三钱　焦黄柏四分　南木香六分　干莱菔英一钱

寸金丹大一钱，分四天下午服如前。

又，季秋廿六日：痢痛大减，纳谷颇增。惟肝阴太薄，湿热素重。近日身中常觉烦躁，内热亦甚旺。治宜和阴。

炒川连四分　白茯苓三钱　水炙防风一钱五分　杭白芍三钱　焦楂肉三钱　乌梅炭一钱五分　炮姜炭五分　新会皮一钱五分　山苦参三钱　粉甘草四分　白蒺藜三钱　土炒於术一钱五分　荷叶梗烧饭四钱，拭去灰入煎

廿八日：加生白苡仁四钱、焦黄柏一钱五分、炒茅术一钱五分、小木通八分、车前穗[1]三条、枯荷梗一尺，去川连、炒於术、焦楂肉、乌梅炭、荷叶烧饭。

又，孟冬四日：近日叠进祛除宿积之法，解下红白浊垢甚多，诸证皆能渐安。暂与和阴安中。

南沙参三钱　新会皮一钱五分　白茯苓三钱　大白芍三钱　炒黄玉竹三钱　炙防风八分　煨葛根一钱五分　土炒野於术一钱五分　川黄连四分，吴茱萸水炒　焦麦芽二钱　粉甘草四分　鲜山楂三枚，洗拍

鸦胆子三十五粒，去壳取仁整用，用龙眼肉包入。每包纳五六粒约七八包，捻为丸子。早晨空心服，开水送下。

此证续给八厘丹[2]一服而痢止。

● **案二**　王瑞麟，季秋五日

肝脾不调，湿热内阻。腹胀举发，治宜苦泄。

炒黑山栀一钱五分　山苦参一钱五分　白蒺藜一钱五分　土炒川连三分　青皮一

---

[1] 穗，原作"樾"，据文义改。

[2] 八厘丹：即神效八厘散。《集验良方·续补》方。组成：硼砂三钱（要白如雪者），辰砂二钱（漂净），当归二钱，沉香二钱，木香二钱，丁香二钱，甘草二钱，生军二钱，巴豆霜一钱。上为极细末，瓷瓶收贮，勿泄气。每服八厘，加生姜一片，滚水冲服。片刻即下大便而愈。至重者，再用八厘，无不全愈。主治各种痢疾。

钱二分　炒焦黄柏一钱　夏枯草一钱二分　大腹绒一钱二分　炒麦芽一钱五分　车前穗三条　枯荷梗五寸

● **案三**　育翁，仲秋廿二日

肺气既亏，肝阴又耗。咳痰音嗄，咽痛泛水，形癯[1]脉细，近日且不思食。证属虚劳，区区草木恐难获效，拟从中治。

南沙参三钱　川贝母二钱　薄橘红一钱五分　生白芍三钱　抱木茯神[2]四钱酸枣仁三钱　合欢皮一钱二分　生粉甘草三分　炒黄玉竹三钱　生谷芽三钱　苹果三钱，切，此物如没有亦可改用藕肉一两，切碎

菊秋十九日：音嗄咽痛均大减，已能纳食无阻。惟咳嗽仍作，不时气升，呕逆酸水。前治肝肺获效，原法进步。

南沙参三钱　生白芍三钱　川贝母一钱五分　冬桑叶一钱五分　粉甘草四分酸枣仁三钱　薄橘红一钱五分　湖丹皮一钱　鲜石斛三钱　炒黄玉竹三钱　冬瓜子三钱　蒲荠二枚，拍　红海蜇一钱，洗　生谷芽三钱

● **案四**　张相公，十六岁，仲冬廿八日初诊

营虚不能内固，卫虚不能外护。形瘦色㿠，日晡恶寒，寝汗头空。脉至虚细，久延虑成童损[3]。

大生熟地四钱　炙甘草五分　熟枣仁三钱　大白芍三钱，桂枝水炒　木茯神三钱　南洋牡蛎六钱　亳州芪皮二钱　柏子仁三钱　白归身一钱五分　大麦冬三钱浮小麦三钱，淘　红枣肉三枚

---

[1] 癯（qú）：瘦。《四诊抉微·合色脉诊病新久》："病久气虚，祗宜瘦削清癯。"《针灸资生经·劳瘵》："羸瘦固瘵疾，自有寒热等证。宜随证医治。若素来清癯者，非有疾也。惟病后瘦甚，久不复常，谓之形脱，与夫平昔充肥，忽尔羸瘦，饮食减少者，或有他疾乘之，则难救疗。"

[2] 抱木茯神：因其抱附松根而生之茯神，故名。《程杏轩医案·鲍禹京翁夫人厥证治法节略》："养心安神药品虽多，首推抱木茯神者。盖茯神本治心，而中抱之木，又属肝，以木制木之义。"

[3] 童损：又名童子痨、疳痨。属肺疳的重证，由脾肺虚损所致。症见面色㿠白，骨蒸潮热，午后两颧发赤，精神疲倦，时有干咳或咽痛，睡中盗汗等。《类证治裁》："服侄诵读神疲，晡寒宵热，汗嗽食减，脉虚，右尺弦大，此为童损。"《临症经应录·童损》："袁江丁，少小之年，脉贵有神。今诊右寸关细弱，右尺无神，此未老见衰之脉，加以禀赋先后天不足，天一生水之源本从何至？真阴既然日竭，虚阳亟致亢害。于是午后潮热，自汗，懒食，咳嗽，头晕，形瘦，力怯，气粗，胁胀，弹腹声膨，种种属童损之症。"

又，季冬二日再诊：进培营实卫法，诸症递减，色脉亦佳。治从原意。

生熟地四钱　北五味子三分　粉甘草五分　浮小麦三钱　黄芪皮三钱　熟枣仁三钱　大白芍三钱，桂枝水炒　大麦冬三钱　全当归一钱五分　木茯神三钱　南洋牡蛎六钱　红枣肉三枚

又，元旦三诊：汗收眩止，惟腹痛偶作，此即《金匮》里急不足[1]之候。治宜营气两调之。

绵黄芪三钱　左牡蛎[2]六钱　当归身一钱五分　熟枣仁三钱　大白芍三钱，桂枝水炒　木茯神三钱　北沙参三钱　粉甘草四分　大麦冬三钱　花龙齿四钱　葡萄干十粒

癸酉年[3]

● 案五　■右，四十多岁，癸酉孟春十日

病起悲号郁结，以致上脘有形，按之甚硬，近增呕吐。此为中满[4]之候。亟须善自排遣，乃可与药饵兼功。

法半夏三钱　紫苏叶一钱五分　旋覆花一钱五分　新会皮一钱五分　白茯苓三钱　制卷朴丝一钱二分　炒枳壳一钱　制香附米一钱五分　炒焦神曲一钱　芽桔梗一钱　金橘皮二枚　生姜一钱

● 案六　顾南庆，孟春十八日

伏饮多年，入冬辄咳，咳甚则呕吐痰涎，间且带血，夜热脘痛。营阴伤而肺络不清。拟方疏之、润之、开之、化之，徐图。

金沸草一钱五分，绢包　荆芥炭一钱五分　法半夏三钱　薄橘红一钱五分　杏仁

---

[1] 里急不足：虚劳重证，阴阳气血俱虚。《金匮要略》："虚劳里急，诸不足，黄芪建中汤主之。"

[2] 左牡蛎：牡蛎左壳。牡蛎贝壳，左壳较右壳厚而大，不平坦，壳外面常有海螺、苔藓等附着，常带有小洞，洞内有小贝壳；右壳薄而小，较平坦。质坚硬，不易破碎，断面白色，层状。气无，味微咸。《冷庐医话·药品》："左牡蛎（取壳以项向北、腹向南，视之口斜向东者为左顾，左顾者雄，右顾者雌）、左盘龙（鸽粪）、左缠藤（金银花），皆以左为

贵。秦艽根有罗纹，亦以左旋者入药，右旋者令人发脚气病。卢子繇云：盖天道左旋，而人生气从之也。"

[3] 癸酉：时当1933年。

[4] 中满：脘腹胀满，甚则可见有块坚硬疼痛之症。《医林绳墨》："中满之症，中气满闷，当胸之下，胃口之上，一掌之横，按之坚石，有形作痛，此名中满者也。由其忿怒太甚，不能发越，郁结中州，痰涎停住，乃成满也。"

泥二钱，桃仁一钱，同杵　　白茯苓三钱　　炙前胡一钱五分　　紫菀茸一钱五分　　肥玉竹三钱　　粉甘草四分　　生冬瓜子三钱，杵　　干荷络一钱　　松子仁一钱五分

● 案七　吴培林，仲春一日

血止四五日，今复涌吐甚多。自述先由少腹有气逆冲而上，便即大吐。此非木火升举，而何血色鲜紫参半。拟方清之、镇之，稍参通络，以杜滞机。

鲜生地一两　　天麦冬四钱　　花蕊石三钱，杵，先煎　　代赭石四钱，杵，先煎　　京元参三钱　　泽兰叶一钱五分　　丹皮炭一钱五分　　生白芍三钱　　醋炒箱黄炭一钱二分　　白知母三钱　　象贝母三钱　　白茅根三钱　　茜根一钱

季春廿五日：月前失血，伤而未复。近日突然举发，每吐必咳，每咳必觉有热气自少腹之左上升，其为冲脉为害，与夫木叩金鸣[1]可知，今次且有似寒似热之状。虚劳大证，岂区区治标所能济事，调治殊苦不易也。

怀生地五钱　　熟枣仁三钱　　霜桑叶一钱五分　　丹皮参各一钱二分　　生白芍三钱　　木茯神四钱　　生石决明八钱　　木蝴蝶四分　　白知母二钱　　生粉草四分　　夜交藤一钱五分　　藕肉一两，切小片

季春廿八日：清上润燥，避重就轻。

叭哒杏仁三钱，去皮杵　　丹皮参各一钱　　蜜炙芥穗一钱　　紫菀茸一钱　　川贝母一钱五分　　炒牛蒡子三钱　　冬桑叶一钱五分　　马兜铃一钱五分　　肥玉竹三钱　　粉甘草四分　　生冬瓜子三钱，杵　　松子仁一钱五分

又，季春三十日：进清上润燥法，咳呛寒热虽减。近忽呃忒[2]频仍，乃属

---

[1] 木叩金鸣：肝气久郁，或暴怒伤肝，肝气亢旺，不受金制，反来侮金，肝气上逆于肺，使肺气肃降无能，升多降少，气逆而发咳、喘、哮，又气滞血瘀，瘀血乘肺，则咳逆喘促更甚。《剑慧草堂医案·女科虚损》："夫肝与肺为左右升降之道，肝之左升太过，肺之右降不及，以致木叩金鸣，咳呛痰红，历有年数。"

[2] 呃忒（è tè）：即呃逆、吃逆、吃忒。症状名。指胃气冲逆而上，呃呃有声的症状。《医碥·卷二》："呃逆，即《内经》所谓哕，气自下冲上而呃呃作声也。"其声短促，与嗳声沉长不同。呃逆有寒呃、热呃、气呃、痰呃、瘀呃、虚呃等。也有分为外感呃逆、内伤呃

逆，或阳证咳逆、阴证咳逆者。《叶氏医效秘传·呃逆》："呃逆，气自腹中时逆上冲，才发声于咽喉则遽止，轧轧然连续数声，其声短促不长，俗谓之呃忒。古谓之哕，非也。且其气皆从胃中起，至胸嗌之间，而为呃忒也。若将呃逆紊为哕与咳逆，误人多矣。然呃逆之病，或胃中实热失下而作，或服凉太过胃中虚冷而作，或胃中痰火冲逆而作，或水气停蓄而作，或食积壅塞而作。寒者，温中以散寒。热者，凉膈以逐热。水停者，分利之。食积者，消导之。痰逆者，开豁之。俱用引而伸之，达而降之，推而逐之，由而顺之，无不愈也。"

冲脉受戕逆气，所以不平。证情支离，不易调治。

大白芍三钱　象贝母二钱　生石决明八钱　熟枣仁三钱　紫石英五钱　薄橘红一钱二分　南沙参三钱　水炙桑叶一钱五分　炒黄玉竹二钱　丹皮参各一钱　鲜竹茹三钱　柿蒂三个　生熟谷芽三钱，各半

又，孟夏二日：镇养有效，原意进步。

醋煅赭石五钱　炒黄玉竹三钱　生白芍三钱　旋覆花一钱　紫石英五钱，杵，先煎　大红刀豆二钱　叭哒杏仁三钱　广橘皮一钱　西洋参四分　佩兰梗一钱五分　柿蒂三个　生熟谷芽四钱，各半　枇杷叶一大片，去毛，炒黄

又，孟夏五日：原方加南北沙参四钱（各半）、姜汁炒川连三分、南竺子一钱五分，去赭石、西洋参、叭哒杏仁。

孟夏廿七日：病伤未复，咳呛有感而作。治与疏润兼行。

叭哒杏仁二钱　软白薇一钱五分　牛蒡子三钱　紫菀茸一钱　冬桑叶一钱五分　蜜炙芥穗一钱五分　炒黄玉竹三钱　川贝母二钱　马兜铃一钱五分　生粉草三分　生冬瓜子三钱　梧桐子一钱五分　松子仁一钱五分

又，仲夏十九日：咳呛时有轻重，咳甚则呕吐涎水，并带酸味，小溲色黄。此病本在肝，肝木不静，冲激而上肺，特为其假道耳。拟宗此旨治之。

南沙参三钱　法半夏二钱　炒金铃子二钱　薄橘红一钱五分　旋覆花一钱五分　大白芍三钱　白茯苓三钱　生谷芽三钱　炒黄玉竹三钱　枇杷叶一片，去毛，炙脆　左金丸二分入煎。

又，仲夏廿六日：咳呛反复，止而再作。肝木不平，肺气重伤。近顷以来，形色日减，脉息细数。当兹暑夏司令，金受火刑。此证极为可虑，拟方备酌。

南沙参三钱　川贝母一钱二分　叭哒杏仁三钱　炒黄玉竹三钱　金钗斛二钱　银蝴蝶六分　蜜炙桑叶一钱五分　肥白知母二钱　冬虫夏草一钱二分　生冬瓜子二钱　枇杷膏三钱，化服，分两次

● **案八　崔达文，仲春十三日**

素有头风宿患，近以劳顿之余，风寒乘虚内袭，遂致恶寒身热，肢酸头痛。苔薄，脉浮微弦。治宜疏风清上，冀从表解。

黄菊花一钱五分　法半夏三钱，拍　淡豆豉三钱　全当归一钱五分　杏仁泥三

钱　□茯苓三钱　粉甘草四分　紫苏叶一钱五分　青防风一钱五分　连须葱白三个，洗　金橘皮一枚

仲春十四日：得汗后，寒热渐解，头痛腿酸得减。今日肩胛痛引两臂，此属营卫虚而络脉不和。仍宜宣而疏之。

法半夏三钱　生白苡仁四钱　桂枝尖三分　黄菊花一钱五分　白蒺藜三钱　□橘红一钱二分　大白芍三钱　粉甘草四分　大豆卷三钱　杏仁泥二钱　丝瓜络一钱五分　干荷络一钱二分

● **案九**　■女，盐城，仲春廿五日

湿热流于厥阴之经，赤白带下注两旬有余，渐至前阴肿塞，痛不可耐，更衣秘结带血，身热熇熇。为期已久，贻误实多。亟拟泻肝泄湿以解急。

龙胆草一钱五分　小生地五钱　白知母三钱　制熟军二钱　老式琥珀四分，擂细，化服　茺蔚子三钱　焦黄柏一钱五分　京元参三钱　天麦冬三钱　怀牛膝炭三钱　沉水香二分，磨汁，和服　灯心半分　莲子心八分

又，仲夏廿七日：亢热大退，下部痛亦减，湿热乘于血分。仍宜清肝宣络。

龙胆草一钱五分　延胡索一钱五分　炒金铃子一钱五分　白知母三钱　大生地五钱　怀膝炭三钱　焦黄柏一钱五分　川黄连五分　甘草梢四分　茺蔚子三钱　南木香五分　灯心一分　莲子心八分

● **案十**　黄敬之，六十五岁，泰源公司，孟夏六日

初由外寒袭入，内与水谷之湿相搏。胃部受邪，清不升而浊不降，有似中满之象。脘胀时嘈，午后较甚。按脉右弦，最易有肝木来乘之弊。拟方疏气化湿，少佐苦辛开降之法以治之，候酌。

法半夏二钱　炒枳壳八分　紫苏叶一钱五分　制香附一钱五分　川黄连二分，干姜一分，同煎　旋覆花一钱五分，绢包　芽桔梗一钱　新会皮一钱二分　沉香曲一钱　焦麦芽三钱　佛手八分

孟夏十日：气通湿化，痞满渐消。仍宜疏运中枢，以复升降。

法半夏二钱　南竺子一钱五分　旋覆花一钱五分　沉香曲一钱　川黄连二分，干姜一分同煎　制香附一钱　炒黄苡仁三钱　新会皮一钱五分　紫苏叶一钱五分　炒黑山栀　云茯苓三钱　生熟谷芽各三钱　芝麻荄一钱，切

三帖加南沙参二钱、生大白芍三钱，去紫苏、香附、干姜、川连。

● **案十一** 赵朴庵，七五岁，孟夏廿六日

衰年胃液干枯，胃口收缩，腑气秘结，动逾经旬，不纳谷食已有多日。近虽汤饮亦复拒进，强食之终必呕出而后已。视其神志虽极清明，而脉息牢革[1]。乃胃中生气已败之象，本非草木所能补救。今口甜已久，间吐黏痰，湿热不清于此可见。姑仿叶氏柔降阳土[2]之法，少参苦泄，不过为弥缝一时计耳，乞酌之。

南沙参三钱　姜汁炒川连二分　象贝母二钱　香佩兰一钱二分　炒玉竹一钱五分　金钗斛二钱　薄橘红一钱　生谷芽四钱　枇杷叶一片，炒黄色　鲜竹茹一钱

杏仁精五滴和入药服。

● **案十二** 徐右，王桥河西，季夏廿六日

湿温七八日，三焦交阻，病势缠绵，无法可以速效。

绵茵陈一钱二分　杏仁泥二钱　老蔻仁一钱　炒山栀二钱　生大豆卷二钱　鸡苏叶五钱　黄郁金一钱五分　法半夏二钱　广橘皮一钱五分　香佩兰一钱五分　九节蒲一钱　鲜藿香叶八片

又，季夏廿九日：前方服后颇安，湿温渐从燥化，兼之误服辛温单方，于

---

[1] 牢革：即牢脉、革脉。牢脉，脉似沉似伏，重按实而弦长。主阴寒积聚，如癥瘕、痞块、疝气等。《脉诀汇辨》："似沉似伏，牢之位也。实大弦长，牢之体也。牢脉不可混于沉脉、伏脉，须细辨耳。沉脉如绵裹砂，内刚外柔，然不必兼大弦也；伏脉非推寻至骨，不见其形。在于牢脉，既实大，才重按之便满指有力，以此为别耳。"《濒湖脉学》："寒则牢坚里有余，腹心寒痛木乘脾。"革脉，脉浮而搏指，中空外坚，如按鼓皮者为牢脉。主亡血失精。《脉诀指掌病式图说》："革者，沉伏实大，如按鼓皮。"《脉理正义·牢革二脉合论》："革与牢，同一劲急之体，而以浮沉分见，其亦犹濡与弱乎？盖革者，根绝于下，邪火上腾，所谓枯杨生华而不可久也。牢者，邪居在内，坚不可动，所谓据于蒺藜而妻不可也……盖革言失其常，牢言不可拨，皆危绝之脉也。"

[2] 柔降阳土：即叶天士养胃育阴之法。叶氏认为胃为阳明之土，非阴柔不肯协和，与脾土有别。胃性燥喜柔，津液充足，胃体柔和，才能行纳谷之职。一旦胃阴亏虚，津液受耗，燥土不司其任，症见口渴喜饮，胃中嘈杂，虚痞不纳，甚或肌燥熇热，便不通爽，舌红苔少，脉细数。此证刚补不安，阳土不耐辛热，不能妄用东垣升阳益胃之剂，而应柔养津液，滋补胃阴，用甘寒凉润之品治之。可使胃气下行，顺其通降之性，寓通于柔润之中。如《临证指南医案·脾胃》："阳土喜柔，偏恶刚燥……纳食主胃，运化主脾，脾宜升则健，胃宜降则和……太阴湿土得阳始运，阳明阳土得阴自安，以脾喜刚燥，胃喜柔润也……所谓胃宜降则和……以甘凉濡润以养胃阴。"

是夜寐全失，神烦不宁。舌苔沙黄，中尖红燥，且有干哕之候。亟拟清通苦泄为要。

黄连四分，姜汁炒　炒黑山栀三钱　炒枳壳一钱　白知母二钱　法半夏二钱　丹皮参各一钱　化橘红一钱二分　浙贝母三钱　益元散二钱　瓜蒌皮二钱　香佩兰梗一钱五分　鲜竹茹一钱五分　鲜荷梗六寸

又，季夏三十日：牛黄清心丸一粒，开水下。原方加大麦冬三钱、鲜石斛四钱、黄郁金一钱五分、淡黄芩一钱五分，去法半夏、香佩兰。

又，孟秋二日：邪热大减，痦点外达，眠食均佳。惟余邪逗留于三焦。治宜苦辛以治之。

川黄连四分，姜汁炒　淡黄芩一钱五分　炒黑山栀三钱　白知母二钱　黄郁金一钱五分　浙贝母二钱　薄橘红一钱二分　法半夏二钱　瓜蒌仁三钱　益元散四钱　炒枳壳一钱　净连翘一钱　鲜竹茹一钱五分　青荷梗六寸

● 案十三　朱慕康妻，仲夏十九日

前当汛事适断之后，外寒乘血舍之虚而入于里，腹痛大作，继而撑胀不已。外则发热微恶寒，有汗而不解。此太阳经腑交病之象，惟内热素旺，似宜于开气化之中，稍佐苦寒，以泄风木而祛湿热。

绵茵陈一钱五分　寒水石五钱　卷官桂三分　赤猪苓三钱，一钱五分　炒黑山栀三钱　芝麻荄五寸　生苡仁四钱　大豆卷三钱　飞滑石三钱　炒黄柏一钱二分　福泽泻一钱五分　大腹绒一钱五分　车前草三钱

又，仲夏廿一日：药后腹胀虽已大减，而腹痛仍剧，其痛在脐左，有形拒按，营络之瘀阻已甚矣。今午又复恶寒，继以发热，出汗甚易，舌苔腻而斑剥，饮必喜温。似此营气皆病十余日不已，形神大伤且不纳食，证象极重。仍宜开太阳，通气化，一面宣通血络，以散有形，冀免发生内痈[1]之虑为要。

绵茵陈一钱五分　旋覆花一钱五分　大豆卷三钱　寒水石五钱，小桂枝四分同杵

---

[1] 内痈：病名。出《灵枢·邪气藏府病形》。泛指生于脏、腑的痈。《诸病源候论·内痈候》："内痈者，由饮食不节、冷热不调，寒热客于内，或在胸膈，或在肠胃。寒折于血，血气留止，与寒相搏，壅结不散，热气乘之，则化为脓，故曰内痈也。"历代医家认为脏腑生痈，在本经募穴处先隐痛微肿，形寒身热，日渐酿脓，脉洪数者为脓已成，脉迟紧者为脓未成或有瘀血，以此作为诊断内痈的一个依据。病名则因病位不同而名称各异，如胃脘痈、三焦痈、肠痈、小肠痈、心痈、肝痈、脾痈、肺痈、肾痈等。

元胡索二钱　炒金铃子三钱　白茯苓三钱　炒山栀三钱　焦黄柏一钱二分　飞滑石四钱　老式琥珀四分，擂细，和服　皂角弦两条

化瘕回生丹一粒，先服半粒，以开水送下。

又，仲夏廿二日：寒热大退，结瘕大减，有形之虑亦消去十之六七。今日更衣又解下燥矢多枚。已收营气两通之效，何聿如之，治宜原法出入。

旋覆花一钱五分　绵茵陈一钱五分　金铃子二钱　寒水石五钱，桂枝三分同杵　小木通一钱　焦黄柏一钱五分　路路通三钱　元胡索二钱　炒山栀三钱　老式琥珀四分，米饭杵丸，随药下　天仙藤一钱五分　皂荚弦两条

化瘕回生丹一粒，分两次，开水送下。

又，仲夏廿三日：经邪悉解，形块已消，络脉未和。治宜疏养。

当归须二钱　天仙藤一钱五分　南沙参三钱　小青皮一钱五分　柏子仁三钱　制首乌三钱　鸡血藤一钱五分　大丹参一钱五分　新会皮一钱五分　金铃子一钱五分，杵　芝麻荄五寸，切

案十四　王楚卿，闰夏二日

病由外寒内袭，失于解散，以致表邪入里。初仅寒热腹痛，继则无寒热而腹部右边有形拒按，证情已不专在气分，营络瘀阻，显然可见。今时已旬日，姑拟疏肝宣络，以通痹阻，冀免内痈之害则幸。

旋覆花一钱五分　当归须一钱五分　延胡索二钱　小桂枝三分　京赤芍一钱五分　旁枝苏梗二钱　炒金铃子二钱　天仙藤一钱五分　桃仁泥一钱五分　制乳没各一钱　冬瓜子三钱　皂荚弦两条

飞龙夺命丹一分，随药服。

西医所谓盲肠炎重证即此也。

附外治法：生南星一钱　生白附子一钱　制乳没一钱

各研细粉，加飞龙夺命丹二分同擂匀，用葱汁调敷患处。

又，闰夏三日：瘀散痛止，有形全消。今日大便畅通，纳食甚丰，治与宣络理气可也。

旋覆花一钱　大白芍三钱　天仙藤一钱五分　新会皮一钱五分　当归须一钱五分　桂枝三分　大丹参一钱五分　粉甘草四分　柏子仁三钱　炒冬瓜子三钱，杵　生熟谷芽四钱，杵

● 案十五 王世玉，闰夏十四日

质薄气怯，时感外乘，头眩肢酸，怯寒溲黄。治先化湿升清，以期旷达。

黄菊花一钱五分 薄橘红一钱二分 香佩兰一钱五分 法半夏一钱五分 小木通一钱 生白苡仁四钱 白蒺藜三钱，去尖 白蔻衣一钱五分 绵茵陈一钱 丝瓜络一钱 鲜藿香叶十片

又，季夏十二日：木少水涵，疏泄之令大过，精关不固屡矣，形癯脉躁[1]。拟方宗泻南补北[2]之意治之。

大怀生地四钱 白知母二钱 女贞子二钱 湖芡实二钱 牡丹皮一钱二分 炒焦黄柏一钱二分 金樱子肉二钱 粉草薢二钱 山旱莲草二钱 莲子心须各一钱 络石藤一钱五分

● 案十六 戴星楼室，闰夏十三日

病起去秋，产后不复，形消蒸热，入春尤甚。近加咳嗽，周身肌肤干燥，出汗至颈而止，腹痛间作，有时䐜胀，纳食日减，夜则口干少寐，舌苔甚腻。中气既不能轮转，津液复不能流通，虚劳大证。不易收效也，姑与图之。

大白芍四钱 法半夏二钱，拍 甜杏仁三钱 白茯苓三钱 小桂枝三钱 大麦冬四钱，杵 薄橘红一钱五分 南沙参三钱 冬虫夏草一钱五分 粉甘草四分 生熟谷芽四钱，各半 葡萄干十五粒

又，闰夏十七日：三进小建中加甘凉法。津液得通，周身有汗，蒸热大减，眠食较佳，咳嗽口干皆减，舌苔亦较薄。惟大便素秘，小溲甚少。今日胸旁微有结痛，此由肺气阻痹。宜从原意参以清滋，佐以开降。

大白芍四钱 甜杏仁三钱 小桂枝三钱 法半夏二钱 大麦冬四钱 紫菀茸一钱二分 白知母三钱 薄橘红一钱五分 南沙参三钱 粉甘草四分 冬虫夏草一钱五分 松子仁二钱 葡萄干十五粒

---

[1] 脉躁：即躁脉。《内经》十二脉之一，浮疾脉象。《素问·评热病论》："汗出而脉尚躁盛者死。"《诊家正眼》："曰躁者，且浮且疾也。"

[2] 泻南补北：心主火，火属南方；肾主水，水属北方。泻南补北，即泻心火滋肾水的治法，又称泻火补水法、滋阴降火法。适用于肾阴不足，心火偏旺，水火不济，心肾不交之证。《难经古义》："泻南补北，即谓泻心火，补肾水。皆是治之所归焉。"

案十七　吴绍武，季夏廿四日

秋暑外乘木火，内应肺痛。久咳感而益剧，咳呛吐沫，玉茎时痛，能食而脉数。都缘壮火食气[1]之故。证情深远，宜徐图之。

川贝母一钱五分　蕤仁泥一钱五分　杏仁泥三钱　法半夏三钱，拍　金沸草一钱五分　冬桑叶一钱五分　炒黑山栀三钱　水炙前胡八分　白知母三钱　紫菀茸一钱　薄橘红一钱五分　生冬瓜子三钱　丝瓜络一钱五分

又，季夏廿七日：金水不能相生，木火矫然无制，咳痰源源而作。拟方从本治之。

大怀生地五钱　福泽泻一钱五分　淮山药三钱　山萸肉二钱　湖丹皮一钱五分　盐水炒黄柏一钱　白茯苓三钱　白知母三钱　南沙参三钱　胡桃肉三钱，杵

蒸露[2]方：南沙参四两　北五味子一两　叭哒杏仁四两　浙贝母四两　生粉草一两　大麦冬四两　生扁豆皮四两　金沸草四两　白知母四两　薄橘红二两

加鲜百合劈瓣、鲜藕切小片各一斤，依法蒸露。每日不时温饮少许。

又，孟秋二日：肺病数年，本是带[3]病延年之候。今夏以冒暑远行，操劳抑郁，形气益伤。咳痰连续不断，金受火刑，木无水养。玉茎[4]常痛，烦劳则其痛益剧，小溲一夜十数次；口渴无度，几于茗碗不能释手，入夜亦然。长此稽延，势不至水涸金枯而不止。亟拟金水相生之法以制之，不治肝而肝自

---

[1] 壮火食气：出自《素问·阴阳应象大论篇》。食，腐蚀或损耗之意。人体中内养脏腑，外充肌肤的阳气是生理上的火，称为"少火"；若阳气过亢，火热内生，则成病理上的"火"，称为"壮火"。这种亢盛的火，火热耗气以致伤阴，正气衰弱，称壮火食气。《续名医类案·前阴》："男子阴痿不起，古方多云命门火衰，祖气虚弱，固有之矣。然亦有郁火盛而致痿者，《经》云壮火食气。"

[2] 蒸露：药物通过蒸馏法而制成药露。《本草纲目拾遗》："凡物之有质者，皆可取露。露乃物质之精华。其法始于大西洋，传入中国。大则用甑，小则用壶，皆可蒸取。其露即所蒸物之气水，物虽有五色不齐，其所取之露无不白，只以气别，不能以色别也。时医多有

用药露者，取其清冽之气，可以疏瀹灵府，不似汤剂之腻滞肠膈也，名品甚多。"《医砭·煎药服药法》："熊三拔《泰西水法》云：凡诸药系草木果瓜谷菜诸部具有水性者，皆用新鲜物料，依法蒸馏得水，名之为露，以之为药，胜诸药物。何者？诸药既干既久，或失本性，如用陈米作酒，酒力无多，（若不堪久藏之物，尤宜蒸露密贮）……若用诸露，皆是精华，不待胃化脾传，已成微妙，且蒸馏所得，既于诸物体中最为上分，复得初力，则气厚势大焉，不见烧酒之味浓于他酒乎？余谓此说极有理，医者不可不知。"

[3] 带：原作"代"，据文义改。

[4] 玉茎：原作"玉颈"，据文义改。

治矣。

大生地五钱　山萸肉二钱　焦黄柏一钱五分　淮山药三钱　天冬麦冬四钱，各半　西洋参八分　白知母三钱　福泽泻一钱五分　湖丹皮一钱五分　五味子三分　云茯苓三钱　胡桃肉三钱，杵

又，孟秋十二日：叠进生脉合知柏八味，兼饮蒸露之后，咳呛口渴均止，形色精神皆佳。只玉茎痛不可耐，当午未炎，暑郁蒸之时，其痛益甚，甚至衣物皆不可触，近至晚凉后，乃得相安。按脉躁数不平。厥阴之疏泄太过，一至于此。拟方清金泻火，滋水涵木。

川黄连五分　京元参四钱　白知母三钱　天麦冬四钱　茺蔚子三钱　辰砂一元散三钱　焦黄柏一钱五分　大生地六钱　山旱莲草二钱　女贞子三钱　莲子心一钱　秋石三分，作两次化服

犀角地黄汤及犀黄丸[1]均可参用。

又，孟秋十七日：前进清养方药。一服而痛止按，服二、三剂神态极佳。乃复以贸易操劳，多言久立，而外肾之痛又大作，且小溲点滴如割，木火显然。亟拟泻南补北法以扼之。

大生地五钱　川黄连六分　天麦冬四钱，各半　山旱莲草二钱　鲜金钗四钱　焦黄柏一钱五分　京元参四钱　女贞子三钱　生鳖甲六钱，杵，先煎　白知母三钱　秋石三分，化服　莲心一钱　嫩藕一两　灯心半分

● 案十八　乐振军，季夏廿五日

胃病因枨触[2]而发，营气两伤。近日兼有风暑感冒之候，宜从标治。

醋炒半夏一钱五分　云茯苓三钱　沉香曲一钱五分　合欢皮一钱五分　南竺子一钱五分　紫苏叶二钱　黄菊花一钱五分　杏仁泥三钱　广橘皮一钱二分　鲜藿梗一钱

---

[1] 犀黄丸：《外科全生集·卷四》方。又名牛黄醒消丸、西黄醒消丸、西黄丸。犀牛黄三分，麝香一钱半，没药、乳香（各去油，研细）各一两，黄米饭一两。为细末，捣烂为丸。每服三钱，陈酒送下，患生上部临卧服，生下部空腹服。功效清热解毒，化痰散结，活血祛瘀。主治乳岩，横痃，瘰疬，痰核，流注，肺痈，小肠痈等症。近代也用于淋巴结炎、乳腺囊性增生、乳腺癌、多发性脓肿、骨髓炎等，见舌红脉滑数者。

[2] 枨触（chéng chù）：触动、感触。《戏题枢言草阁三十二韵》："君时卧枨触，劝客白玉杯。"《类证治裁·咳嗽论治》："二服心神安，胃阴亦复，可冀加餐，嗣因内人语言枨触，气郁生涎，改用温胆汤而痊。"

二分 千捶花八分 佛手一钱

又，季夏廿六日：呕逆味酸，甚则夹带饮食而出。三四日来，将近日晡必微寒微热，经汗而解。头目不清，舌苔甚腻，标本俱病，颇有似疟非疟之象。明系中焦伏有暑湿之邪，治应宣之化之，毋使新邪助旧疾也。

清水蔻仁一钱 炒枳壳一钱 云茯苓二钱五分 紫苏叶三钱 香佩兰二钱 醋煮半夏二钱 化橘红一钱二分 黄菊花一钱五分 杏仁泥二钱 炒黑山栀二钱 姜皮一分 鲜藿香叶八片

又，季夏廿七日：标证渐退。治宜两调肝胃，以宣营络，而利气机。

旋覆花一钱五分 制延胡索一钱五分 新会皮一钱五分 大丹参一钱 合欢皮一钱五分 当归尾一钱五分 醋煮半夏一钱五分 炒金铃子二钱 川雅连三分，干姜一分同煎 紫苏叶一钱五分 沉香二分，磨汁和服 枇杷叶一片，去毛，炒黄

孟秋一日：原方加炒熟桃仁泥一钱五分、生熟谷芽四钱（各半）、醋煅赭石四钱、川雅连三分、吴萸二分同煎，去金铃子、川黄连、干姜、合欢皮。

又，孟秋六日：营络瘀阻，逆气不降，反胃未能即止，古称此为情志病。亦须天怀开畅，使无滞机，则收效较易耳。

□赤苏子一钱五分 柏子仁三钱 老式琥珀四分，擂细，杵，先煎 当归尾一钱二分 金沸草一钱五分 制延胡索一钱 炒熟桃仁泥三钱 大丹参一钱二分 沉香汁二分，和服 合欢皮一钱二分 佛手一钱 千捶花八分 乌梅丸三分，和入煎药中服

●案十九 周藻臣，孟秋二日

三阴素亏，气化为钝，致成单腹胀证，腰肢酸楚，腑气结痹，病情深远，收效不易。仿古分消法治之，候酌。

旋覆花一钱五分 法半夏二钱 白茯苓三钱 油桂心三分 沉香曲一钱五分 化橘红一钱 焦黄柏一钱五分 炒白芥子一钱二分，整 白知母三钱 怀牛膝三钱 败鼓皮[1]一钱 沉香橼皮八分

---

[1] 败鼓皮：《神农本草经·败鼓皮》："平。主中蛊毒。"《本草衍义·败鼓皮》："黄牛皮为胜，今不言是何皮，盖亦以驴马皮为之者。唐韩退之所谓牛溲马勃、败鼓之皮，俱收并蓄，待用无遗者。今用处尔绝少，尤好煎胶。"《本草纲目·败鼓皮》："治小便淋沥，涂月蚀耳疮，并烧灰用。"

另服金液丹[1]一钱五分，分作三付。每日服五分，开水下。

又，孟秋四日：清陷下而浊攻上，痞象既成单胀，以起标实本虚之候。治本之方又苦鞭长莫及，前途异常可虑。仍采东垣治满求法，幸候明裁。

旋覆花一钱包五分，绢包　炒金铃子一钱五分　云茯苓三钱　薄橘红一钱　白知母二钱　川黄连三分，干姜一分同煎　油桂心二分　大腹绒一钱五分　炒黄苡仁三钱　炒焦黄柏八分　南洋牡蛎五钱，杵，先煎　田字草一钱　天仙藤一钱五分

小温中丸五钱，分五包，每晨服一包，米饮下。

又，孟秋八日：疏补兼施，肝脾两治。

制根朴八分　旋覆花一钱五分　白茯苓三钱　法半夏二钱　化橘红一钱二分　制香附米一钱五分　川黄连三分，油桂心二分同煎　焦黄柏一钱　山苦参三钱　带壳砂仁八分　鸡内金一钱五分　苡仁根[2]三钱

小温中丸每晨服一钱五分，资生丸[3]每日下午服一钱五分，开水下。

孟秋十二日：胀势向下，胸次得开，更衣亦畅，纳食较多，近日且能餐饭，总是上痞已开之象。第根荄[4]不固，亏及下焦，气化不灵。亟宜瞻顾为要。

熟地炭三钱，砂仁六分，杵拌炒　怀膝炭三钱　淡附片八分　白知母二钱，黄柏八

---

[1] 金液丹：疑为《太平惠民和剂局方·卷五》方。硫黄十两，研细飞过，入瓷盒子内，以水和赤石脂封口，盐泥固济，地内先埋一小罐子，盛水令满，安盒子在上，用泥固济讫，慢火养七昼夜，候足加顶火一斤煅，候冷取出再研。每药一两，用蒸饼一两，汤浸去水，为丸梧桐子大。每服三十丸，多至一百丸，空腹米汤送服。功效固真气，暖丹田，坚筋骨，壮阳道。主治久寒痼冷，劳伤虚损，腰肾久冷，心腹积聚，胁下冷癖，腹中诸虫，失精遗溺，形羸乏力，脚膝疼弱，冷风顽痹，上气衄血，咳逆寒热，霍乱转筋，虚滑下利，痔漏湿䘌生疮，下血不止，及妇人血结寒热，阴蚀疽痔；又治伤寒阴证，身冷脉微，手足厥逆，或吐或利，或自汗自止，小便不禁。

[2] 苡仁根：为禾本科植物薏苡 Coix lacryma-jobi L. var. ma-yuen (Roman.) Stapf 的根。味苦、甘，性微寒。功效清热利湿通淋，健脾杀虫。主治黄疸，水肿，淋病，疝气，经闭，带下，脚气，虫积腹痛，肺脓肿，风湿痹痛等。

[3] 资生丸：《证治准绳·类方》第五册引缪仲淳方。又名资生健脾丸。白术（米泔水浸，用山黄土拌，蒸九次，晒九次，去土，切片，焙干）、人参（去芦，人乳浸透，饭锅上蒸熟）、薏苡仁（炒）各三两，白茯苓（去粗皮，水飞，去筋膜，人乳拌饭锅上蒸，晒干）、干山药（炒）、麦芽面（炒）、芡实（净肉，炒）各一两五钱，橘红、山楂肉（蒸）、神曲（炒）各二两，川黄连（姜汁炒）、白豆蔻仁（微炒）、泽泻（去毛，炒）各三钱半，桔梗（米泔浸炒）、藿香、炙甘草各五钱，白扁豆（炒，去壳）、莲肉（去心）各一两。为细末，炼蜜为丸，每丸重二钱。每服一丸，醉饱后服二丸，细嚼，淡姜汤送下。功效健脾开胃，消食止泻。主治脾胃虚弱，食不运化，脘腹胀满，面黄肌瘦，大便溏泄。

[4] 根荄 (gēn gāi)：亦作根垓、根核。植物的根，比喻事物的根本，根源。《医学摘粹·须发》："盖须发之生，血以濡之，所以滋其根荄。"《轩岐救正论·论补脾补肾》："恐非壮水无以救燎原，非补肾无以固根荄，而亦可以迂缓之剂。"

分同微炒　湖丹皮一钱五分，炒　干切云茯苓三钱　福泽泻一钱五分　淮山药三钱　山萸肉二钱，炒　紫油桂心二分　凤尾草二钱　车前草三钱

丸药依前服。

又，孟秋廿六日：叠进通阳化气，颇投。近日腿足肿浮，病势虽有下行之机，而腹蛊并未因之消减。足究肝脾两伤，输运失职，证情重大，不言可喻。姑拟疏补兼施，阴阳并调，再以煎丸分投之，按法图倖。

土炒野於术二钱　赤茯苓三钱　福泽泻一钱二分　炒枳壳八分　旋覆花一钱五分，绢包　南洋牡蛎五钱，生杵，先煎　川雅连三分，土炒　青广皮各一钱　油桂心三分　带壳砂仁八分　川椒目三十粒

又，丸方：大熟地一两六钱，砂仁三钱，杵拌炒研　云茯苓八钱，生研　山萸肉八钱，焙脆研　淮山药八钱，生研　紫油桂二钱　福泽泻四钱，生研　怀牛膝八钱，焙脆研　川黄柏四钱，炒研　淡附片四钱，烘研　白知母八钱，焙脆研　车前子四钱，焙研　湖丹皮四钱，炒研

上药选品，依法各制细粉，以凉开水泛丸如绿豆大，晒干密收。早晨空心服三钱，开水送下（此丸不用蜜做）。

又，仲秋廿八日末药方：形瘦下气，磨积消胀。

旋覆花一钱五分　制根朴一钱　蓬莪术一钱五分，炒　海南子[1]一钱　莱菔子一钱五分　香砂仁一钱　京三棱一钱五分　制半夏一钱五分　白芥子一钱五分，炒　沉水香五分　白茯苓一钱五分　紫苏叶一钱五分

上药研细粉和匀，每逢三六九日，以滚姜汤调服一钱。

又，季秋初十日：叠进通补兼施，阳气得化，积湿渐消。单胀竟[2]得减去十之三，饮食精神亦均较胜。肌肤搔痒，外发赤点。总是顺征，因势利导治之，可也。

白鲜皮二钱　大腹皮一钱五分　五加皮一钱二分　广橘皮一钱五分　地肤子三钱　白蒺藜三钱，去尖　炒茅术一钱五分　赤芍药一钱五分　炒焦黄柏一钱　山苦参

---

[1] 海南子：棕榈科植物槟榔 *Areca catechu* L.的种子。该药主产我国海南省，故名。《伤寒瘟疫条辨·卷六》："槟榔，海南子佳，今所用者皆大腹子。"《验方新编·阴虚声哑》："人之失音，由于色欲过度，元气耗衰，虽参茸无能为力……烂嚼海南子槟榔一二个与病者服之。换十人嚼至十次，其病自愈。"

[2] 竟：此处原作"竞"，据文义改。

三钱　丝瓜络一钱五分　田字草三钱

● 案二十　范洪妻，孟秋十日

产后营络空虚，感邪内袭。初仅手足麻楚，渐至掣痛异常，入夜益甚，上自肘至手，下自膝至足皆废而不用，曾经屡见痉厥。舌苔中腻边黄，按脉躁数。此为风火夹痰之象。治法宜清而不宜温，宜走而不宜守。姑宗此意立方，能于获效，再图进步。

大生地五钱　八楞麻三钱　白知母四钱　胆星片一钱五分　制白附子一钱五分　生鳖甲八钱　怀牛膝一钱五分，加川膝一钱五分　川独活一钱　黄菊花一钱五分　宣木瓜一钱二分　鲜桑枝三钱　青竹枝三钱　活地鳖虫三条，瓦上炙

又，孟秋十四日：两进清络搜风，后身中发出似痧非痧，此乃风毒外出之佳象。手足痛势大减，精神上亦较宁谧，惟四末仍痿躄不用。脉数益甚，亟应继续原意进步为要。

大小生地五钱，各半　左秦艽一钱五分　茺蔚子三钱　白知母四钱　生苡仁五钱　生鳖甲八钱　浙贝母三钱　丹皮参一钱五分　黄郁金一钱五分　黄菊花二钱　　□黄芩一钱五分　胆南星一钱五分　羚羊角汁一分，和服　青竹枝三钱　晚蚕沙三钱忍冬藤一钱五分

又，孟秋十八日述方：据述痛又递减，前发赤瘰渐末。近日续出白痦甚多。明系风火少戢，湿热外达，亦属佳征。惟停痰未化，不时呕吐痰涎。宜改从气分治之徐图。

绵茵陈一钱五分　小木通一钱　炒枳实一钱　宣木瓜一钱二分　薄橘红络各一钱　生苡仁五钱　益元散三钱　白茯苓三钱　八楞麻三钱　醋炒半夏二钱　川黄连三分，吴萸一分同煎　青竹茹一钱五分　桑枝三钱　银花露一钱五分

又，仲秋一日：手足痛减七八，痿躄不用较前亦稍减，已脱桎梏而登衽席[1]，是以眠食皆佳。舌上腻苔悉退，脉至小数。营阴重伤，络热逗留。治应一意涤痰可也。

生鳖甲八钱　黄菊花二钱　叭哒杏仁　宣木瓜一钱五分　生苡仁五钱　白知

---

[1] 衽席（rèn xí）：床褥，床席。《古今医案按·朱丹溪治痢》："既而困惫，不能起床，乃以衽席及荐阙其中，而听其自下焉。"《医门棒喝·史序》："况卫生救死，甩之善，起呻吟于衽席；用之不善，杀人指下而不觉。"

母肉三钱　　八楞麻三钱　　炒焦黄柏一钱　　钩藤钩三钱　　炙僵蚕一钱五分　　制首乌三钱　　东■桑枝三钱，剪断　　白茄根三钱　　青竹枝三钱，剪断

● **案二十一**　吴左山西人，八十四岁，孟秋十八日

初由积湿伤中，腹痛甚剧。阅方屡服辛温重剂，痛虽止而积湿不化，久郁生热，宗筋[1]受戕。近数日手足忽痿躄，不能自收持，此实久病迁延之结果。小溲短赤，舌白脉濡带数。阴阳二气互有损伤，非旦夕所可速效。务须安心调治，以驱络邪。若因亟谋归计而不得，遂自以此病无生望，日坐愁城，则于病转蒙不利矣。至要，至要。

八楞麻三钱　　焦黄柏一钱五分　　小桂枝四分　　川怀膝三钱，各半　　海风藤一钱五分　　□茅术一钱五分　　寒水石六钱，杵　　飞滑石四钱　　生苡仁米五钱　　宣木瓜一钱五分　　广橘皮络一钱五分，一钱　　桑枝三钱　　天仙藤一钱五分

又，孟秋十九日：湿性濡滞，中阳不敷。久病食少，亦系大患。治法仍应宣络化湿，但得饮食渐增，乃有去病之希望耳。

□茅山术一钱五分　　片子姜黄一钱五分　　法半夏二钱　　川怀膝三钱　　八楞麻三钱　　□橘皮一钱五分　　寒水石五钱　　小桂枝四分　　宣木瓜一钱二分　　焦黄柏一钱五分　　生白苡仁五钱　　威灵仙一钱五分　　晚蚕沙三钱　　丝瓜络一钱五分

● **案二十二**　乐楚地，仲秋十一日

命火不足，肝木有余，气化之机不灵，小溲之路时阻，按脉小弱，久之难免不有关格之端陋。拟温水涵木法，乙癸同治，候酌。

大怀生地五钱　　福泽泻一钱五分　　怀牛膝三钱　　白知母三钱　　炒焦黄柏一钱　　山茱萸肉三钱　　淮山药三钱　　紫油桂四分　　丹皮炭一钱五分　　干切茯苓三钱　　车前子二钱　　桑寄生一钱五分

又，季秋廿六日丸方：固封藏以荣奇脉，通气化而清水源。

大生熟地四两　　沙苑蒺藜一两五钱，生晒研　　淮山药一两五钱，生晒研　　干切茯

---

[1] 宗筋：出《素问·痿论》等篇。宗，总合、汇集。宗筋指诸筋会聚所成的大筋，主要功能是约束骨节，使关节能正常活动。《素问·痿论》："宗筋弛纵，发为筋痿。"《仁斋直指方论·痿证方论》："阳明者，五脏六腑之海，主润宗筋，宗筋主束骨而利机关也云云。故阳明虚则宗筋纵，带脉不引，故足痿不用也。"

苓二两，生晒研　明天冬二两，二味加青盐三钱同煮，捣泥　山茱萸肉一两五钱，焙脆研　福泽泻一两五钱，生晒研　紫油桂心三钱，另研　甘枸杞子二两，饭上蒸熟，研泥　杜煎龟胶一两五钱，开水溶化　怀牛膝一两五钱，炒脆研　江车前子一两，焙研肥白知母二两，川黄柏一两同焙脆研　杜煎鹿胶一两五钱，开水溶化　菟丝饼一两五钱，生晒研　湖丹皮一两，炒研

上药选品，依法将冬、地、杞子蒸煮捣泥，二胶溶化，余药各研细粉，加炼熟白蜜六八两，同杵极匀，捻为小丸，晒干密收。每晨空腹服四钱，开水送下。

●案二十三　□观宝，仲秋十四日

初由风湿走注，肢节烦疼，失于调治。素体肝强脾弱，以致邪气内攻而成单腹胀大证，按之甚坚，不饭食已两旬，彻夜气冲起坐，失眠瘵，更衣秘结，屡投通润寒滑，其秘而如故，上则咳痰甚多，苔白脉弦。阴阳不和，升降皆阻，证甚重候险。拟方散结开郁，俾得清阳运行，庶有望好之机。

炒白芥子一钱五分　炒焦黄柏一钱五分　山苦参三钱　炒黑山栀三钱　紫苏叶三钱　法半夏三钱　海南子一钱五分　白茯苓三钱　片子芩一钱五分　广橘皮一钱五分　旋覆花一钱五分，绢包　焦麦芽三钱　皂荚子五粒

来复丹[1]六钱，分四付，每日清晨服。

又，仲秋十六日：前晚两进后，眠食渐佳，更衣亦畅，证属一大转机。惟单胀系有形之病，势非徐图磨运不可，应从原意进步。

旋覆花一钱五分　熟半夏三钱　海南子一钱五分　白茯苓三钱　炒白芥子一钱五分　炒黑山栀三钱　制香附二钱　紫苏叶三钱　炒黄芩一钱五分　香砂仁八分　范志曲三钱　焦黄柏一钱五分　香橼皮八分　皂荚子五粒，炒，槌

---

[1] 来复丹：《太平惠民和剂局方·卷五》引杜先生方。又名正一丹、养正丹、黑锡丹、二和丹。硝石、硫黄（共为细末，放入锅内，以慢火炒，用柳篦子不住手搅，令阴阳气相人，不可火太过，再研极细）、玄精石（研飞）各一两，五灵脂、青皮、陈皮各二两。为细末，好醋打糊为丸豌豆大。每服三十至五十粒，空腹粥饮吞下；小儿三至五粒；新生婴儿一粒；小儿慢惊风或吐痢不止变成虚风搐搦，胃气将绝，用五粒研碎，米饮送下；老人伏暑迷闷，紫苏煎汤送下；妇人产后，血逆上抢闷绝，恶露不止，及赤白带下，并用醋汤送下。功效补损扶虚，救阴助阳。主治荣卫不交养，心肾不升降，上实下虚，气闭痰厥，心腹冷痛，脏腑虚滑。

来复丹一两五钱，分十包，每晨服。

● 案二十四　仇孙右，仲秋八日

营虚气盛，瘕聚经年，屡与攻消，以致有形之处日渐长大，其痛日剧，甚则气冲呕逆，形瘦气怯。亟应宣络降逆，以济眉急。徒知攻克必有散，则为蛊之虞矣，慎之。

旋覆花三钱　干切茯苓四钱　制延胡索三钱　全当归一钱五分，小茴香八分同炒　大白芍三钱，桂枝水炒　金铃子二钱，杵　淡吴萸朱八分　天台乌药一钱五分　半夏曲一钱五分　橘核络二钱，一钱五分　沉香二分，磨汁，分两次和服　皂荚弦两条　鲜生姜三片

● 案二十五　□茂珍妻，仲秋廿三日

木少水涵，气无血养，风阳上扰，湿热下流，为病丛脞[1]。尤以脘腹支撑为甚，其患已深，非旦夕可图。拟从厥阴经疏养治之。

制首乌四钱　当归全二钱　怀牛膝三钱　天仙藤一钱五分　黄菊花二钱　南沙参三钱　法半夏二钱　南山楂三钱　醋炒川黄连三分　白蒺藜三钱　新会皮一钱五分　芝麻荄六寸　佛手八分

滋肾丸二钱，分四包，每晨服。

又，季秋十七日：前进疏养兼施，颇效。惟值燥金司令，营养久亏之体，肝木益无所制。头巅常痛，腹部常胀，面常浮，络常痹，头眩带下，脉至细涩。仍应原法治之，徐图弥缝可耳。

制首乌四钱　火麻仁四钱　广橘皮一钱五分　炒山栀三钱　炒焦黄柏一钱五分　南沙参三钱　黄菊花一钱五分　络石藤一钱五分　白蒺藜三钱　双钩藤三钱　醋炒川黄连四分　全当归二钱　黑芝麻荄六寸　鲜山楂肉五枚

● 案二十六　王右梁垛，季秋六日

营阴久亏，肝气化风。脘痛心嘈，络痹头晕。治法内宜通降，外宜疏养。

黄菊花一钱五分　大丹参一钱五分　钩藤钩三钱　炒黑山栀三钱　茺蔚子三

---

[1] 脞（cuǒ）：丛脞，指烦琐细碎。《书经·益稷》："元首丛脞哉！股肱惰哉！万事堕哉！"《续名医类案·饮食伤》："张子和治苏郡承秦水心，初有中气虚寒之症，兼以案牍丛脞，应酬纷扰，遂致疲倦食少，肌表微热，不能治事。"

钱　夜交藤一钱　明天麻一钱　当归须二钱　柏子仁二钱　姜汁炒川连三分　佛手柑一钱　藕皮三钱

又，季秋七日：苦泄辛通。治先宣络止痛。

旋[1]覆花一钱五分　炒延胡索一钱五分　当归须一钱五分　南竺子一钱五分　新会皮一钱五分　法半夏一钱五分　川黄连三分　柏子仁三钱　炒金铃子二钱　大丹参一钱　沉香曲一钱　佛手柑一钱　茶砖一钱五分

● 案二十七　■左，孟冬八日

反胃吐食，中阳伤而停痰不运，治与温化。

姜煮半夏二钱五分　干切茯苓四钱　荜澄茄八分　炒黄干姜八分　旋覆花一钱五分　淡吴萸珠八分　新会皮一钱五分　沉香曲一钱五分　大白芍三钱　乌饭子三钱　生姜八分　降香丝一钱

又，十二日：原方加生熟谷芽四钱、乌梅丸三钱，分作五包，每日下午服一包，开水送下。

又，廿一日：反胃宿痾，感寒举发。都缘中虚食少，阳微痰阻，苦无根本治法疗耳。形寒脉细，拟方温运急图之。

潞党参一钱八分　旋覆花一钱八分　大红刀豆三钱　大白芍三钱　新会皮一钱五分　淡吴萸珠一钱　炒黄干姜八分　干切茯苓四钱　姜制半夏三钱　砂蔻仁一钱，各半，杵，后下　鲜生姜三钱　广藿梗一钱二分

乌梅丸三钱二分，分四包，每日茶后、午后服一包，以苏叶四钱、生姜四钱煎汤分送下。

又，廿八日：温中降逆，效守原方。

潞党参二钱　制半夏一钱五分　广橘皮一钱五分　旋覆花一钱五分，绢包　大红刀豆三钱　淡吴萸一钱　白茯苓三钱　紫苏叶二钱　醋煅赭石五钱，杵，先煎　公丁香三分　鲜生姜三钱　广藿梗一钱　千捶花一钱

乌梅丸二钱，每日上、下午服一包，姜汤下。

---

[1] 旋：原文脱，据文义补。

● **案二十八** 张邻甫，大尖，孟冬十日

胃液不充，无以行下为顺之令。不饥不欲食，脘痞，脉濡。宗叶氏柔降法治之。

南沙参三钱　家藿梗二钱　新会皮一钱五分　生熟谷芽四钱，各半　香佩兰梗二钱　炒黄玉竹二钱　生冬瓜子四钱　叭哒杏仁三钱　川象贝母三钱，各半

又，十五日：柔降颇投。适又感冒，肺气失开。治宜疏理。

杏仁泥三钱　牛蒡子三钱　象贝母三钱　生粉甘草四分　薄橘红一钱五分　炙芥穗一钱五分　前胡片一钱五分　冬桑叶三钱　芽桔梗一钱五分　黄菊花一钱五分　干荷络一钱五分　茨菇三枚，洗拍

● **案二十九** 申玉缦女，孟冬十一日

肝胃素本不和，近值秋燥之际，肺金降令亦乘。治宜兼调之。

醋炒川连三分　薄橘红一钱二分　白茯苓三钱　炒黑山栀三钱　法半夏一钱五分　冬桑叶三钱　香佩兰一钱五分　炒枳壳一钱　大麦冬二钱　鲜竹茹一钱五分　生谷芽三钱

又，孟冬十四日：原方加南沙参三钱、象贝母二钱、湖丹皮一钱、枇杷叶一片（去毛，炒黄），去茯苓、半夏。

又，孟冬廿六日：制肝和胃，理气涤痰。

川雅连三分，吴萸水炒　薄橘红一钱五分　白茯苓三钱　旋覆花一钱五分　大白芍三钱　炒枳壳一钱　南沙参三钱　乌饭子一钱　法半夏二钱　枇杷叶一片　鲜竹茹一钱五分

又，孟冬廿九日，丸方：调冲脉以平逆气，和胃阴而涤饮邪。

南北沙参一两八钱，各半，生晒研　川雅连三钱，姜汁炒研　法半夏一两，醋渍，晒干研　长须谷芽一两五钱，生炒，各半，研　江枳壳三钱，麸炒研　□白玉竹一两八钱，炒研　枇杷叶三钱，去毛，炒黄研　薄橘皮一两，烘研　金钗斛一两二钱，烘脆研　杭白芍一两五钱，沉香汁四分水拌，晒干研　生石决明一两二钱，搐至无声　合欢皮一两，烘研　粉甘草三钱，生研　干切茯苓一两五钱，生晒研　鲜竹茹三钱，焙研

上药选品，依法制为细粉，以水煎旋覆花二两滤清汤，泛丸为绿豆大。每晚食远临卧服二钱，清茶送下。

■● 案三十　张右，梁垛，孟冬廿八日

瘕聚之起本于营弱。气由右肋而至腹部，攻痛不已，升降都乖。形瘦色萎，食少脉弱，此非攻消可去之病。且先营气两调，俾得宁，帖便佳。

旋覆花一钱五分　当归须一钱五分　制延胡索二钱　川桂枝七分　南洋牡蛎六钱，生杵，先煎　干切茯苓四钱　广橘核皮三钱，炒杵，各半　炒金铃子二钱　沉香磨汁二分，分两次和服　煨姜三片　青葱二茎　川椒目十三粒，炒

又，两进养营舒郁，瘕痛止而聚形亦倏[1]焉自戢。诸证皆佳，治应原法为是。

柏子仁三钱　小茴香一钱，炒杵　全当归一钱二分　大白芍三钱　制延胡一钱五分　炒金铃子二钱　紫苏叶一钱五分　川桂枝七分　旋覆花一钱五分　广橘皮一钱五分　南洋牡蛎六钱，杵，先煎　粉甘草四分　煨姜三片　山奈八分

又，丸方：调营气以消菀[2]气，补无形而散有形。

全当归一两，烘研　天仙藤一两，烘研　南洋牡蛎一两，另搁至无声　青广皮一两五钱，各半　大白芍一两八钱，桂枝三钱同炒研　旋覆花一两，生研　白茯苓一两五钱，生研　白蒺藜一两，炒研　柏子仁一两五钱，去油取霜　金铃子一两二钱，炒研　延胡索一两，研　川雅连四两，吴萸水炒研　野於术一两五钱，土炒研　天师栗[3]八钱，晒研　生粉草四钱，研　炒黑山栀一两，研

上药选品，依法各制细粉，以凉开水和入原醋一两，泛丸如绿豆大。每晚临卧服二钱五分，开水送下。

■● 案三十一　□禹言妻，十月廿八日

以营气两亏之体，值怀娠将娩之候。风阳内扰，湿热下流。痔血屡下不

---

[1] 倏（shū）：本义是形容狗奔跑得很快的样子，引申为时间消逝得快速、短暂、忽然。《广雅》："倏，疾也。"《松峰说疫·疫病有三种论》："不论春夏秋冬，天气忽热，众人毛窍方开，倏而暴寒，被冷气所逼即头痛、身热、脊强。"

[2] 菀（yù）：凝结、郁积。通"郁"。《楚辞·九叹·惜贤》："芳若兹而不御兮，捐林薄而菀死。"《顾松园医镜·医道积习通弊论》："今人亦不审其因食因痰，思所消之，因水因血，思所行之；菀气凝结，何药开之；脾肾虚弱，何方补之。"《未刻本叶氏医案》："血菀气痹，寒热日加，产后致此，当慎加调理。"

[3] 天师栗：又名娑罗子。为七叶树科植物天师栗 Aesculus wilsonii Rehd. 的果实或种子。味甘，性温。归肝、胃经。功效疏肝，理气，宽中，通络，止痛，杀虫。主治胃寒作痛，胸脘胀痛，胸胁、乳房胀痛，疳积，疟疾，痢疾，痛经。

已，莫能正坐。前经半边头痛时时眩晕，骨煸内热。舌光如镜，脉至虚细而数。证情深远，颇费调理，暂与养营疏风。

小生地炭六钱　炒黄柏炭一钱五分　白知母四钱　片子芩一钱五分　大白芍三钱　黄菊花一钱五分　煨明天麻一钱五分　北沙参三钱　炒槐花炭三钱　云首乌四钱　藕肉二两，切小片

● 案三十二　王楚卿，癸酉季冬二日

前因冬至阳生，木火矫然，以致宿疴骤发，吐去多量之血。迨经注射后，血虽止，咳呛旋起。近自苏垣遄返，风雪载途又加新感，所以咳呛较甚。昨前两晚且皆发热，亦由此耳。惟营阴重耗，舌剥而光，祇宜薄味疏开之。

浙菊花一钱五分　鼠粘子三钱，炒杵　象贝母三钱　光杏仁三钱　紫菀八分　炒黑山栀二钱　冬桑叶一钱五分　福橘络一钱　粉甘草四分　干荷络一钱　茨菇二枚

又，季冬三日：咳虽减，两足十趾忽作剧痛，彻夜至不能入寐，外无红肿之迹，得温则其痛尤甚。舌光红，脉息不静。以体质究之，良由失血后营络空虚，风木过动所致。较之寒湿脚气，适成反比例。温之不可，寒之不可。惟有疏肝宣络以治之，方不致动辄得咎耳。

黄菊花一钱五分　宣木瓜一钱二分　夜交藤三钱　白蒺藜三钱　双钩藤三钱　川牛膝二钱　广皮络各一钱　生白苡仁五钱　青防风一钱二分　络石藤一钱五分　晚蚕沙三钱　丝瓜络一钱五分

又，季冬四日：服一剂足趾痛减七八，其为厥阴经痛可知，原法再投之为是。

原方再服。外用连根青葱、桂枝两味，乘热熨洗[1]，每晚行之。

又，甲戌[2]孟春廿六日，丸方：禀赋不足，肺虚肝旺。前有失血之患，上年冬至左右，突然举发，数日之间，咳吐不已，经校医注射药针而止。由此呛咳旋复带血，时有时无，或多或少，渐至寝汗，且增寒热。脉息虚细而数，肺

---

[1] 熨洗（yùn xǐ）：熨法，内科外治法之一。用药末或药物粗粒炒热布包外熨的方法。适用于风寒湿痹、脘腹冷痛等证。《灵枢·寿夭刚柔》："刺大人者，以药熨之。"因其用药不同，名称与作用亦异。酒能升阳发散，故暴寒袭入肌肤，采用酒熨。米醋能消坚破结，故疽

毒初生，则用醋熨。还有盐熨、葱熨、姜熨、橘叶熨、蚕沙熨、紫苏熨等，都是将药加入布包，置于腹上熨之，使药气入腹，起到散寒祛邪、缓和疼痛的作用。

[2] 甲戌（jiǎ xū）：时当1934年。

劳[1]已成。但易饥而饮食不减，盖血液重伤，虚风扰胃，此何可喜。草木无情，断难为力。兹藉血肉生物以助之，未知能获万一之效否。

大怀生地三两，饭上蒸烂，捣泥　北沙参五钱，烘研　地骨皮八钱，烘研　明天冬一两五钱，饭上蒸烂，捣泥　冬虫夏草五钱，烘研　白知母八钱，焙脆研　湖丹皮三钱，烘研　紫菀茸三钱，烘研　鳖甲胶五钱，熔化，杵丸　京川贝母五钱，生研　熟枣仁八钱，炒研　乌梅肉三钱，烘脆研　仙鹤草五钱，烘研　薄橘红五钱，烘研　大白芍八钱，烘研　银柴胡三钱，烘研

上药选品，除冬地捣泥，鳖甲熔化，余各研细粉。另用白毛母鸭一只，宰时将血留下听用，去毛及肠杂，再将整鸭洗净，连用肝肫，以净水入砂锅，加黄酒二两，文火煨烂，将肉剔开。以宰下之鸭血涂于鸭骨之上，火煅成炭，另研极细。取炭末二两与上项药粉及冬、地、鳖胶拌匀，再取鸭汤一一吹去浮油，一一注入同杵，相得捻为小丸，晒干密收。每日清晨及晚间临卧各服三钱，开水送下。余下之鸭肉，肝肫及鸭汤，随便饮食以为度。此丸能不用蜜更好。如因不易为丸，亦可酌加白蜜数两同杵，但勿过多。

---

[1] 肺劳：五劳之一。指由于种种原因耗伤肺气引起的呼吸系统症状，如咳嗽、闷气、胸满、喘促等，乃虚劳的一种。《诸病源候论·虚劳候》："肺劳者，短气而面肿，鼻不闻香臭。"《备急千金要方》："肺劳病者……人逆秋气则手太阴不收，肺气焦满……肺劳实，气喘、鼻张、面目若肿……肺劳虚寒，心腹冷、气逆、游气、胸肋气满，从胸达背痛、忧气往来、呕逆、饮食即吐、虚乏不足……肺劳风，虚冷、痰游水气、昼夜不得卧、头不得近枕、上气胸满、喘息气绝。"《圣济总录》："肺劳者，或因形寒饮冷，逆秋气所致。其证短气面肿，鼻不闻香臭，胸中结滞，气乏声嘶，咳嗽呀呷，咯唾稠黏，或唾脓血，或咽喉干痛，不能唾，上气喘满，渐至衰瘁，寒热时作，饮食减耗，皆肺劳之证。"

书　影

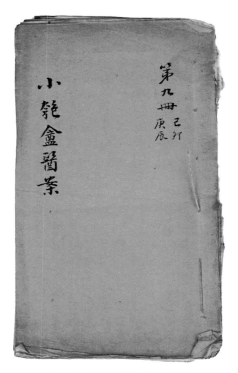

图1　《小匏庵医案》第九册封面　　　　图2　《小匏庵医案》吴越人序

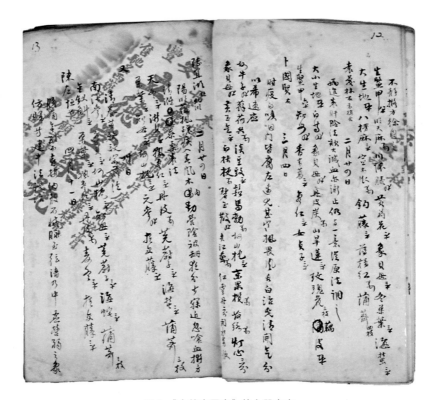

图 3 　《小匏庵医案》第九册内容

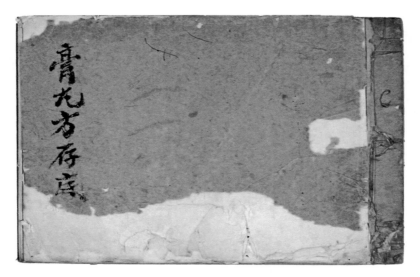

图 4 　《膏丸方存底》C 册封面

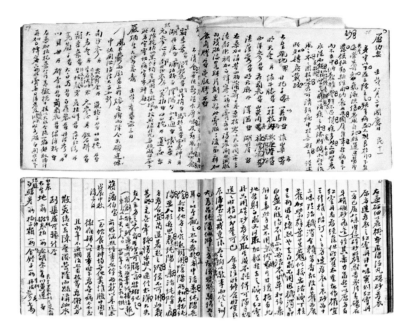

图5　《膏丸方存底》A、B册内容

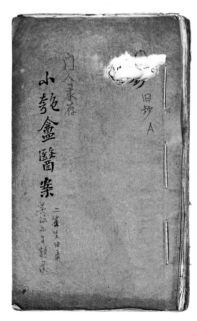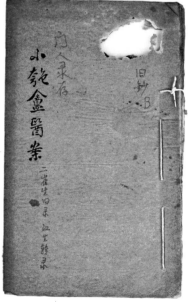

图6　《门人录存小匏庵医案》旧抄A、旧抄B封面

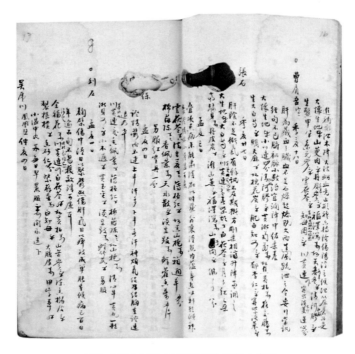

图7 《门人录存小匏庵医案》旧抄 A 内容

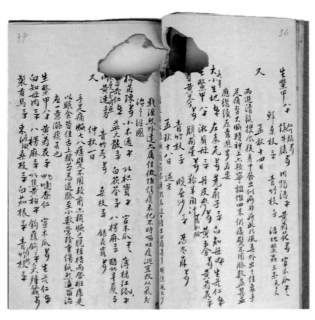

图8 《门人录存小匏庵医案》旧抄 B 内容

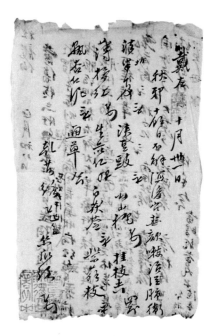

图9　医案残卷

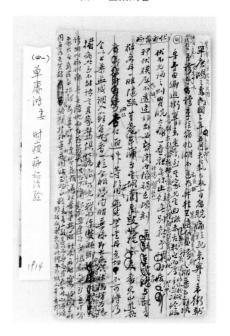

图10　吴贻谷先生整理《小匏庵医案》残卷
收录《临床征验录》第四十一篇

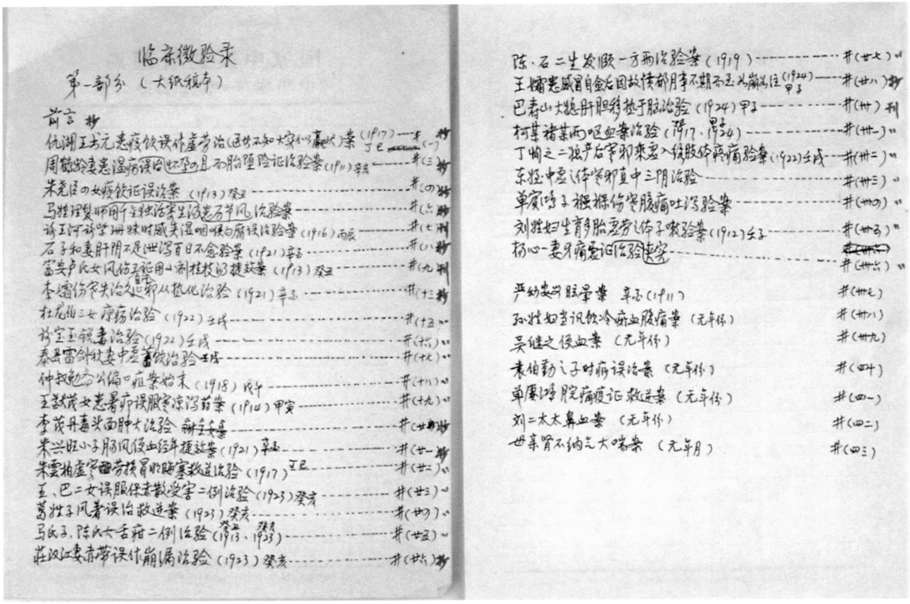

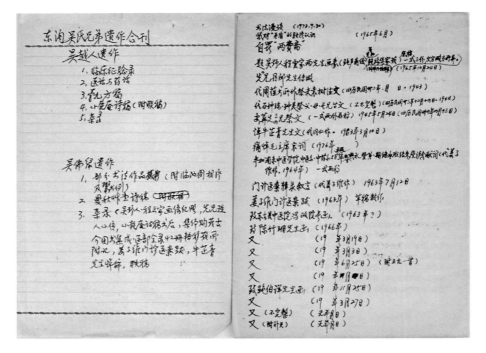

图11 吴贻谷先生整理《小匏庵医案》后，重新修订编目，撰成《临床征验录》目录

图12 吴贻谷先生初定《东淘吴氏兄弟遗作合刊》目录手稿

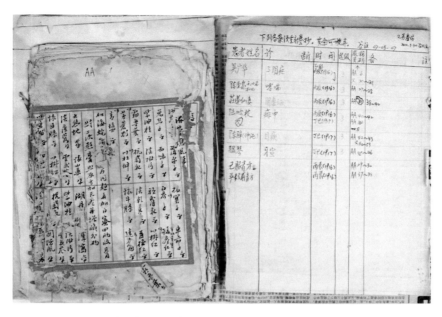

图13　吴贻谷先生遴选《膏丸方存底》AA册整理手稿（原书已散）

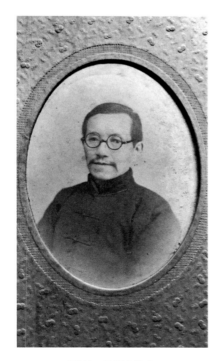

图14　吴越人先生

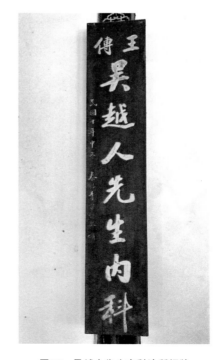

图15　吴越人先生内科诊所招牌

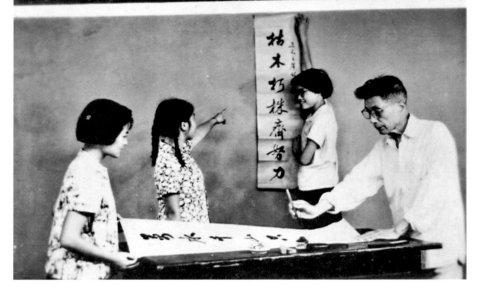

图16   吴佛缘先生（右一）

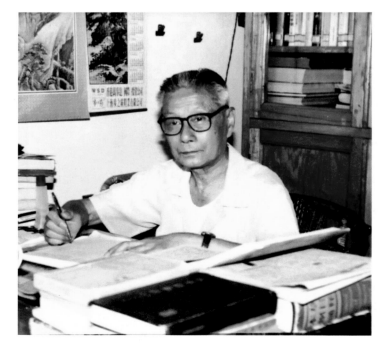

图17   吴贻谷先生

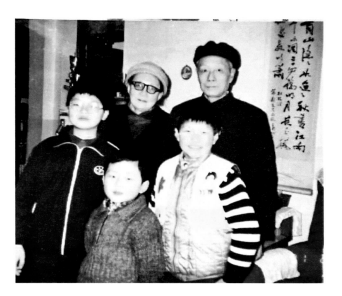

图18　家人合影（1991年摄于南京，左起吴尚陶，施铮，郁琇，陈贝贝，吴贻谷）

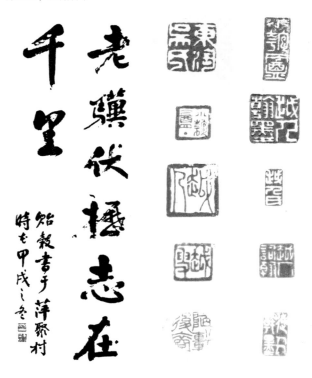

图19　吴贻谷先生书法　　　　图20　吴越人先生印章